Kinderküche

Ein Kochbuch nach dem Nemsystem

Bearbeitet von

H. Birkner, Oberschwester, **K. Freisteiner, G. Hansekowitz**
und **P. Panzer,** Lehrschwestern an der
Universitäts-Kinderklinik in Wien

Herausgegeben von

Prof. Dr. E. Nobel und **Prof. Dr. C. Pirquet**
I. Assistent der Universitäts-Kinderklinik   Vorstand der Universitäts-Kinderklinik
in Wien   in Wien

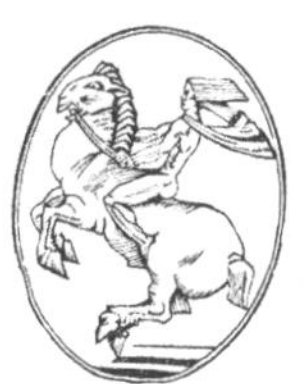

Wien

Verlag von Julius Springer

1927

ISBN 978-3-7091-3037-7   ISBN 978-3-7091-3052-0 (eBook)
DOI 10.1007/978-3-7091-3052-0
SOFTCOVER REPRINT OF THE HARDCOVER 1ST EDITION

Vorwort

Die Ernährungskunde steht mit Recht im Vordergrund des Interesses aller Kreise, seitdem wir wissen, daß eine zweckmäßige Ernährung die wirksamste Waffe bildet zur Verhütung vieler Erkrankungen und das wirksamste Mittel bei deren Heilung.

Wer richtig, d. h. sparsam, aber doch zweckentsprechend kochen will, sollte auch über gewisse theoretische Kenntnisse verfügen. Das vorliegende Buch wendet sich daher an intelligente Hausfrauen, bzw. Küchenleiterinnen, und setzt dabei praktische Kenntnisse im Kochen voraus.

Die Vereinigung klarer theoretischer Vorstellungen über eine zweckentsprechende Ernährung mit der praktischen Arbeit in der Küche wird sicherlich förderlich sein für das Gedeihen unserer Kinder.

Die vorliegende Rezeptensammlung erhebt naturgemäß keinerlei Anspruch auf Vollständigkeit. Dafür entstammen alle Rezepte der Praxis und nicht der Theorie.

Wien, im Januar 1927

Die Herausgeber

Inhaltsverzeichnis

Die Aufgaben der Küche

Die Ernährungskunde setzt sich drei praktische Ziele: Erstens den Nahrungsbedarf für den einzelnen Menschen oder für eine Gruppe von Menschen festzustellen; zweitens die Auswahl unter den zur Verfügung stehenden Nahrungsmitteln nach chemischen, physikalischen, hygienischen und ökonomischen Grundsätzen zu treffen und drittens die in ihren Mengenverhältnissen bestimmten und in der Qualität ausgewählten Nahrungsmittel in einer solchen Weise zuzubereiten, daß sie unschädlich, verdaulich, bekömmlich und schmackhaft sind.

I. Unschädlichkeit der Nahrung

Es soll hier auf die für die Küche bedeutsame hygienische Beschaffenheit der Nahrungsmittel eingegangen werden.

Als Ursachen der Schädlichkeit der Nahrungsmittel kommen in erster Linie Würmer (Maden, Larven, Pilze), Bakterien und Giftstoffe in Betracht.

1. **Eingeweidewürmer.** Die uns zur Nahrung dienenden Tiere verschlucken Embryonen von Würmern; diese gelangen durch die Darmwand in den Blutkreislauf und setzen sich im Körper des Tieres, hauptsächlich in den Muskeln, fest. Das Tier wird geschlachtet, sein Fleisch vom Menschen gegessen. Im menschlichen Darmkanal wächst der Embryo zum Bandwurm aus, lebt dort als Parasit weiter, oder seine Jungen wandern, wie bei den Trichinen, in den Körper des Menschen und erzeugen schwere Krankheitserscheinungen.

Das sicherste Mittel gegen alle Eingeweidewürmer ist das sorgfältige Erhitzen des Fleisches. Die Vernichtung dieser Parasiten ist der hauptsächlichste Grund, warum wir das Fleisch immer kochen oder braten, bevor wir es verzehren.

Früher war der aus dem Schweine stammende Bandwurm, die Taenia solium, ein häufiges Vorkommnis beim Menschen, weil man auf die Erhitzung des Schweinefleisches und der aus Schweinefleisch bereiteten Würste kein solches Gewicht legte wie heute. Den Embryo dieses Bandwurmes, die Schweinefinne, Cysticercus cellulosae, sieht man mit freiem Auge im Schweinefleisch. Er hat die Größe einer Erbse. Mit der Lupe erkennt man den Hakenkranz, den der Kopf der Finne trägt. Früher war die Finnenkrankheit beim Schwein recht häufig — in Preußen kam auf 300, in Prag auf drei geschlachtete Schweine ein finniges Schwein —, jetzt kommt in Preußen nur noch auf 2000 Schweine ein erkranktes. Diese Finne geht nur beim Kochen und Pökeln zugrunde.

Leichter abzutöten als die Schweinefinne ist die Rinderfinne, Cysticercus inermis. Sie wird schon durch mehrtägige Unterkühlung auf 10° unter Null sowie durch dreiwöchiges Aufbewahren getötet. Dafür ist aber der aus ihr im Menschen auswachsende Bandwurm, Taenia saginata, um so hartnäckiger. Während der Schweinebandwurm durch verschiedene Mittel abzutreiben ist, reagiert der Rinderbandwurm nur auf starke, eingreifende Kuren mit Wurmfarn. Das Vorkommen dieser Taenie beim Menschen ist nicht selten, weil es noch immer üblich ist, ungekochtes Rindfleisch, fein gehackt, mit Zwiebeln und Salz, als Brotauflage zu essen. Die Rinderfinne ist mehr verbreitet als die Schweinefinne. In einzelnen Orten Mitteldeutschlands kam noch 1894 ein finniges Rind auf 30 geschlachtete Rinder.

Ein ganz besonders gefährlicher Bandwurm, der Botriocephalus latus, der schwere Blutarmut erzeugt, kann durch Genuß von schlecht gekochtem Fischfleisch erworben werden. Die Finne dieses Fischbandwurmes kommt hauptsächlich bei Hecht, Barsch und Forelle, aber auch bei anderen Fischen vor.

Der schlimmste Fleischbewohner ist die Trichine (Trichina spiralis). Sie geht von den Muskeln der Ratte auf die Muskeln des Schweines und von diesen auf die Muskeln des Menschen über und kann ganze Epidemien mit vielen Todesfällen zur Folge haben. In Boston kam im Jahre 1890 auf acht geschlachtete Schweine ein trichinöses. In Deutschland war die Trichinenkrankheit unter den Schweinen niemals so verbreitet wie in Amerika, und sie ist durch konsequente Bekämpfung auf ein Minimum gesunken.

2. Bakterien. Die Gelegenheit, Bakterien mit der Nahrung aufzunehmen, ist hauptsächlich bei der Milch gegeben, die ein sehr guter Nährboden und Verunreinigungen sehr ausgesetzt ist. Aber nicht alle Bakterien sind schädlich. Wir unterscheiden drei Gruppen der in der Milch vorkommenden Bakterien:

a) Solche, welche weder an sich schädlich sind, noch auch schädliche Produkte erzeugen. Dahin gehören vor allem die Milchsäurebakterien, welche den Milchzucker angreifen und daraus Milchsäure machen. Dadurch gerinnt das Kasein der Milch, das in der sauren Lösung nicht mehr suspendiert bleibt, es entsteht die „saure Milch", die zwar unschädlich ist, aber nicht immer gern genommen wird. Die Milchsäurebakterien sind in den Ställen immer vorhanden; wenn man vermeiden will, daß sie in größerer Menge in die frischgemolkene Milch hineinfallen, muß man die Kühe in einem besonderen, reinen Raume melken, den Schwanz der Kühe hinaufbinden, die Euter und die Hände vor dem Melken reinigen und das ausgekochte Melkgefäß gleich zudecken. Eine vollständig sterile Melkung, bei der gar keine Bakterien in die Milch kommen, läßt sich nur unter großem Aufwand durchführen. Wir können aber verhindern, daß die hineingefallenen Bakterien sich in der Milch vermehren, indem wir die Milch sofort nach dem Melken auf niedere Temperaturen abkühlen und bis zum Gebrauch zugedeckt kalt halten. Das geschieht durch Milchkühler. Sobald die Temperatur der Milch auf 20 oder mehr Grade steigt, fangen die Bakterien an, sich rasch zu vermehren und Säure zu bilden. Die günstigste Bruttemperatur für sie liegt ungefähr bei der Blutwärme, bei 37° C. In der Küche, zumal im Sommer, wird die Milch beim Stehen auf solche Temperaturen erwärmt und kommt daher leicht zur Gerinnung. Um in der Küche die Entwicklung dieser Bakterien niederzuhalten, haben wir einen zweiten Weg: die Milch so weit zu erhitzen, daß die Milchsäurebildner absterben. Man erreicht dies entweder durch Abkochen, für den Haushalt die bequemste Methode. Dann durch die Pasteurisierung. Man untershheidet die Hochpasteurisierung: Kurze Erwärmung auf 85⁰ Celsius, und die Dauerpasteurisierung: Halbstündige Erwärmung auf 63⁰ Celsius. Die letztere hat den Vorzug, daß sie der Milch den frischen Geschmack nicht nimmt, und die Vitamine kaum schädigt. Der Kochgeschmack entsteht erst bei einer Erwärmung über 75⁰.

b) Die peptonisierenden Bakterien sind wohl selbst unschädlich, bilden aber aus den Eiweißkörpern der Milch bitter schmeckende und auch giftige Stoffe. Einige dieser Bakterien haben die Fähigkeit, Sporen, d. h. eine Dauerform zu bilden, welche das Kochen überleben. Diese werden erst durch Temperaturen über 100⁰ oder durch mehrmaliges Abkochen in längeren Abständen (fraktionierte Sterilisation) abgetötet. Eine solche vollkommene Sterilisation ist aber nur dann am Platze, wenn wir die Milch für längere Zeit konservieren wollen; bei raschem Gebrauch der Milch innerhalb eines Tages ist diese Vorsichtsmaßnahme nicht nötig, denn die einzelnen Bakterien und ihre Sporen sind ja nicht an sich gefährlich, sondern erst ihre Stoffwechselprodukte, die nur dann eine beträchtliche, giftige Menge erreichen, wenn wir den peptonisierenden Bakterien Gelegenheit gegeben haben, sich durch längere Zeit zu vermehren.

c) Pathogene Bakterien nennen wir Krankheitserreger, die schon als einzelne in unserem Körper Fuß fassen und schädlich wirken können. Sie sind nicht, wie die Milchsäurebakterien und die peptonisierenden Bakterien, ständige Bewohner der Ställe, sondern können nur dann in die Milch kommen, wenn der Melker oder die Kuh an einer Krankheit leiden und in ihrem Stuhle, im Nasenschleim, Auswurf oder im Eiter von Wunden Bakterien ausscheiden, die dann in die Milch gebracht werden.

Am häufigsten ist die Verbreitung von Typhusbazillen durch die Milch vorgekommen.

Gewöhnlich geschieht die Verunreinigung dadurch, daß ein Melker Typhus überstanden hat, nachher noch Bakterien mit dem Stuhl abgibt („Bazillenträger") und mit den vom Stuhl verunreinigten Händen die Kühe melkt.

Auch Cholera und Scharlach sind auf ähnliche Weise übertragen worden. Von Erkrankungen der Kühe können die Bakterien der Mastitis (Euterentzündung), der Enteritis (Darmentzündung) und der Maul- und Klauenseuche auf die Milch übergehen und beim Menschen schädliche Wirkungen (Darmkatarrhe) erzeugen.

Der wichtigste Krankheitserreger, der sowohl von der Kuh als vom Menschen aus in die Milch gelangen kann, ist der Tuberkelbazillus. Er wird, wie die anderen pathogenen Bakterien, sowohl durch Abkochen, wie durch Hoch- oder Dauerpasteurisierung abgetötet. In England und Amerika kommt viel häufiger primäre Darmtuberkulose vor als bei uns. Diese primäre Ansiedlung im Darme zeigt an, daß die Tuberkelbazillen mit der Nahrung, nicht mit der Atmungsluft aufgenommen wurden. Und das hängt offenbar mit dem Umstand zusammen, daß in angelsächsischen Ländern die Milch in weiten Kreisen ungekocht verabreicht wird, während bei uns das Abkochen der Milch die Regel bildet. Kleinen Kindern darf nur Milch von solchen Ställen, deren Kühe mit Tuberkulin geprüft und tuberkulosefrei erhalten werden, und in denen auch sonst tadellose hygienische Verhältnisse herrschen, ungekocht verabreicht werden. Bei größeren Kindern und bei Erwachsenen ist die Gefahr der Darmtuberkulose unbedeutend, sie dürfen daher ungekochte Milch genießen.

Auch menschliche Tuberkelbazillen können in die Milch gelangen, wenn jemand unter dem Melk- oder Küchenpersonal an einer offenen Tuberkulose leidet und mit seinem Sputum unvorsichtig ist. In diesem Zusammenhang ist vor der Gewohnheit zu warnen, beim Kochen von den Speisen zu kosten und denselben Löffel ungewaschen wieder zu benützen.

Beim Fleisch drückt sich eine Anwesenheit von größeren Bakterienmengen gewöhnlich durch die Verfärbung und den fauligen Geruch aus. Bei den septischen Erkrankungen der Tiere (das Kalb von der Nabelwunde, die Kuh von den Geburtswegen aus infiziert) kommen Bakterien vor, welche an sich pathogen sind. Es ist Sache der Schlachtungspolizei, solches Fleisch nicht zum Gebrauch zuzulassen. Immerhin ist auch aus diesem Grunde ein sorgfältiges Erhitzen des Fleisches zu empfehlen.

Besonders vorsichtig muß man bei Fischen und bei Würsten sein; mit den Fischen kennt sich die Köchin oft nicht gut aus; sie weiß den fauligen Geruch von dem üblen Fischgeruch nicht zu unterscheiden, und bei Würsten wird der faulige Geruch durch Knoblauch und andere Würzen verdeckt.

Von pathogenen Bakterien, die erst nach der Schlachtung in die Nahrungsmittel gelangen, sind es besonders die des Paratyphus, welche häufig mit Fleisch und Wurst in den menschlichen Körper gebracht werden.

3. Giftstoffe. Es kommt aber auch vor, daß sich so viele giftige Stoffwechselprodukte von nichtpathogenen Fäulniserregern in der Wurst oder im Fleisch angesammelt haben, daß gleich nach dem Genuß eine Erkrankung unter dem Bilde einer akuten Vergiftung (Botulismus) auftritt.

Bei einem solchen, schon vorgebildeten Gifte nützt das Abkochen nichts mehr. Verdächtige Fische (mit ausgefallenen Schuppen, weichem Fleisch) und verdächtige Würste sind daher von der Küche abzulehnen, ebenso unbekannte Pilze. Während wir bei allen Tieren und Pflanzen diejenigen Arten, die Giftstoffe enthalten, niemals in die Küche aufnehmen — Giftschlangen, Stechäpfel, Tollkirschen wird keine Köchin zu kochen versuchen —, werden mit schädlichen Pilzen immer wieder Versuche und Verwechslungen gemacht. Die Hauptgefahr liegt übrigens nicht so sehr in einem vorher gebildeten Gift, als in der raschen Zersetzung der Pilze, die schon in sechs Stunden eintreten kann.

Unter den Nahrungspflanzen ist es die Kartoffel, welche in rohem Zustand einen schädlichen Körper enthalten kann, das Solanin, das sich hauptsächlich in den Keimen bildet. Das Ablösen der Keime und die Erhitzung der Kartoffel schützt mit Sicherheit vor diesem Stoffe.

Konservieren. In vielen Fällen hat die Küche die Aufgabe, Nahrungsmittel für längere Zeit in einer Weise aufzuheben, daß sie weder verderben noch gesundheitsschädliche Stoffe bilden. Beim Verderben der Nahrungsmittel spielen wieder neben „Würmern" die Bakterien die größte Rolle, und dieselben Grundsätze, die früher bei Fleisch und Milch für die Unschädlichmachung angeführt wurden, gelten auch für die längere Konservierung.

Wir haben zu unterscheiden zwischen der Unschädlichmachung jener Parasiten, die schon im Nahrungsmittel vorhanden sind wenn dieses in der Küche ankommt und dem Schutze vor dem Hinzukommen neuer Parasiten.

Wir müssen trachten, das Nahrungsmittel keimfrei zu übernehmen; wenn dies nicht möglich ist, müssen wir es möglichst keimfrei machen oder wenigstens die weitere Entwicklung und Vermehrung der Keime hintanhalten.

Die gröbsten Parasiten der Küche sind Ratten und Mäuse. Durch sorgfältiges Ausmauern der Vorratsräume, Verstopfung oder Vergitterung der Öffnungen des Kellers können wir sie vermeiden; wenn sie nicht ganz ausgerottet werden können, müssen wir wenigstens ihre allzustarke Vermehrung durch Katzen und Mausefallen hintanhalten.

Von Insekten sind es Ameisen, Fliegen und diverse Käfer, die Schaden tun; am meisten fressen die Larven der Insekten, die wir als „Würmer" zu bezeichnen pflegen, und die im Obst, im Mehl, im Fleisch zutage treten, wenn dem Geschlechtstiere Gelegenheit geboten war, seine Eier in die Vorräte hineinzulegen. Obst, das „wurmstichig" ist, werden wir nicht frisch aufbewahren, Fleisch und Mehl nicht offen liegen lassen, um den Insekten keine Gelegenheit zur Brutstätte zu geben. Abfallsstoffe, auf denen Fliegen nisten, müssen sofort aus der Küche entfernt werden. Reifer Käse darf nicht neben leicht verderbenden Vorräten in der Küche oder im Speisekasten aufbewahrt werden. In einer fliegenreichen Gegend müssen die Küchenfenster durch Fliegengitter geschützt werden. Die Zahl der vorhandenen Fliegen ist durch Reinigung der Ecken und Wände (Nester), durch Erschlagen der Fliegen sowie durch Fliegenfänger (Klebemittel, Fliegengift in Gläsern, Fliegenfallen) zu vermindern.

Gegenüber den Bakterien beginnen wir den Kampf gewöhnlich damit, daß wir durch längeres Kochen alle Teile des zu konservierenden Nahrungsmittels auf 100⁰ C. bringen, und dann setzen wir ihn fort, indem wir chemische Mittel zufügen, die eine weitere Entwicklung von Keimen verhüten. Dazu verwenden wir entweder Kochsalz oder Zucker. Nur eine konzentrierte Zuckerlösung schützt, eine schwache Zuckerlösung ist im Gegenteil ein Nährboden für Bakterien. Wir können auch andere chemische Mittel verwenden, aber diese haben alle den Nachteil, daß sie beim Genuß unseren eigenen Körper schädigen. Von Sublimat z. B. würde eine ganz geringe Menge zur Konservierung genügen, aber Spuren davon würden uns selbst sehr schwer schädigen. Borsäure, Benzoesäure und Salizylsäure sind schwache Antiseptika, die für uns ziemlich unschädlich sind, allerdings auch die Bakterien nicht energisch schädigen. Besser zu verwenden sind Mittel, welche Sauerstoff abgeben und sich dabei verbrauchen, wie Kalium hypermanganicum, das zum Waschen des Fleisches verwendet wird, und bei der Milch Wasserstoffsuperoxyd, dessen Reste aber wieder aus der Milch vertrieben werden müssen.

Eine vollständige Sterilisation kann durch Kochen unter hohem Druck erreicht werden, wobei das Innere des Lebensmittels auf zirka 110^0 gebracht wird, oder durch fraktionierte 'Sterilisation. Wir erhitzen auf 100^0 an mehreren aufeinanderfolgenden Tagen; in der Zwischenzeit können Sporen von Bakterien, die der einmaligen Erhitzung widerstehen, auskeimen, sie werden aber abgetötet, bevor sie selbst wieder geschlechtsreif geworden sind, bevor sich also aus ihnen nochmals widerstandsfähige Sporen gebildet haben. Das steril gemachte Nahrungsmittel muß nun von der Luft sorgfältig abgeschlossen werden; selbstverständlich ist es nicht die Luft, die gefährlich ist, sondern die in ihr befindlichen Bakterien. Der luftdichte Abschluß von konservierten Flüssigkeiten hat auch den Vorteil, daß dann das Wasser nicht verdunsten kann. Beim Abschluß hat man darauf zu sehen, daß derselbe durch einen sterilen Gegenstand (in Dampf gestellte Glasplatte, erhitztes Pergamentpapier) geschieht, sonst erfolgt Infektion der Flüssigkeit vom Deckel aus.

Ein allgemeines Verfahren zur Konservierung ist die Aufbewahrung der Nahrungsmittel bei einer so niedrigen Temperatur, daß das Leben der Bakterien stillsteht.

Ein weiteres allgemeines Mittel ist die Austrocknung. Die Bakterien brauchen Wasser; wenn ihnen dieses nicht zur Verfügung steht, vermehren sie sich nicht. So ist z. B. das Mehl durchaus nicht keimfrei; aber in „lufttrockenem" Zustand (bei dem der Wassergehalt zirka 12% beträgt) ist es kein Nährboden; erst wenn es in einem feuchten Raume „Wasser anzieht", verdirbt es, d. h. Schimmel und andere Pilze kommen in ihm zur Entwicklung. Das Brot ist deswegen so viel verderbnisfähiger als das Mehl, weil es zirka 40% Wasser enthält; dafür ist es durch das Backen im Innern steril geworden und die Kruste hindert den Eintritt von Bakterien. Wenn die Kruste aber Sprünge hat, entwickeln sich in den Klüften Schimmelpilze. Der ausgetrocknete Zwieback ist ebenso widerstandsfähig wie das Mehl. Auch beim Fleisch wirkt die Trocknung, insbesondere wenn sie mit der Imprägnation von antiseptischen Teerprodukten verbunden wird, wie bei der Räucherung des Schinkens und der Würste. Das Einlegen des Fleisches in konzentrierte Salzlösung, das Pökeln, wird jetzt seltener durchgeführt, dafür wird bei den Fischen Trocknung (Stockfisch) und Einsalzen (Salzhering) noch viel benutzt. Die Erzeugung der Fleisch- und Fischkonserven geschieht im Großen nach modernen Prinzipien der Bakterientötung durch Kochen unter Druck und sterilem Verschluß, ohne Zusatz von antiseptischen Mitteln. Durch Trocknung konserviert werden Gemüse (Dörrgemüse), Obst (Dörrobst, Rosinen, Datteln, Feigen usw.) und Pilze.

II. Verdaulichkeit der Nahrung

Die „Verdaulichkeit" im eigentlichen Sinne ist identisch mit „Resorbierbarkeit": verdaulich ist eine Speise, bei der in der Zeitspanne des normalen Verweilens im Magendarmkanal eine vollständige Aufsaugung der Nährstoffe Platz greifen kann. Dieselbe Speise wird bei einem langen Magendarmkanal bei langer Verweildauer besser verdaulich sein als bei kurzem Darmkanal und bei kurzer Verweildauer. Die Wiederkäuer, deren Magen in mehrere Abteilungen gespalten, deren Darm sehr lang ist, bauen die schwer verdaulichen Nahrungsmittel viel vollständiger ab als die Raubtiere. Und trotzdem lassen auch sie noch unverdaute Nährstoffe übrig: wenn man die Fäzes der Wiederkäuer nochmals den Darmkanal passieren läßt, so wird ein weiterer Anteil dieses Restes abgebaut und resorbiert. Die Verdaulichkeit liegt also nicht an der Speise allein. Auch von einer vollständig resorbierbaren Speise bleibt ein Teil unverdaut.

Man kann jenen Anteil von vollkommen verdaulichen, fein zerteilten Nährstoffen, der bei der menschlichen Verdauung unresorbiert bleibt, auf rund 5% veranschlagen. Dieses unresorbierte Zwanzigstel ist nicht in der Nahrung schon vorgebildet, sondern ist jener Anteil, der zufällig die ganze Zeit über nicht an der Darmwand, sondern in der Mitte des Darmrohres weitergeschoben wurde. Dies wäre etwa mit einem Löffel Wasser zu vergleichen, den man durch eine Rinne von Filtrierpapier fließen läßt. Das Wasser, das auf dem anderen Ende der Rinne ankommt, ist physikalisch ganz dieselbe Substanz wie das Wasser, das auf dem Wege vom Löschpapier aufgenommen wurde. Es sind diejenigen Tropfen, welche zufällig auf der Oberfläche rasch weitergeflossen sind.

Wenn vollkommen verdauliche Nährstoffe nicht in feiner Verteilung gegessen werden, vergrößert sich der Prozentsatz des Anteiles, der nicht zur Resorption gelangt. Das geschieht einfach dadurch, daß die Zeit nicht ausreicht, um die Verdauungssäfte in das Innere der größeren Stücke gelangen zu lassen. Am meisten vermehrt sich der unresorbierte Anteil, wenn die vollkommen verdaulichen Nährstoffe zusammen mit unverdaulichen Stoffen aufgenommen werden. Der unverdauliche Stoff, der beim Menschen die entscheidende Rolle spielt, ist die Zellulose, die in der mannigfachsten Art mit den Nährstoffen verbunden sein kann. Wenn wir einen ganzen Kirschkern schlucken, so bleibt natürlich das gesamte Fett und Eiweiß, welches im Innern der Kernschale liegt, unverdaut; fast ebensowenig wie diese Schale vermögen unsere Verdauungssäfte die Hüllen des Korns in der kurzen, zur Verfügung stehenden Zeit abzubauen. Ist das Getreidekorn gebrochen, so wird ein Teil des Inhaltes ausgelaugt werden; ist die Hülle zum großen Teil entfernt (Gerstengraupen), so wird die Verdauung noch besser vor sich gehen. Am vollständigsten wird die Resorption dann sein, wenn die Körner ganz fein zu Mehl zermahlen und die unverdaulichen Hüllen (als Kleie) entfernt worden sind.

Die Resorbierbarkeit der Nahrungsstoffe ist also hauptsächlich eine Frage der mechanischen Verkleinerung und der mechanischen Trennung von der Zellulose. In zweiter Linie steht dann die chemische Auflösung der schwer verdaulichen Hüllen (z. B. Weichkochen der Hülsenfrüchte) und die chemische Lockerung größerer Komplexe von Nährstoffen (Quellung der Stärke, Emulsion der Fette).

Im täglichen Leben und in den meisten Kochbüchern wird die Verdaulichkeit, d. h. die Resorbierbarkeit mit der „Bekömmlichkeit" verwechselt. Bekömmlich nennen wir solche Nahrungsmittel, die wir nicht mehr spüren, sobald wir sie einmal verschluckt haben. Nahrungsmittel, nach deren Genuß wir noch von dem Magen oder dem Darm unangenehme Empfindungen erhalten, nennen wir unbekömmlich.

Daß bekömmlich und verdaulich nicht derselbe Begriff ist, können wir am Fleisch sehen: wenn wir ein größeres Stück Fleisch verschlucken, ohne es richtig zu kauen, so „liegt es uns im Magen". Es wird eben dort so lange zurückgehalten, bis der Magensaft langsam den ganzen Erweichungsprozeß vollzogen hat. Im Stuhl sehen wir kaum noch Reste davon, also ist das große Stück fast vollständig verdaut worden: es war verdaulich, aber nicht bekömmlich, denn es hat uns Beschwerden verursacht.

Unangenehme Empfindungen können resultieren:

1. Bei der Aufnahme in den Magen, wenn die Speisen zu heiß, zu kalt genossen werden, wie eine heiße Suppe, ein festes Gefrorenes. Auch zu saure (Sauerbraten, Salate) oder zu salzige Speisen (Pökelfleisch) machen brennende Gefühle im Magen, ebenso Speisen mit scharfen Gewürzen.

Hier kommt schon der subjektive Charakter zur Geltung, der in unseren Wahrnehmungen obwaltet: dieselbe Suppentemperatur wird von dem einen Menschen als unangenehm, von dem anderen angenehm empfunden. Für den einen ist der kleinste Zusatz von Paprika brennend, für den anderen kann die Speise nicht genug gepfeffert oder gesalzen sein. Es gibt Leute, denen sogar die Milch unangenehme Magenempfindungen auslöst. Schon Kinder in den ersten Lebenswochen können jede Aufnahme von Frauenmilch als unerträglich empfinden (Pylorospasmus). Ziemlich allgemein ist die Aufnahme großer Stücke von unangenehmen Sensationen begleitet: trotzdem sehen wir, daß aus Gier, aus Kaufaulheit oder aus Eilfertigkeit das Hinunterschlucken ohne gehöriges Kauen immer wieder vorkommt. Ähnlich ist es mit der Überfüllung des Magens mit großen Mengen von Nahrungsmitteln.

2. Das lange Verweilen der Speisen im Magen ist meistens auch mit unangenehmen Empfindungen verbunden. Die lange Verweildauer ist das Gebiet, in dem sich die Mißverständnisse zwischen Unverdaulichkeit und Unbekömmlichkeit am meisten zeigen.

In einer Menge von 200 g, vom Erwachsenen genossen, verlassen gebratene Fleischstücke und gesottene Hülsenfrüchte den Magen nach vier bis fünf Stunden, während dieselbe Gewichtsmenge von „leichten" Fleischspeisen (Hirn, Bries) und von Fischen nach zwei bis vier Stunden den Magen verläßt. 200 g fettarmer Getränke (Tee, Bier, Bouillon, Kaffee, Kakao) sind schon nach zwei Stunden in den Dünndarm übergeführt.

Der Abbau im Magen wird verlangsamt:

a) durch starke Füllung, die besonders beim Verzehren wenig konzentrierter, aber fester Speisen vorkommt, wie bei Brot und Mehlspeisen;

b) durch das Hinabschlingen großer, ungenügend gekauter Brocken;

c) durch starke Konsistenz der Brocken, wie bei zähem Fleisch, kompaktem Käse;

d) durch starken Gehalt an unemulgiertem und besonders an hochschmelzendem Fett (z. B. Hammelfett).

3. Gasbildung im Magen. Das Gefühl des vollen Magens wird besonders dann empfunden, wenn sich dort eine Ansammlung von Gasen bildet. Der Grund dazu kann einmal darin gelegen sein, daß beim Schlingakt viel Luft mitverschluckt wird, oder darin, daß sich aus den aufgenommenen Nahrungsmitteln im Magen Gase entwickeln. Ein kaltes, kohlensäurehaltiges Getränk, wie Sodawasser oder mit Kohlensäure gesättigtes Bier, gibt in der Wärme des Magens die Kohlensäure wieder ab. Am intensivsten ist das Aufstoßen von Kohlensäure dann, wenn sich diese erst im Magen bildet. Wenn wir z. B. die beiden Komponenten des Brausepulvers in das Wasser schütten und dieses hinabstürzen, bevor die Pulver gelöst sind, erfolgt im Magen mächtige Gasentwicklung. Bei langem Verweilen der Speisen im Magen können auch bakterielle Gärungen zur Entwicklung von Kohlensäure führen.

Am unangenehmsten ist das Aufstoßen von Luft oder Kohlensäure dann, wenn mit ihr übelriechende Gase oder Geschmacksstoffe aus dem Magen in den Mund aufsteigen, wie schwefelhaltige Zersetzungsprodukte: beim Aufstoßen nach Knoblauch, Zwiebeln, Rettich und Radieschen, Rüben und Kohlarten.

4. Gasbildung im Darmkanal. Alle zellulosehaltigen Speisen lassen viel gärungsfähige Rückstände in den Dickdarm gelangen, wo sie von Bakterien angegriffen und zersetzt werden. Je härter und unverdaulicher die Zellulose ist und je größere Mengen davon genossen werden, je weniger die Speisen zerkleinert und gekaut werden, desto stärker ist die bakterielle Zersetzung und Gasbildung.

Von einem kleiefreien Weißbrot bleibt so gut wie gar kein Zelluloserückstand, während ein kleie- oder häckselhaltiges Ersatzbrot (Grobbrot, Notbrot, Kriegsbrot usw.) einen bedeutenden Anteil hinterläßt und dementsprechend zu starker Gasbildung führt. Es wäre ein vergebliches Bemühen, wenn wir durchaus die Gasbildung verhindern wollten, denn diese ist ein fast notwendiges Korrelat der rohfaserreichen Kost, die wir zur normalen Stuhlbildung wünschen. Nur bei Kranken, die Blähungen besonders schmerzlich empfinden, und bei solchen Personen, die auch ohne Schlacken in der Kost einen geregelten Stuhlgang haben, werden wir die Gasbildung durch eine möglichst vollständig verdauliche Kost vermeiden. Bei Leuten, die zur Obstipation neigen, ist die Gasbildung das geringere Übel.

5. Unangenehme Wirkung auf die Darmperistaltik. Im allgemeinen werden wir trachten, durch schlackenreiche Kost die Stuhlabsetzung zu erreichen und nicht, wie dies häufig geschieht, gleich zu

medikamentösen Mitteln greifen, welche eine „abführende" Wirkung haben.

Eine direkt verstopfende Wirkung von Nahrungsmitteln kommt wohl nur beim Mohn und tanninhältigen Stoffen vor. Die anderen Nahrungsmittel, die als stopfend gelten, sind es entweder dadurch, daß sie einer Hungerdiät gleichkommen (wie Schleimsuppen) oder dadurch, daß sie vollkommen schlackenlos sind und den Appetit so befriedigen, daß daneben keine groben schlackenhaltigen Nahrungsmittel genommen werden. In diesem Sinne wirkt bei älteren Kindern und Erwachsenen auch die Milch stopfend. Wenn ein Kind viel Schokolade bekommt, so läßt es Brot und grobe Gemüse stehen und wird dadurch obstipiert, daß aus den spärlichen Verdauungsrückständen der Schokolade erst nach mehreren Tagen so viel übrigbleibt, daß Stuhl gebildet werden kann.

Die abführenden Nahrungsmittel wirken (mit Ausnahme von übersalzenen oder mit abnormen Salzen versetzten Konserven) fast durchweg auf den Dünndarm: Es sind ungewohnte oder abnorm zersetzte Fette, welche diarrhöische Stühle verursachen, und dann verschiedenartige chemische Körper in Gemüse und Obst. Besonders gefürchtet in dieser Richtung ist unreifes Obst, welches, in größerer Menge genossen, bei Kindern häufig Diarrhöen erzeugt. Hier wirkt jedenfalls auch die übermäßige Menge und das ungenügende Kauen von zellulosehaltigen Pflanzenprodukten mit, um den Dünndarm mit ungenügend vorbereiteten Speisen zu versehen, die dann auch wieder vorzeitig in den Dickdarm abgegeben werden.

Eine weitere Aufgabe der Küche ist es mithin, die Nahrungsmittel möglichst resorbierbar und bekömmlich zu machen. Das geschieht zunächst durch eine mechanische Verkleinerung. Das Schneiden, Hacken, Stoßen, Passieren hat diesen Zweck. Bei den Getreidekörnern wird dies schon vor der Ankunft in die Küche durch das Mahlen besorgt.

Beim Backen bedient sich die Küche der Lockerung des zähen Teiges durch chemische Mittel. Am meisten wird dazu die Hefe (in Österreich „Germ" genannt) verwendet, ein Konglomerat von Hefepilzen, kleinen Lebewesen, welche einen Teil der Stärke zu Alkohol und Kohlensäure verwandeln. Um die Hefekultur wachsen zu lassen, wird der mit Hefe verknetete Teig bei höherer Temperatur einige Zeit stehen gelassen. Dabei „geht er auf", die Kohlensäure entwickelt sich allerorten und bildet unzählige Bläschen, die den Teig in dünne Wände spalten. Je niedriger die Temperatur, desto langsamer geht die Gärung vor sich und desto feiner porig wird der Teig. Durch die Hitze des Backens werden dann die Hefepilze abgetötet. Statt der konzentrierten Hefe kann man sich auch des „Sauerteiges" bedienen, eines in Hefegärung befindlichen Mehlteiges. Gebäcke mit stärkerem Zuckerzusatz können nicht mit Hefe gelockert werden, weil der hohe Zuckergehalt das Wachstum der Hefe hindert. Die Backpulver sind chemische Gemische, welche bei Zusatz von Wasser — im feuchten Teige — Kohlensäure frei werden lassen. Das Wesentliche an den verschiedenen Backpulvern sind Natrium bicarbonicum und Weinsäure, also dieselben Mittel, welche wir im Seidlitzpulver ins Wasser geben, um uns ein kohlensäurehaltiges Getränk zu bereiten. Ein modernes Brotverfahren verwendet im Wasser gelöste freie Kohlensäure, die dann im Teige frei wird (Aëreted bread). Hirschhornsalz (Ammoniumkarbonat) verdunstet beim Erwärmen und treibt dadurch den Teig auf. Der aus Eiweiß geschlagene Schaum schließt Luft ein, er wird als Schnee in den Mehlteig gemischt, und bei der Erhitzung dehnt sich die im Eiweiß eingeschlossene Luft aus und „treibt" das Gebäck. Beim Blätterteig wird Fett mit Mehl gemischt und durch Umlegen zu vielen Schichten gewalzt; bei der Erhitzung verhindern die Fettschichten das Entweichen des Wasserdampfes, und durch diesen wird der Teig gelockert.

Das Kochen des Fleisches bewirkt — neben der Abtötung der Parasiten — eine Lockerung der Fleischfaser, die den Zähnen die Arbeit des Kauens erleichtert. Verdaulicher wird das Fleisch dadurch nicht wesentlich. Aber aus Knochen, Knorpel und Bindegewebe werden noch verdauliche Substanzen herausgekocht, die hervorzuholen wir uns sonst nicht die Mühe nehmen würden.

Eine wesentliche Rolle spielt aber das Kochen für die Verdaulichkeit der Pflanzennahrung. Hier sind die Nährstoffe vielfach in zellulosereichen Zellhüllen eingeschlossen, die nur durch ein sehr langes Kauen und eine intensive Behandlung im Magen, wie sie die Pflanzenfresser ausüben, zerstört werden; das Kochen zerreißt die Zellwände.

Insbesondere ist das Kochen bei den Samen der Hülsenfrüchte wichtig, um sie „weich" zu machen. Wir müssen uns dabei hüten, kalkreiches Wasser zu verwenden, denn der Kalk des Wassers geht mit dem Eiweißkörper Legumin eine unlösliche Verbindung ein, die jedes Weichwerden verhindert.

Eine chemische Wirkung des Kochens auf die Pflanzenstoffe ist die Quellung der Stärke zu Kleister. Dadurch ist der erste Schritt zur Hydrolyse getan, zur Aufnahme von Wasser in das Molekül der Stärke, das zur Überführung in die einfacheren Bausteine dient, in Maltose und Traubenzucker, die von unseren Darmwänden aufgenommen werden können. Das Gemisch von Stärke und ihren hydrolysierten Produkten nennt man Dextrin. Beim Backen und Rösten wird ein Teil des Stärkekleisters in Dextrin übergeführt.

Zur Quellung zähen Fleisches bedient man sich auch der Einlagerung in schwache Säuren („Beize") und zur Quellung harter Pflanzen des Kochens in schwachen Alkalien (kohlensaures Natron), die aber vor dem Genuß neutralisiert werden müssen.

III. Wohlgeschmack der Nahrung

Die dritte Aufgabe der Küche ist es, die Speisen schmackhaft zu machen. Hier handelt es sich nicht so sehr um objektiv feststellbare, allgemein gültige Bedürfnisse, da sich äußere Aufmachung, Art der Zubereitung und Geschmack der Speise wesentlich nach Sitte und Mode des Landes, der Familie und nach individuellen Gewohnheiten richten.

Während wir alte Eier als ungenießbar verdammen, gelten sie in China als Leckerbissen; mit Käse ist es umgekehrt. In einem

Lande werden die meisten Speisen gezuckert, in dem zweiten gesalzen, in dem dritten gesäuert, im vierten gepfeffert oder papriziert, im fünften mit Knoblauch versetzt. Die Kochkunst hat die Aufgabe, dem nationalen, individuellen oder familiären Geschmack zu entsprechen und die Nährwerte in einer Form zu verabreichen, daß sie gern, daß sie mit Genuß genommen werden.

Bevor wir auf diese Aufgabe der Küche näher eingehen, wollen wir uns darüber klar werden, welche Sinnesorgane bei der Beurteilung der Speisen beteiligt sind.

Der Gesichtssinn beurteilt die Größe, Gestalt, Oberflächenbeschaffenheit und besonders die Farbe der Speisen. Wenn z. B. die braune Farbe eines gut durchgebratenen Fleischstückes angenehme Erinnerungen weckt, so wird der Appetit erregt, während eine ungewöhnliche oder schlechte Erinnerungen weckende Farbe ein Ekelgefühl hervorbringt. Eine allgemeine Regel für das Aussehen der Speisen gibt es nicht.

Das Gefühl wird von den Temperaturnerven und den Tastnerven der Lippen und des Mundes vermittelt.

Bei der Temperatur unterscheiden wir brennheiß, heiß, warm, lau, kühl, kalt und eisig, ohne daß diese Bezeichnungen mit absoluten Graden zu verbinden wären. Sie sind vielmehr relativ zu der erwarteten Temperatur. Wir nennen eine Suppe kalt, wenn sie 30^0 hat statt der erwarteten 50^0, und nennen das Bier warm, wenn es 20^0 hat statt der erwarteten 10^0.

Der Tastsinn von Lippen, Mund und Zunge orientiert uns zunächst, ob das Nahrungsmittel zu trinken oder zu „essen", d. h. zu „kauen" sein wird, ob es flüssig ist oder ob es aus festen Teilen besteht, die der Zerkleinerung durch die Zähne und der Einspeichelung bedürfen. Bei den Flüssigkeiten unterscheiden wir dünnflüssig-alkoholische, wässerige, dickflüssige, fettige, schleimige, gallertige Getränke, und bemerken die eingeschlossenen Gasblasen, besonders wenn sie, wie die Kohlensäure, erst durch die Erwärmung im Munde frei werden.

Bei Vermischung von festen und flüssigen Anteilen unterscheiden wir dünnbreiige, dickbreiige, feste und trockene Speisen. Bei den festen Speisen ist uns allerdings der Wassergehalt nicht klar, wenn er in festen Zellen eingeschlossen oder an gequollene Bestandteile gebunden ist. So ist der Apfel eine feste Speise, wenn er auch 85% Wasser enthält. „Naß" und „trocken" sind relative Begriffe gegenüber dem erwarteten durchschnittlichen Wassergehalte. Ein Braten mit 50% Wassergehalt erscheint uns als „trocken", Brot mit 50% Wassergehalt als „naß".

Der Tastsinn orientiert uns ferner über die Größe der Einzelteile der festen Stoffe: wir unterscheiden mehlige, sandige, krümelige Speisen von Speisen in Stückchen, Brocken und großen Stücken. Die Konsistenz beurteilen wir beim Kauen zwischen den Zähnen als weich, hart, zäh; harte Schalen, Kerne oder Splitter entfernen wir durch Ausspucken, weil wir wissen, daß sie beim Verschlucken unangenehm sind.

Am meisten kommt bei der Beurteilung der Speisen der Geschmacksinn und der Geruchsinn in Betracht. Der Geruch, der schon vor der

Aufnahme der Speisen in den Mund wahrgenommen wird, wird als gut, schlecht, als Geruch nach Zwiebel, nach Vanille usw. benannt und von uns selbst klar als Geruch erkannt, während wir den Geruch, der sich erst beim Kauen, in der Wärme des Mundes, aus den inneren Teilen der Speisen entwickelt, gewöhnlich mit dem Geschmack verwechseln. Der Geschmack im eigentlichen Sinne, die Empfindung der Endigungen der Geschmacksnerven, beschränkt sich auf die Qualitäten süß, sauer, salzig und bitter. Viele Speisen, denen wir einen ausgesprochenen Geschmack beimessen, sind in eigentlichem, strengem Sinne geschmacklos. Das wird am besten verständlich, wenn wir uns erinnern, wie viele Speisen bei einem starken Schnupfen oder einer sonstigen Verstopfung der Nase geschmacklos erscheinen. In Wirklichkeit fällt mit der Unmöglichkeit, die Luft durch die Nase zu ziehen, nur der Geruch fort. Die eigentlichen Geschmacksqualitäten bleiben. Salz, Essig, Zucker sind noch zu erkennen, aber der Wohlgeschmack von gebratenem Fleisch, von Brot, von Gemüsen fällt dann weg.

Ein weiterer Irrtum liegt in der ungenauen Beurteilung der Geschmacksqualitäten selbst: salzig und sauer, sauer und bitter werden vielfach verwechselt, süß und sauer als Gegensätze betrachtet, während wir doch diese beiden oft, wie z. B. in der Limonade, zusammen verwenden. Es ist für die Küche wichtig, diese Unterscheidungen sowie die Unterscheidung von Geruch und Geschmack auszubilden.

Wir besprechen zunächst solche Stoffe, die um ihres Geschmackes willen in der Küche verwendet werden, während sie keinen oder keinen nennenswerten Eindruck auf die Geruchsnerven machen.

Als salzig bezeichnen wir den Geschmack des mineralischen Kochsalzes (Chlornatrium oder Natrium chloratum, Natriumchlorid).

Das bergmännisch gewonnene Steinsalz ist fast reines Natriumchlorid; im Meerwasser macht dieses nur 70 bis 90% der Salzmenge aus; das durch Auskristallisieren daraus gewonnene Seesalz enthält neben 92 bis 97% Chlornatrium 1 bis 2% Kalziumsulfat, ungefähr je ½% Chlormagnesium und Magnesiumsulfat. Der Wassergehalt des käuflichen Kochsalzes beträgt ½ bis 4%. In Österreich wird als „Vollsalz" ein Steinsalz bezeichnet, daß 0·02 g Jodkali auf 5 kg Chlornatrium enthält; es dient zur Verhütung des Kropfes.

Außer dem reinen Kochsalz werden in der Küche als Salzgeschmack noch Fleischextrakte und Speisewürzen verwendet, welche 10 bis 20% (Maggis Bouillonkapseln sogar 62%) Mineralstoffe enthalten, von denen etwa die Hälfte aus Kochsalz besteht, während die andere Hälfte aus den extrahierten Nahrungsstoffen stammt und Kali und Phosphorsäure enthält.

Der süße Geschmack ist vor allem einer Gruppe von Kohlenhydraten eigen, die wir Zucker oder Saccharide nennen, daneben kommt er noch dem Glyzerin und einzelnen verwandten Stoffen zu, endlich in besonders hohem Maße synthetisch dargestellten Süßstoffen, von denen das Saccharin der wichtigste ist.

Von den einfachen Bausteinen der Saccharide, den Monosacchariden, ist vor allem die Glukose (Dextrose, Traubenzucker) zu nennen, die den meisten süßen Früchten, insbesondere den Weintrauben, den Geschmack verleiht. Wir besitzen sie als Süßstoff im Honig und in den Rosinen. Fabriksmäßig wird sie aus Stärke durch Kochen mit verdünnter Schwefelsäure gewonnen (Stärkezucker oder Kartoffelzucker).

Eine geringere Bedeutung hat die Fruktose oder Lävulose, die gleichfalls in süßen Früchten und im Honig vorkommt, und der Mannit aus dem Safte der Mannaesche.

Die aus zwei Bausteinen zusammengesetzten Disaccharide sind: Rohrzucker (Glukose + Fruktose), Milchzucker (Glukose + Galaktose) und Malzzucker (Glukose + Glukose).

Der Rohrzucker, den wir in Europa erzeugen, wird nicht aus dem Zuckerrohr gewonnen, nach dem er seinen Namen hat, sondern aus der Zuckerrübe.

Zuckerrohr stammt aus Ostindien, kam von dort schon vor Beginn unserer Zeitrechnung nach China; der Zucker wurde daraus anscheinend zuerst in Persien hergestellt, in Ägypten wurde er seit dem achten Jahrhundert im Großen produziert. Kolumbus überpflanzte den Anbau des Zuckerrohres nach Westindien.

Der Rübenzucker ist eine deutsche Erfindung. Der Apotheker Markgraf in Berlin wies nach, daß in der Burgunderrübe Zucker enthalten ist. Sein Schüler Achart begann 1786 Anbauversuche zum Zwecke der Zuckergewinnung. Zur Zeit der Kontinentalsperre wurde die Konkurrenz gegenüber dem Rohrzucker lohnend. Die deutsche Landwirtschaft hat durch Zucht den Zuckergehalt der ursprünglichen Burgunderrübe von 5 auf 20 % erhöht. — Bei der Herstellung des Rübenzuckers werden die Rüben in dünne „Schnitzel" geschnitten, diese mit Wasser ausgelaugt. Die so erhaltene Zuckerlösung wird geklärt und eingedampft, dann in der Zentrifuge in flüssigen braunen Sirup und trockenen Rohzucker getrennt. — Die Raffinierung des bräunlichen Rohzuckers gibt den üblichen weißen Zucker. Er kommt als Kristallzucker, Melis (in verschiedenen Formen als Hut-, Platten-, Brot-, Würfelzucker in unregelmäßigen Stücken oder Pilé), als Farin (fein gemahlen) und als Kandiszucker (große, gelbliche Kristalle) in den Handel.

Der Milchzucker gibt der Milch ihren süßlichen Geschmack und wird aus Molken gewonnen, indem die nach dem Käsen verbleibende Flüssigkeit eingedampft, und der Zucker daraus umkristallisiert wird.

Der Malzzucker entsteht aus Stärke durch die Einwirkung eines diastatischen Ferments. Gerste wird in Wasser eingeweicht, zum Ankeimen gebracht, wobei das Ferment zur Wirkung kommt, und dann getrocknet (gedarrt).

Alle diese Süßstoffe sind Nahrungsmittel, weil solche Quantitäten, die auf den Geschmack einwirken, gleichzeitig einen bedeutenden Brennwert haben. Dagegen ist die Süßigkeit von Saccharin so stark, daß dieses nicht in Mengen genommen werden kann, welche nennenswerten Brennwert hätten. Abgesehen von dem intensiven Geschmack, ist das Saccharin auch deshalb nicht als Nahrungsmittel verwendbar, weil es in größeren Mengen nicht ganz unschädlich ist. Das Saccharin wird aus Toluol dargestellt, es ist ungefähr 500 mal süßer als Rohrzucker, während ein anderer synthetischer Süßstoff, das Dulcin, nur 200 mal süßer ist als Rohrzucker.

Der saure Geschmack unserer Speisen rührt meistens vom Essig her. Die Essigsäure wird durch Bakterienwirkung aus Alkohol gebildet.

Der beliebteste Essig wird aus Wein gewonnen; es werden aber auch Branntwein, Obstwein, Bier, Malz, Stärkezucker, Honig, dann diverse Obstsorten und Kräuter der Essigsäuregärung unterworfen. Endlich wird in großem Maße bei der trockenen Destillation des Holzes Essigsäure („Essigessenz") gewonnen. Der gewöhnliche Haushaltungsessig enthält nur 3% Essigsäure.

Bei Getränken bevorzugen wir den sauren Geschmack der Zitronensäure.

Die Zitronensäure kommt in Zitronen, Orangen, in verschiedenen Beerenfrüchten, auch in Salatpflanzen vor. Sie wird aus Zitronensaft, durch Gärung aus Glukoselösungen oder synthetisch gewonnen.

Organische Säuren, welche den Geschmack von Nahrungsmitteln bedingen, aber nicht als Säuren in der Küche Verwendung finden, sind:

Die Milchsäure; sie bildet sich durch Bakterien aus Milchzucker, Rohrzucker, Gummi und Stärke. Sie gibt der sauren Milch ihren Geschmack, ebenso dem Sauerkraut, den sauren Gurken und sauren Rüben, kommt auch in saurem Bier und Wein vor.

Die Weinsäure findet sich in Traubensaft und Früchten, die Apfelsäure in unreifen Äpfeln, Trauben und Beeren. Unangenehmen Geschmack hat die Buttersäure, die sich durch bakterielle Gärungen aus der Milchsäure, aus Zucker und Stärke bildet. Sie kann auch innerhalb des Verdauungskanals entstehen und erregt dort peristaltische Bewegungen. Die Oxalsäure kommt in vielen Pflanzen vor, insbesondere als oxalsaurer Kalk im Rhabarber und als oxalsaures Kalium im Sauerampfer.

Als bitter bezeichnen wir den Geschmack der Bittersalze, die wir aber in der Küche vermeiden. Auch die bitteren Pflanzen werden nur selten gegessen (bittere Mandeln, Bittergurken, bitterer Spargel). Dagegen benützen wir sie, meist durch Zucker gemildert, zu Getränken, wie Tee (zum Beispiel Tausendguldenkrauttee) und Kaffee, auch in Alkohol gelöst (Enzian).

Der Bitterstoff, der am meisten verwendet wird, ist der des Hopfens, welcher, durch Alkohol und Malz gemildert, dem Bier Geschmack verleiht.

Der Geschmack des Herben und Brennenden beruht nicht auf einer Empfindung der Geschmackspapillen, sondern gehört, streng genommen, zu den Tastempfindungen der Mundschleimhaut.

Als herb bezeichnen wir den Geschmack der Gerbstoffe, die wir nicht isoliert verwenden, aber im roten Wein, im Kaffee und in den Heidelbeeren zu uns nehmen.

Brennend ist der Geschmack des Pfeffers. Im Mittelalter war es so beliebt, die Speisen mit Pfeffer zu würzen, daß die Pfefferkörner mit Gold aufgewogen wurden. Jetzt ist scharfe Würzung noch in Ungarn üblich, wo vom Paprika reichlich Gebrauch gemacht wird.

Nasen- und Mundschleimhaut gleichzeitig werden von dem Senföl gereizt, einer schwefelhaltigen Verbindung, welche sich erst beim Anfeuchten des Senfsamens aus myronsaurem Kalium entwickelt. Senföle

geben auch dem Rettich und dem Radieschen ihren scharfen Ge
schmack. Verwandt damit ist das Knoblauchöl, welches von den öst-
lichen Völkern in Form des Knoblauchs sehr viel verwendet wird
und das wahrscheinlich auch der Geschmackträger unserer beliebtesten
Kochwürze, der Zwiebel, ist.

Alle übrigen Würzpflanzen wirken im wesentlichen auf den Geruch,
der teils schon von außen wahrnehmbar ist, teils sich erst beim Zerkleinern und Kauen entwickelt. Als Träger des Geruches sind in vielen
Pflanzen flüchtige Öle nachgewiesen (Zimt, Nelken, Muskatnuß, Petersilie, Zwiebel, Obst, Lorbeerblätter, Majoran, Thymian).

Bei geschmacklosen Speisen bereiten wir uns vielfach einen zusagen-
den Geruch dadurch, daß wir durch Erhitzung Röstprodukte erzeugen;
das ist insbesondere beim Fleische der Fall (Braten), aber auch beim
Fett lieben wir den Röstgeschmack (gerösteter Speck); bei den Kohlenhydraten erzeugen wir durch noch stärkere Erhitzung die braunen, mehr
oder weniger bitteren Substanzen, die wir in Wasser lösen und als Kaffee
oder Kaffeesurrogate genießen (gebrannter Kaffee, Gersten-, Eichel-,
Feigen-, Rübenkaffee usw.). Auch beim Backen des Brotes wird die
Rinde durch Röstprodukte „schmackhaft".

In wenigen Fällen bedienen wir uns der bakteriellen Fäulnis,
um Geschmacksstoffe zu erzeugen, so bei der Reifung des Käses. Der
reife Käse enthält freie Fettsäuren, Milchsäure, daneben Ammoniak,
Leuzin und Tyrosin. Die wichtigste Speisewürze aus Japan und China
(Miso) wird aus der Sojabohne durch analoge Prozesse gewonnen.

A. Einheimische, bzw. in Europa kultivierte Würzpflanzen

1. Aus Samen und Früchten

Senf (Mostrich) wird aus den Samen von Sinapis brassica alba und nigra
durch Schroten und Pressen gewonnen. Der künstliche Tafelsenf enthält
Zusätze von Essig, Most, Wein, Zimt, Zucker usw.

Paprika (spanischer oder türkischer Pfeffer) ist die Frucht von Capsi-
cum annuum, das in Südeuropa wächst. Sie wird entweder grün gepreßt oder
getrocknet und gemahlen (rotes Paprikapulver).

Safran sind die getrockneten Blütennarben einer Lilienart (Crosus
sativus), die aus Westasien stammt und in Südeuropa angebaut wird. Sie
enthalten einen starken Farbstoff.

Kümmel ist die Frucht von Carum carvi, einer auf den Wiesen Europas
wild wachsenden Doldenpflanze.

Anis ist die Frucht einer ähnlichen Doldenpflanze (Pimpinella anisum),
die aus dem Orient stammt, aber jetzt in Europa gezogen wird.

Koriander sind Früchte einer ebenfalls bei uns angebauten Doldenpflanze Coriandrum sativum.

Fenchel ist die Frucht des Fenchelkrautes (Foeniculum offic.), einer
Doldenpflanze, deren Blattstiele als Gemüse gegessen werden.

Kapern sind die Blütenknospen des Kapernstrauches, der in Nord-
afrika und Südeuropa gebaut wird.

Mohn ist der Samen von Papaver somniferum, der überall gedeiht,
wo noch Wintergetreide vorkommt. Das Opium wird nicht aus den Samen
des Mohnes, sondern aus dem Milchsaft gewonnen, der aus den Mohnköpfen
ausfließt, wenn man sie kurz vor der Reife anritzt.

Mandeln sind die Steinfrüchte des Mandelbaumes, von denen eine Art (Amygdalus communis dulcis) süße, eine andere Art (Amygdalus communis amara) bittere Früchte gibt. Beide Arten werden in Südeuropa gepflanzt. Der bittere Geschmack stammt von freier Blausäure, die aus dem in den Bittermandeln enthaltenen Amygdalin entsteht.

Wacholder sind die getrockneten Beeren des Wacholderbaumes (Juniperus).

Paradiesäpfel, die Früchte des aus Peru nach Europa gekommenen Lycopersicum esculentum, enthalten einen starken Farbstoff, Oxal- und Zitronensäure.

Verschiedene Obstarten, insbesondere Zitronen, Orangen, Äpfel, Kirschen, Johannisbeeren, dienen als Würzen, insbesondere bei süßen Speisen.

2. Zwiebel

Zu diesen beliebtesten Speisewürzen gehören:
Perlzwiebel (Allium cepa lutea) und
Blaßrote Zwiebel (Allium cepa rosea). Sie sind die gewöhnlichen Zwiebelsorten; ganz junge Zwiebel heißen in Österreich Schalotten.
Lauch oder Porree (A. porrum latum).
Knoblauch (A. sativum vulgare).
Schnittlauch (A. Schönoprasum vulgare).

3. Knollen

Sellerie (Apium graveolens), von dem auch die Stengel verwendet werden.
Meerrettich, in Österreich Kren genannt (Cochlearia armoracia).
Rettich, bei dem man den schwarzen Sommerrettich (Raphanus sativus tristis) und den weißen Frührettich (Raphanus sativus augustanus) unterscheidet.
Radieschen (Raphanus sativus radicula).

4. Stengel und Blätter

Lorbeerblätter, die getrockneten Blätter des Lorbeerbaumes (Laurus nobilis), der im südlichen Europa wächst.
Kirschlorbeerblätter, Blätter von Prunus laurocerasus.
Hopfen besteht aus den unbefruchteten Blütendolden von Humulus lupulus. Sie enthalten ätherisches Öl, Bittersäuren, Harze und einen Gerbstoff, die zusammen den charakteristischen Geschmack ergeben, der in den Bierbrauereien sehr geschätzt wird.
Majoran, die getrockneten Stengel des Lippenblütlers Origanum majorana.
Rhabarber (Blattrippen und Stiele von Rheum officinale) enthält oxalsauren Kalk.
Sauerampfer (Rumex patientia) enthält oxalsaures Kali.
Petersilie (Petroselinum sativum; auch die Wurzeln werden verwendet.
Dill (Anethum graveolens).
Becherblume oder Pimbernell (Poterium sanguinisorba glaucescens).
Estragon, auch Beifuß oder Draganth genannt (Artemisia dracunculus sativus), wird zu Suppen, Salat, Tunken- und Senfbereitung verwendet.
Pfefferkraut (Satureja hortensis), in Österreich Kerbelkraut genannt, als Zusatz zu Würsten beliebt.
Pfefferminz (Mentha piperita).
Thymian (Thymus vulgaris).
Salbei (Salvia officinalis).

Viele Blüten einheimischer Bäume und Stauden (Linde, Königskerze, Kamille usw.), auch Wurzeln (Eibischwurzel), dienen, mit siedendem Wasser aufgegossen, zur Bereitung von teeartigen Getränken.

5. Pilze

Trüffel. Man unterscheidet die in Südwesteuropa vorkommende Wintertrüffel (Tuber melanospermum) von der deutschen schwarzen Trüffel (Tuber aestivum).

Feldchampignon (Agaricus campestris) hat einen vollen Stiel, während die Unterarten Ackerchampignon (Ag. arvensis), Wiesenchampignon (Ag. pratensis) und Waldchampignon (Ag. sylvaticus) hohle Stiele besitzen.

B) In den Tropen geerntete Würzpflanzen

Sie kommen fast nur in getrocknetem Zustand zu uns und bestehen aus Samen (Muskatnuß, Kaffee, Kakao), Früchten (Pfeffer, Nelkenpfeffer, Sternanis), Blüten (Tee, Gewürznelken) oder Wurzeln (Ingwer, Galgant); vom Zimt wird auch die Rinde verwendet.

Die meisten dieser Würzpflanzen stammen aus Süd- und Ostasien und bildeten im Mittelalter das hauptsächlichste Handelsobjekt mit Ostindien; die Entdeckung Amerikas hat aus dem tropischen Westindien das Piment, die Vanille und den Kakao vermittelt.

Der Pfeffer war in früherer Zeit das wichtigste Gewürz; er wurde von der Gegend von Malabar, der „Pfefferküste", zu uns gebracht. Der schwarze Pfeffer sind die unreifen, als Ganzes getrockneten, der weiße Pfeffer die weißen, geschälten Beeren von Piper nigrum, einer Pflanze, die ähnlich wie Hopfen an Stangen gezogen wird.

Der Nelkenpfeffer oder Piment wird noch vielfach als Neugewürz bezeichnet, weil er erst im Jahre 1605 aus Westindien nach Europa kam. Er besteht aus den Beeren eines myrtenartigen Baumes (Pimenta officinalis).

Gleichfalls eine myrtenartige Pflanze, die aber aus Ostindien stammt, ist Caryophyllus aromaticus, deren Blüten als Gewürznelken und deren Früchte als Mutternelken bezeichnet werden.

Die Samenkerne des ostindischen Muskatnußbaumes (Myristica fragrans und argentea) kommen als Muskatnüsse, die Samenmäntel als Macis oder Muskatblüte in den Handel.

Sternanis oder Badian ist die anisähnliche Frucht einer chinesischen Magnolienart, Illicium anisatum. Sie wird hauptsächlich als Likörgeschmack verwendet.

Von Zingiberaceen Ostasiens und Afrikas (Ellettamia) benutzen wir die Früchte als Kardamomen für Lebkuchen und Marzipan sowie für Liköre; die knolligen Wurzelstöcke von Zingiber officinale als ungeschälte oder geschälte Ingwer zum Gewürz, besonders für kohlensäurehaltige Getränke (Ingwerbier, Ginger-Ale). Von anderen Zingiberaceen stammt die Zitwerwurzel (von Curcuma zedoaris) und der Galgant oder Siam-Ingwer, der früher auch als Heilmittel verwendet wurde.

Die Vanille ist die Kapselfrucht eines den Orchideen angehörigen Kletterstrauches (Vanilla planifolia), die aus Mexiko stammt, aber auch in Afrika und Ostindien gebaut wird. Ihr aromatischer Bestandteil, das Vanillin, wird auch synthetisch hergestellt.

Zimt (Kaneel, Cassia) nennt man die Rinde mehrerer Arten der zu den Lorbeergewächsen gehörigen Gattung Cinnamomum, die in Ceylon und China gebaut werden.

Am meisten Bedeutung haben von ausländischen Pflanzenwürzen Kaffee, Kakao und Tee, bei denen nicht nur der Geschmack (bitter) und der Geruch beliebt ist, sondern die Wirkung auf das Nervensystem, insbesondere auf Gehirn und Herz, welche das in ihnen enthaltene Alkaloid Koffein, bzw. Theobromin oder Thein ausübt.

Kaffee. Die Kaffeebohnen sind die enthülsten Samenkerne mehrerer Arten des Kaffeebaumes aus der Familie der Rubiaceen (Coffea arabica, liberica, Mauritiana, Zanguebariae). Der Kaffeebaum kommt im Süden von Abessinien wild vor, sein Name stammt von der abessinischen Landschaft Kaffa, wo er seit uralten Zeiten als Kulturpflanze benutzt und von wo er später nach Arabien verpflanzt wurde. In Arabien kam er als schlafvertreibendes Mittel im 15. Jahrhundert in Gebrauch; die Sitte des Kaffeetrinkens verpflanzte sich zunächst nach Konstantinopel, dann gegen Ende des 17. Jahrhunderts nach Europa. In Wien wurde das erste Kaffeehaus nach Abzug der Türken 1683 gegründet. Jetzt wird Kaffee besonders in Ostindien (Java, Celebes, Ceylon, Manila) sowie in Zentral- und Südamerika (Brasilien) gebaut.

Die Kaffeebohnen werden gebrannt, gemahlen und in siedendem Wasser extrahiert; der „koffeinfreie Kaffee" wird dadurch hergestellt, daß die rohen Bohnen mit Lösungsmitteln für Koffein, wie Benzol, Alkohol oder Ammoniak, vorbehandelt werden. Rationeller als der koffeinfreie Kaffee, der doch immer Reste von Koffein enthält, sind für denjenigen, der Koffein vermeiden will, die unzähligen Arten von Ersatzkaffee, welche aus den verschiedensten Stärke enthaltenden Pflanzenteilen durch Rösten hergestellt werden, und ganz ähnliche Röstprodukte wie der echte Kaffee, aber kein Alkaloid besitzen.

Kakao. Kakaobohnen sind die Samen der gurkenähnlichen Früchte des Kakaobaumes (Theobroma Cacao), der in Zentralamerika heimisch ist, aber jetzt in vielen Tropengegenden gezüchtet wird.

Bei den Azteken in Mexiko hießen die Kakaobohnen Choco und das aus ihnen bereitete Getränk wurde Chocolat genannt. Cortez brachte die ersten Kakaobohnen an den Hof Karls des Fünften.

Die gerösteten und feingemahlenen Kakaobohnen werden entweder mit Zucker und Gewürzen (besonders Vanille) versetzt und als Schokolade gegessen, oder das Fett wird ausgepreßt, wobei Kakaopulver und Kakaobutter entsteht.

Tee besteht aus den Blattknospen und Blättern des Teestrauches (Thea chinensis), der in Ostasien heimisch ist. Seit dem 8. Jahrhundert ist der Tee allgemeines Volksgetränk in China; er wurde im 17. Jahrhundert durch die Holländer nach Europa eingeführt. In Österreich wird er, zum Unterschied von verschiedenen Kräuter- und Blütenabkochungen, „russischer Tee" genannt.

Der Paraguay-Tee oder Mate wird aus den gerösteten Blättern der Paraguay-Stecheiche (Ilex paraguayensis) gemacht.

Hilfsmittel der Küche

Im vorigen wurden die Aufgaben der Küche nach ihren Zwecken angeordnet; nun wollen wir ihre Wirksamkeit noch nach ihren Hilfsmitteln rekapitulieren.

Mechanische Hilfsmittel — Messer, Hacke, Reibeisen, Mörser, Mühle, Fleischmaschine usw. — wenden wir zum Zerkleinern der Nahrungsmittel an.

Chemische Hilfsmittel sind vor allem das Wasser, dann die Säuren (als Geschmackszusätze und zum Erweichen), die Salze (als Geschmackszusätze und zur Konservierung, dann zur Lockerung des Teiges), die ätherischen Öle und verwandte Produkte als Würzen; Alkalien wenden wir nur ausnahmsweise zum Erweichen an.

Bakterielle Lebensprozesse benützen wir vor allem zur Lockerung des Teiges bei der Brotbereitung und zur Erzeugung der alkoholischen Getränke. In beiden Fällen sind es Hefearten, die Zucker in Alkohol und Kohlensäure spalten. Im Brote bezwecken wir durch die entstehende Kohlensäure eine Lockerung des Teiges, bei Bier und Wein ist es uns um den Alkohol zu tun. Essigsäurebakterien benützen wir zur Darstellung des Essigs, Milchsäurebakterien zur Bereitung von Sauerkraut und saurer Milch; diverse Mikroorganismen sind uns dienlich bei der Reifung des Käses.

Am meisten verwenden wir **thermische** Hilfsmittel. Nach dem Erwärmen auf die Siedetemperatur des Wassers, nach dem Kochen, hat ja die ganze Kunst der Nahrungszubereitung ihren Namen erhalten.

Anwendung der Temperatur bei der Zubereitung der Speisen

Wenn die Nahrungsstoffe in richtiger Menge und die Geschmackszusätze in einer der Sitte entsprechenden Weise gewählt sind, so ist das wichtigste Instrument der Küche, dessen Anwendung am meisten Kunst erfordert, die Wärme. Wir haben ihre verschiedenen Anwendungsweisen wohl schon früher bei den einzelnen Zwecken — der Sterilisation gegen schädliche Parasiten, der Verdaulichmachung und der Veränderung des Geschmackes — auseinandergesetzt, wollen sie aber hier noch einmal übersichtlich zusammenfassen.

Sehr hohe Temperaturen (200 bis 250⁰) verwenden wir beim Brennen oder Rösten des Kaffees oder der Kaffee-Ersatzpräparate, um uns die bitteren, wohlriechenden Röstprodukte zu verschaffen, die wir als Geschmackszusätze zu heißer Flüssigkeit lieben.

Das Backen erfolgt bei einer Lufttemperatur von 200 bis 270⁰; je größer die Brote sind, desto höher muß die Temperatur sein, desto länger muß sie einwirken. Deshalb treffen wir auch umso häufiger verbrannte unschmackhafte Rinde, je größer die Brote sind.

Beim Braten des Fleisches auf offenem Feuer wird die Oberfläche einer sehr hohen Temperatur ausgesetzt, sie erwärmt sich aber — wenn das Stück nicht verbrennt — nicht über die Verflüchtigungstemperatur des Fettes. Unsere Fette haben nämlich keine Siedetemperatur wie das Wasser. Wenn sie über 200 bis 300⁰ erhitzt werden, so zerfallen sie in ihre Komponenten, die einzelnen Fettsäuren und ihre Alkohole. Beim Schmoren des Fleisches im Fett erreicht daher die Oberfläche etwa 200⁰. Das Innere des gebratenen oder geschmorten Fleisches kommt nicht über die Siedetemperatur des Wassers hinaus, häufig, wie wir aus dem roten Inneren des „englischen Bratens" sehen, erreicht es nicht einmal die Temperatur von 70⁰, bei der die Blutkörperchen ihr rotes Hämoglobin in das braune Hämatin verwandeln. Nur wenn man ganz dünne Scheiben in viel Fett schmort, mag die Innentemperatur über 100⁰ erreichen. Durch Wasserverdunstung ist mit dem Braten ein starker Gewichtsverlust des Fleisches verbunden.

Eine sichere Erwärmung des Inneren über 100⁰, wie man sie zum Abtöten von Sporen wünscht, erreicht man nur durch längeres Kochen unter Druck im Papinschen Topf.

Wenn man dem Wasser Kochsalz zusetzt, siedet es erst bei einer höheren Temperatur (nach starkem Zusatz bei 109⁰). Das gewöhnliche Sieden, bei dem das Wasser unter normalem Luftdruck bei 100⁰ verharrt, erzeugt erst sehr langsam im Innern eines gesottenen großen Fleischstückes hohe Temperaturen.

Anders ist es bei Flüssigkeiten, die durch das Kochen in Bewegung kommen. Sie werden in ihrer Gesamtheit mit Sicherheit auf ihre eigene Siedetemperatur erhitzt.

Wir verwenden das Sieden einerseits, um Nahrungsmittel gar zu machen, anderseits um das Wasser abdampfen zu lassen, wenn wir die Konsistenz einer Flüssigkeit ändern, z. B. aus einer Suppe einen Brei „einkochen" wollen.

Unter 100⁰ liegt die Temperatur, die wir beim Dämpfen erreichen. Das Kochen in Wasserdampf hat den großen Vorteil, daß ein Anbrennen nicht zu befürchten, daher ein Umrühren von Milch und Suppen nicht notwendig ist. Wir verwenden es auch in ausgedehntem Maße bei Kartoffeln und allen Gemüsen, für deren Auflockerung geringe Temperaturen genügen.

Beim Räuchern wirkt die vorüberströmende warme Luft nicht so sehr durch Erwärmung, als durch Austrocknung und dadurch, daß sie die antiseptischen Destillationsprodukte des Holzes mit sich bringt.

Die Kochkiste, in die wir die Speisen nach dem Aufkochen einstellen, hält die Auskühlung auf, so daß sie viele Stunden auf Temperaturen bleiben, in denen die Quellungsvorgänge fortschreiten. Wenn ein heißer Ziegel mit eingelegt wird, wird diese Zeit noch verlängert.

Die Brutofentemperatur von ungefähr 37⁰ verwenden wir dort, wo wir bakterielle Prozesse begünstigen wollen; so beim Lockern des Teiges durch die Hefeentwicklung. Gewöhnlich genügt aber die Temperatur eines warmen Zimmers, 20⁰, zur Säuerung der Milch; beim Sauerkraut bevorzugen wir noch langsamere Gärungen.

Nahe am Nullgrad trachten wir den Eiskasten oder Kühlräume zu halten, weil dabei die bakterielle Entwicklung gehemmt ist.

Die Temperatur unter Nullgrad vermeiden wir, denn die Lebensmittel können dabei einfrieren, die Zellen des Fleisches oder der pflanzlichen Frischnahrung zerreißen. Beim späteren Auftauen sind diese Nahrungsmittel dann gegen Bakterien widerstandslos und müssen schnell verzehrt werden. Bei den Kartoffeln kommt dazu, daß sie ihren Geschmack ändern; der Zucker, der sich stets in ihnen bildet, der aber bei höheren Temperaturen „veratmet wird", häuft sich in der gefrorenen Kartoffel an und ist uns ungewohnt, unangenehm.

Tief unter Null gehen wir durch Kältemischungen, wenn wir „Gefrorenes", Fruchteis, Eiskaffee usw. erzeugen wollen.

Unmittelbar vor dem Genusse werden die allermeisten Speisen auf eine Temperatur gebracht, in der sie am besten munden. Die salzigen Extrakte von Fleisch und Wurzelwerk, die wir als Suppe genießen, wollen wir möglichst heiß essen; ebenso trinken wir die bitteren oder bitter-süßen aromatischen Getränke, wie Kaffee, Tee, heiß, während wir die sauer-süßen Limonaden und alle kohlensäurehaltigen Getränke (Bier, Champagner) kalt bevorzugen. Der Weinkenner bestimmt für jede Weinsorte eine andere Temperatur, bei welcher der Geschmack am besten zur Geltung kommt.

Fleisch, das die schwerschmelzenden Fettsorten des Rindes oder Hammels enthält, genießen wir warm, während wir das Schweinefleisch in Schinken und in der Wurst ebenso gerne kalt essen, und bei der Butter eine Erwärmung vermeiden.

Bei Backwerk und bei Gemüsen und bei allen süßen Speisen sind die Sitten der Eßtemperatur ganz verschieden.

Aufgabe der Küche ist es mithin, die in ihren Mengenverhältnissen bestimmten und nach der ökonomischen Lage ausgewählten Nahrungsmittel in solcher Weise zuzubereiten, daß sie erstens unschädlich, zweitens verdaulich und bekömmlich und drittens — dies ist das spezielle Bereich der Kochkunst — schmackhaft sind.

Die Schmackhaftigkeit wird erreicht durch richtige Anwendung der Temperatur, durch Zusatz von Salz, Zucker oder Säure und der verschiedenen Geschmacks- und Geruchstoffe.

Grundzüge des Pirquetschen Ernährungssystems

Wenn wir Kinder oder Erwachsene zweckentsprechend ernähren wollen, müssen wir über zwei Kardinalpunkte genau orientiert sein:

1. über den Nährwert der zugeführten Speisen;
2. über den Nahrungsbedarf des zu ernährenden Individuums.

Nährwert der zugeführten Speisen

Da die bisher übliche Berechnungsart für den Nährwert der Speisen, die Kalorienrechnung, für die praktische Anwendung, gewisse Schwierigkeiten bietet, wurde von Pirquet statt der Kalorie als Nahrungseinheit die Milch eingeführt, und zwar eine Milch von ganz bestimmter Zusammensetzung, eine Normalmilch, die im Liter 667 Kalorien enthält. Den Nährwert von einem Gramm dieser Milch bezeichnet Pirquet als ein Nem, (Nahrungs-Einheit-Milch) abgekürzt n. Die Vielfachen eines Nem werden in analoger Weise wie die übrigen Größen des metrischen Systems bezeichnet:

$$10 \quad \text{Nem} = 1 \text{ Dn (Dekanem)}$$
$$100 \quad \text{,,} \quad = 1 \text{ Hn (Hektonem)}$$
$$1\,000 \quad \text{,,} \quad = 1 \text{ Kn (Kilonem)}$$

die Bruchteile
$$0{,}10 \quad \text{,,} \quad = 1 \text{ dn (Dezinem)}$$
$$0{,}01 \quad \text{,,} \quad = 1 \text{ cn (Centinem).}$$

Ein Liter Milch enthält demnach
$$1000 \text{ Nem} = 10 \text{ Hn} = 1 \text{ Kn.}$$

Die anderen Nahrungsmittel werden mit der Milch in ihrem Nährwert verglichen und damit angegeben, um wieviel ein Lebensmittel nahrhafter, bzw. um wieviel es weniger nahrhaft ist als die als Grundlage angenommene Milch.

So entspricht beispielsweise
$$1 \text{ g Zucker} \quad = 6 \quad \text{Nem}$$
$$1 \text{ ,, Mehl} \quad = 5 \quad \text{,,}$$
$$1 \text{ ,, Kartoffel} \quad = 1{,}25 \quad \text{,,}$$
$$1 \text{ ,, Butter} \quad = 12 \quad \text{,,}$$
$$1 \text{ ,, Schweinefett} = 13{,}3 \quad \text{,,}$$
$$1 \text{ ,, Sauerkraut} \quad = 0{,}3 \quad \text{,,}$$
$$1 \text{ ,, frisches Obst} = 0{,}67 \quad \text{,,}$$

Wenn wir ein Hn, das ist der Nährwert von 100 g Milch, in Form von Zucker verabreichen, bzw. zur Speisenzubereitung verwenden wollen, so brauchen wir dazu, da 1 g Zucker dem Nährwert nach 6 g Milch entspricht, zirka 17 g Zucker. Wenn wir also in 100 g Wasser 17 g Zucker auflösen, so haben wir eine Lösung, die dem Nährwerte von 100 g Milch gleichkommt. Dem Nährwerte von einem Hn entsprechen demnach beispielsweise 20 g Mehl oder 8½ g Butter.

Wenn wir uns also über den Nährwert der einzelnen Lebensmittel orientiert haben, sind wir in die Lage versetzt, den Nährwert fertig zubereiteter Speisen zu berechnen, vorausgesetzt, daß wir genau wissen, welche Einzelbestandteile zur Zubereitung dieser Speisen verwendet worden sind. So zum Beispiel entspricht eine Milchspeise von folgender Zusammensetzung

$$112 \text{ g Milch}$$
$$8 \text{ ,, Mehl und}$$
$$8 \text{ ,, Zucker}$$

dem Nährwert von 200 g Milch $= 2$ Hn, da

$$112 \text{ ,, Milch} = 112 \text{ Nem}$$
$$8 \text{ ,, Mehl} = 40 \text{ ,,}$$
$$8 \text{ ,, Zucker} = 48 \text{ ,,} \quad \text{entsprechen.}$$

Ein Spinatgemüse in der Zusammensetzung von

$$70 \text{ g Spinat}$$
$$2 \text{ ,, Fett}$$
$$9 \text{ ,, Mehl}$$

entspricht dem Nährwert von 1 Hn, da

$$70 \text{ g Spinat} = 28 \text{ Nem}$$
$$2 \text{ ,, Fett} = 27 \text{ ,,} \quad \text{und}$$
$$9 \text{ ,, Mehl} = 45 \text{ ,,} \quad \text{sind.}$$

Wir müssen bei der Zubereitung der Speisen in allererster Reihe den Nährwert in Betracht ziehen und nicht bloß, wie dies vielfach geschehen ist, unser Augenmerk auf die Qualität der Speisen richten. Das Sättigungsgefühl an sich ist auch kein brauchbarer Maßstab für den entsprechenden Nährwert. Es kann beispielsweise nach dem Genuß von viel Sauerkraut ein vollkommenes Sättigungsgefühl vorhanden sein, ohne daß der erforderliche Nährwert erreicht wird.

Auf die genaue chemische Zusammensetzung der Nährmittel hier einzugehen, erscheint nicht möglich; es soll nur darauf hingewiesen werden, daß unsere Nahrungsstoffe aus zwei Hauptgruppen bestehen, aus Brennstoffen und Baustoffen. Letztere dienen, wie der Name besagt, zum Aufbau unseres Organismus, zur Erzeugung bestimmter Drüsensekrete, zur Bildung der Haare, Nägel usw. Als Baustoff kann, außer Wasser und Salzen, ausschließlich das Eiweiß dienen, während die beiden anderen Nahrungsstoffe, Fett- und Zuckerarten, als Brennstoffe bezeichnet werden: sie dienen zur Ermöglichung derjenigen Lebensprozesse, die wir als „Verbrennung im weiteren Sinne" bezeichnen, als einen Vorgang, bei dem Kohlenstoff und Wasserstoff sich mit dem Sauerstoff verbinden. Ohne eiweißartige Stoffe können wir auf die Dauer nicht leben; es muß eine bestimmte Quantität, und zwar ungefähr ein Zehntel des Nährwertes der zugefügten Nahrung, in Form von Eiweiß verabreicht werden.

Konzentration der Nahrung

100 g Milch und 17 g Zucker haben einen Nährwert von zusammen 2 Hn. Wenn diese 17 g Zucker in 100 g Milch aufgelöst werden, bekommen wir in der Menge von 100 cm³ den Nährwert von 2 Hn. Wenn anderseits diese 17 g Zucker zunächst in 100 cm³ Wasser gelöst und dann mit den 100 g Milch vermischt werden, bekommen wir zwar auch den Nährwert von 2 Hn, aber in einem Volumen von 200 cm³. Im ersten Falle sprechen wir von einer „Doppelnahrung", im zweiten von einer „Gleichnahrung". In ähnlicher Weise kann auch bei kompliziert zusammengesetzten Speisen der Nährwert in eine bestimmte Beziehung gebracht werden zum Volumen, bzw. Gewicht der fertigen Speisen. Eine Milchspeise, bestehend aus 130 g Milch, 8 g Reis, 2,5 g Butter, das Ganze auf 100 g eingekocht, stellt eine „Doppelnahrung" dar. Von „Halbnahrung" würden wir sprechen, wenn in 100 g der Nährwert von bloß 50 n enthalten wäre.

Nahrungsbedarf

Die Distanz zwischen dem Scheitel und der Sitzfläche eines aufrecht sitzenden Menschen, die „Sitzhöhe", ist ein lineares Körpermaß, das in einfacher Weise für die Berechnung des Nahrungsbedarfes verwendet werden kann. Die Länge des Darmes steht nämlich in einer annähernden Beziehung zur Größe der Sitzhöhe, und zwar derart, daß die D a r m l ä n g e ungefähr gleich ist der z e h n f a c h e n S i t z h ö h e. Die Nahrungsaufnahme wird naturgemäß in einer innigen Abhängigkeit stehen zu der Fläche des Darmes. Wir können die Breite des Darmes annähernd mit einem Zehntel der Sitzhöhe annehmen, so daß wir imstande sind, die Oberfläche des Darmes zu berechnen, welche uns ein Bild der resorbierenden „Ernährungsfläche" darstellt, indem wir die Länge mit der Breite multiplizieren. Hiebei erhalten wir $10 \, \text{Si} \times \dfrac{\text{Si}}{10} = \text{Si}^2$ (Siqua).

Bevor wir auf die Berechnung des Nahrungsbedarfes eingehen, wollen wir uns vier Begriffe klar machen, mit denen wir bei der Ernährung des Kindes immer wieder zu tun haben.

Maximum, Minimum, Aequum, Optimum

M a x i m u m. Unter N a h r u n g s m a x i m u m verstehen wir diejenige Nährwertmenge, die von einem gesunden Individuum innerhalb 24 Stunden resorbiert werden kann, ohne daß der Darm überlastet wird. Überschreitung dieser Grenze führt gewöhnlich zu Ernährungsstörungen.

M i n i m u m. Unter N a h r u n g s m i n i m u m verstehen wir diejenige Nährwertmenge, die einem Individuum in 24 Stunden zugeführt werden muß, damit dasselbe bei völliger Muskelruhe im gleichen Körpergewicht erhalten wird. Die zugeführte Nährwertmenge dient in diesem Fall zur Aufrechterhaltung der allernotwendigsten Lebensfunktionen, der sogenannten „inneren Arbeit" (Atmung, Blutkreislauf, Verdauung). Wird weniger als das Minimum an Nährwert zugeführt (bei Nahrungsmangel oder Appetitlosigkeit), so wird das betreffende Individuum an Körpergewicht abnehmen müssen, wobei es aus dem eigenen Körpergewebe entstammende Teile (Fett, Muskel) einschmelzen wird, um den Entgang an zugeführter Nahrung auf diese Weise zu decken. Die Distanz zwischen dem Minimum und Maximum nennen wir Ernährungsbreite oder Toleranzbreite.

Aequum. Unter Nahrungsäquum verstehen wir jene Nährwertmenge, die wir einem Menschen in 24 Stunden bei gewohnter Betätigung des Körpers (Bewegung, Arbeit) zur Erhaltung des Körpergewichtes zuführen müssen.

Auf Grund der ausführlichen Zusammenstellung von verschiedenen Beobachtungen wissen wir, daß Männer ohne körperliche Arbeit etwa 35 Hn pro Tag verzehren, solche bei mittlerer Arbeit etwa 45 Hn und bei schwerer Arbeit mehr als 55 Hn pro Tag. Der Bedarf der Frauen liegt durchschnittlich, entsprechend ihrer geringeren Sitzhöhe, bei gleicher Beschäftigung um etwa 10 Hn tiefer als der der Männer, weil sie kleiner sind.

Optimum. Unter Nahrungsoptimum verstehen wir diejenige Nährwertmenge, die wir einem Individuum verordnen unter Berücksichtigung und richtiger Einschätzung seiner individuellen Betätigung, seiner täglichen Arbeitsleistung, des Wachstums und einer wünschenswerten Veränderung im Körpergewicht. Während wir das Nahrungsminimum und Nahrungsmaximum für dasselbe Individuum als ziemlich scharfe und feststehende Größen ansehen können, hängt das Nahrungsoptimum von verschiedenen Umständen ab: Es kann z. B. bei schwerer Erkrankung bis an das Minimum herunterreichen, bei demselben Kinde aber in gesunden Tagen, wenn das Kind lebhaft ist, in einer starken Wachstumsperiode sich befindet, körperlich sich sehr betätigt und viel Bewegung macht, fast dem Maximum gleichkommen.

Optimum bei verschiedenen Altersgruppen

10 Hn (Nahrungsklasse I) Säuglinge; anfangs von geringeren Mengen ansteigend.

15 Hn (Nahrungsklasse I a) Säuglinge von 8 Monaten bis Mitte des 2. Lebensjahres.

20 Hn (Nahrungsklasse II) Kinder von 2 bis 3 Jahren.

25 Hn (Nahrungsklasse II a) Kinder von 4 bis 7 Jahren, Frau mit sitzender Lebensweise, ohne Arbeit, ohne Spazierengehen.

30 Hn (Nahrungsklasse III) Kinder von 7 bis 12 Jahren, Frau mit sitzender Lebensweise und leichter häuslicher Arbeit.

35 Hn (Nahrungsklasse III a) Mädchen vom 12. Jahre bis zum Abschluß der Pubertät, Knaben vom 12. bis 14. Jahr, Frau mit stehender leichter Beschäftigung oder sitzender Beschäftigung mit körperlicher Arbeit.

40 Hn (Nahrungsklasse IV) Knaben vom 15. Jahr bis zum Abschluß der Pubertät, Frau mit stehender Beschäftigung und körperlicher Arbeit, Mann mit stehender Beschäftigung ohne körperliche Arbeit oder sitzender Beschäftigung mit körperlicher Arbeit.

45 Hn (Nahrungsklasse IV a) Mann mit stehender Beschäftigung und körperlicher Arbeit.

50 und mehr Hn (Nahrungsklasse V) Mann mit schwerer Arbeit.

Das sorgfältige Studium der spontan aufgenommenen Nährwertmengen und der Vergleich mit dem Sitzhöhequadrat hat ergeben, daß das **Nahrungsmaximum**, also diejenige Nahrungsmenge, die der Darmkanal in 24 Stunden eben noch verträgt, ohne Schaden zu leiden, im Nemwert ausgedrückt, 1 n pro **Quadratzentimeter Ernährungsfläche** beträgt, oder mit anderen Worten: Das Nahrungsmaximum beträgt soviel Nem, als die Ernährungsfläche Quadratzentimeter besitzt. Da nun die Ernährungsfläche soviel Quadratzentimeter beträgt, als das Quadrat der Sitzhöhe (Siqua) ausmacht, so ist das Maximum gleich Si^2 mal n. Das Maximum der Tagesnahrung bei einem Säugling von 40 cm Sitzhöhe würde 1600 n betragen. Bei einem Erwachsenen von 80 cm Sitzhöhe 6400 n oder 6400 g Milch, bzw. andere Nahrungsmittel, die dem Nährwert von 6400 n gleichkommen. Wir können sagen, das Maximum ist gleich 1 Nem mal Sitzhöhequadrat, oder ein Nemsiqua. Statt 1 n pro Quadratzentimeter Siqua setzen wir 10/10 Siqua oder 10 Dezinemsiqua. **Das Maximum ist gleich 10 Dezinemsiqua.**

Das **Minimum** beträgt ungefähr drei Zehntel des Nahrungsmaximums oder 3 Dezinemsiqua. Das **Äquum** entspricht bei Kindern meistens 5 Dezinemsiqua.

Das **Optimum** stellt nun, wie schon oben ausgeführt, keine so scharfe Zahl dar wie Minimum und Maximum und muß bei verschiedenen Lebensaltern und bei verschiedener Beschäftigung in seiner Größe sehr wechseln. Für Kinder berechnen wir das Nahrungsoptimum auf die Weise, daß wir zum Nahrungsminimum für die einzelnen Funktionen des Kindes Zuschläge geben, im Ausmaß von je 1 Dezinemsiqua, und zwar:

für Wachstum .... 1 Dezinemsiqua (dnsq)
  ,, Fettansatz 1   ,,
  ,, Sitzen 1   ,,
  ,, Stehen 1   ,,
  ,, Laufen 1   ,,

Es kann nun nach dem bisher Ausgeführten keine Schwierigkeiten machen, die für 24 Stunden erforderliche Nahrungsmenge auszurechnen.

Ein dreimonatiges Kind bekäme als Optimum folgende Nahrungsmenge:

Minimum.................... 3 dnsq
Zuschlag für Wachstum 1   ,,
  ,,   ,, Fettansatz 1   ,,
  ,,   ,, Bewegung 1   ,,
                     Summe ... 6 dnsq

Ende des zweiten Lebensjahres:

Minimum.................... 3 dnsq
Zuschlag für Wachstum 1   ,,
Sitzen, Stehen, Laufen 3   ,,
                     Summe .... 7 dnsq

Nährwert der einzelnen Lebensmittel

Die folgende Tabelle von Pirquet zeigt den mit der Milch verglichenen Nährwert der einzelnen Lebensmittel.

Die Zahlenkolonne links gibt an, wieviele Nem in 1 g des betreffenden Lebensmittels enthalten sind, diejenige rechts sagt uns, wieviele Gramm der einzelnen Lebensmittel dem Nährwert von 1 Hn, also dem Nährwert von 100 g Milch, entsprechen. Die Zahl rechts neben dem Nahrungsmittel bezieht sich auf den Eiweißgehalt desselben (in Dekanem). Wenn wir z. B. neben Reis die Zahl 1 lesen, so bedeutet dies so viel, daß in 1 Hn Reis (= 20 g) 1 Dn in Form von Eiweiß enthalten ist (von 100 n demnach 10 n); 0 neben dem Nahrungsmittel bedeutet, daß dieses kein Eiweiß enthält. Eine richtig zusammengesetzte Nahrung soll, wie schon früher erwähnt, etwa 10 Prozent des Nemgehaltes (nicht des Gewichtes!) in Form von Eiweiß enthalten (pflanzliches oder tierisches Eiweiß). Hätte z. B. jemand einen täglichen Nahrungsbedarf von 35 Hn, so sollten in diesen 35 Hn zirka 3½ Hn oder 35 Dn in Form von Eiweiß enthalten sein.

Tabelle des Nemgehaltes der Nahrungsmittel

Die Zahl neben dem Nahrungsmittel bedeutet den Eiweißwert; 1 = Eiweißwert gleich dem der Frauenmilch, 0,5 = halber Eiweißwert, 0 = kein Eiweißwert

Nem in 1 Gramm (rund)	Nahrungsmittel		Hektonem wiegt Gramm
	eingekauft	in der Küche zubereitet	
13,3 ($^{40}/_3$)	Rindstalg 0, Schweineschmalz 0, Öl 0		7,5
12	Butter 0, Margarine 0, Knochenmark 0		8,5
10	Speck 0,5		10
9	Nüsse ohne Schalen 0,5		11
8	Speckwurst 1, Mandeln süß 0,5		12,5
6,7 ($^{20}/_3$)	Grieben 5, Salami 2, Schokolade 0,5, Mohn 1		15
6	Zucker 0, Kakaopulver 1, fetter Käse 3, Milchpulver 2		17
5	Kondensmilch mit Zucker 1, Käse mittel 4, Eidotter 2, frisches Fleisch fett 2, Schinken 3, Hülsenfrüchtemehl 2, Getreidemehl 1, Teigwaren trocken 1, Zwieback 1, Reis 0,5, Honig 0, Sirup 0	Fette Mehlspeisen 1	20
4,5	Gerstengraupen 1, Hafer geschält 1		22
4	Käse mager trocken 5, Rindfleisch fett 3, Fischeier 5, trockene Hülsenfrüchte 2, Weizenbrot fein 1, trockene Datteln 0,5, Rosinen 0,5		25
3,3 ($^{10}/_3$)	Sahne 1, Zunge 3, Mischbrot 1, Dörrobst 0,5, Dörrgemüse 0,5—3, trockene Schwämme 3	Marmelade 0 Leichte Mehlspeisen 1	30

Nem in 1 Gramm (rund)	Nahrungsmittel		Hektonem wiegt Gramm
	eingekauft	in der Küche zubereitet	
3	Ölsardinen 5, Sprotten geräuchert 4, grobes Brot 1, Frankfurter, Pariser-, Extrawurst 3, Blutwurst 2		33
2,5 ($^{10}/_4$)	Topfen 6, frisches Fleisch mittelfett 4, frischer Fisch fett 4, Hering geräuchert 5, Ei 3, Kastanien 1	Gekochtes mageres Fleisch 6	40
2	Kondensmilch ohne Zucker 2, frisches Fleisch mager 6, Hering frisch 5, Kalbsbries 9, Leber 6	Doppelnahrung: Grießbrei 1, Gemüse fett zubereitet: Hülsenfrüchte 2, Spinat 1, Kohl 0,5, Sauerkraut 0,5, Reis 0,5	50
1,5 ($^3/_2$)	Innereien allgemein 5, Pferdefleisch 8, Kalbshirn 3, Niere 6	Zubereiteter Fisch 8	67
1,25 ($^5/_4$)	Lunge 7, frischer Fisch mager 9, Kartoffeln 0,5		80
1	Frauenmilch 1, Kuhmilch 2, Schellfisch frisch 9, Gartenerbsen grün 2, Weintrauben 0,5, Bananen 0,5, frische Feigen 0,5	Gleichnahrung: Gemüse zubereitet 1, Kartoffeln 0,5, dicke Suppe 1	100
0,67 ($^2/_3$)	Eiklar 9, Sellerie 1, frisches Obst 0,5, Fruchtsäfte 0	Suppe mittel	150
0,5 ($^1/_2$)	Magermilch zentr. 4, Schnittbohnen 2, rote und gelbe Rüben 1, Zwiebel frisch 1	Halbnahrung: Dünne Suppe 1	200
0,4 ($^4/_{10}$)	Frischer Spinat 3, Suppengrün 1, Kohl 2, Blumenkohl 2, frische Schwämme 3		250
0,33 ($^3/_{10}$)	Sauerkraut 2		300
0,25 ($^1/_4$)	Spargel 3, Tomaten 2		400
0,2 $^2/_{10}$)	Kopfsalat 3, Gurken 2		500
0,1 ($^1/_{10}$)		Fleischbrühe 3	00

Verschreibung der Nahrung für das einzelne Kind

Die Sitzhöhe des Kindes wird gemessen, der Nahrungsbedarf (s. S. 24 u. 55) bestimmt, die Nahrungsmenge für den ganzen Tag ausgerechnet. Ein lebhafter, gesunder Knabe von 70 cm Sitzhöhe, soll 7 dezinemsiqua erhalten.

$$70 \times 70 \times \frac{7}{10}\,\text{nem} = 4900 \times \frac{7}{10} = 3430\,\text{n}$$

Um die Multiplikationen zu ersparen, kann man sich folgender Tabelle bedienen.

Sitz- höhe cm	3 Dezinem	4 Dezinem	5 Dezinem	6 Dezinem	7 Dezinem	10 Dezinem
			pro cm² Sitzhöhequadrat			
	Minimum					Maximum
30	270	360	450	540	630	900
31	288	385	480	577	672	960
32	307	409	510	614	715	1020
33	327	434	543	654	760	1090
34	347	462	578	696	810	1160
35	368	490	613	736	860	1230
36	388	519	649	778	910	1300
37	411	548	687	822	960	1370
38	434	579	724	867	1020	1440
39	457	610	762	913	1070	1530
40	480	640	800	960	1120	1600
41	504	672	840	1010	1180	1680
42	529	705	882	1060	1240	1760
43	554	740	924	1110	1290	1850
44	581	776	965	1160	1360	1940
45	607	811	1010	1210	1420	2030
46	634	847	1060	1270	1480	2120
47	663	884	1110	1330	1550	2210
48	691	921	1150	1380	1610	2300
49	720	960	1200	1440	1680	2400
50	750	1000	1250	1500	1750	2500
51	780	1040	1300	1560	1820	2600
52	812	1080	1350	1620	1900	2700
53	843	1120	1400	1680	1970	2810
54	875	1170	1460	1750	2040	2920
55	907	1210	1510	1820	2120	3030
56	940	1250	1570	1880	2190	3140
57	975	1300	1630	1950	2280	3250
58	1010	1350	1680	2020	2360	3370
59	1040	1390	1740	2090	2440	3480
60	1080	1440	1800	2160	2520	3600
61	1120	1480	1860	2230	2600	3720
62	1160	1540	1920	2310	2680	3850
63	1190	1590	1980	2380	2770	3970
64	1230	1640	2050	2460	2860	4100
65	1270	1690	2120	2540	2960	4230
66	1310	1740	2180	2620	3050	4350
67	1350	1800	2250	2700	3140	4500
68	1390	1850	2320	2780	3230	4620
69	1430	1910	2380	2860	3340	4760
70	1470	1960	2450	2940	3430	4900
71	1510	2020	2520	3020	3530	5040
72	1560	2080	2600	3110	3640	5200
73	1600	2130	2660	3200	3730	5320
74	1640	2190	2740	3280	3830	5480
75	1690	2250	2820	3370	3940	5610
76	1740	2310	2900	3460	4050	5790
77	1780	2370	2970	3550	4150	5940
78	1830	2430	3040	3640	4260	6090
79	1880	2500	3130	3750	4370	6250
80	1920	2560	3200	3840	4490	6400
81	1960	2620	3280	3930	4600	6580
82	2020	2690	3360	4030	4710	6730

Sitz-höhe cm	3 Dezinem	4 Dezinem	5 Dezinem	6 Dezinem	7 Dezinem	10 Dezinem
			pro cm² Sitzhöhequadrat			
	Minimum					Maximum
83	2070	2760	3450	4140	4820	6900
84	2120	2820	3530	4240	4940	7080
85	2170	2890	3610	4340	5070	7230
86	2220	2960	3700	4450	5190	7400
87	2270	3030	3780	4550	5300	7590
88	2320	3100	3860	4650	5420	7750
89	2380	3170	3960	4750	5550	7910
90	2430	3240	4050	4860	5670	8100

Die erhaltene Zahl wird auf Hektonem abgerundet, die einzelnen Hektonem werden auf die Mahlzeiten verteilt und in bestimmten Nahrungsmitteln verschrieben.

Größe der Einzelmahlzeiten für Kinder

Vom zweiten Lebensjahre an fünf Mahlzeiten. Früh-, Mittag- und Abendmahlzeit im Nährwert gleich, vor- und nachmittags je eine kleine Mahlzeit mit 2, bzw. 3 Hn Nährwert.

Hektonem	morgens	vormittags	mittags	naehm.	abends	Summe
Klasse I . . .	2	2	2	2	2	10
„ Ia . . .	3	3	4	2	3	15
„ II . . .	5	3	5 .	2	5	20
„ IIa . .	7	3	7	2	6	25
„ III . .	8	3	9	2	8	30
„ IIIa . .	10	3	10	2	10	35
„ IV . . .	12	3	12	2	11	40
„ IVa . .	13	3	14	2	13	45

Die wichtigsten Begriffe der Küchentechnik

Abschlagen heißt, eine schon verbundene Masse (Hefeteig) so lange bearbeiten, bis die Teigmasse sich in Blasen abhebt.

Abtreiben ist ein Vorgang, bei dem geschmeidige Massen (Butter, Dotter) mit Mahlprodukten durch kreisförmiges Rühren innig miteinander verrührt werden.

Bähen heißt, Brot, Semmeln, Mehlspeisen ins heiße Rohr legen, um Wasser zu entziehen.

Beize ist eine aus Wasser, Essig, Gewürzen und Wurzelwerk hergestellte Flüssigkeit, in der man Fleischarten einen pikanten, säuerlichen Geschmack beibringt.

Binden erhöht die Konsistenz einer Speise durch Zutat von Ei, Mehl, Butter und Sahne knapp vor dem Anrichten.

Blanchieren ist ein Übergießen von Nahrungsmitteln mit heißem Wasser, um Haut (Hirn, Obst) oder andere Substanzen zu entfernen.

Dressieren heißt, ein Nahrungsmittel in eine hübsche Form bringen, indem man z. B. kleines Geflügel mit Bindfaden bindet oder bei großem Geflügel Holzstäbchen durch die Keulen von einer Seite zur anderen steckt.

Farce ist eine Verbindung von fein gewiegten, passierten Nahrungsmitteln.

Haschieren ist die Zerkleinerung von Fleisch und Gemüse mit Messer oder mit der Maschine.

Filtrieren ist das Durchsickern von Flüssigkeiten durch sehr feine Siebe, Filz oder Leinenflecke, um feinere oder gröbere Bestandteile zu entfernen.

Garnieren nennen wir das Verzieren einer Speise mit anderen eßbaren Gerichten (Braten mit Gemüsen).

Glasieren heißt, einer Speise ein glänzendes Aussehen geben (Bratensaft mit Stärkemehl binden und damit während des Bratens den Braten begießen, oder Backwerk mit Eiweiß und Zucker überziehen) — Zuckerguß, Glasur.

Klären ist jener Vorgang, der angewendet wird, um Flüssigkeiten (Suppen, Aspik) Bestandteile zu entziehen, die die Flüssigkeit trüb machen könnten. (Leicht geschlagenes Eiweiß, gewaschene Eierschalen ziehen in heißem Zustand flockige Bestandteile an sich und binden dieselben.)

Klopfen von Fleischbündeln ist der jeweiligen Art des Fleisches anzupassen und hat den Zweck, durch die Zerreißung des Bindegewebes der Muskelbündel das Fleisch mürbe zu machen.

Legieren heißt, die bindige Konsistenz einer Speise erhöhen durch Zutat von Ei, Mehl, Butter und Sahne knapp vor dem Anrichten.

Marinade ist eine mit Wasser, Essig, Gewürzen und Wurzelwerk hergestellte Flüssigkeit, in der man den Fleischarten Haltbarkeit und einen pikant säuerlichen Geschmack beibringt.

Panieren bedeutet, ein Nahrungsmittel in Mehl, Ei und Semmelbrösel einhüllen; schließlich wird es in Fett herausgebacken.

Passieren heißt, eine geschmeidige Masse (klein gewiegtes Fleisch oder Gemüse) durch Siebe treiben.

Sprudeln oder **Quirlen** ist das mechanische Verbinden einer Flüssigkeit mit anderen Bestandteilen (Tropfteig).

Tranchieren ist das Zerlegen von Geflügel, Fisch oder von sonstigen großen Fleischspeisen in Stücke.

Wasserbad. Fertige Speisen oder mit Dotter zubereitete Suppen und Saucen vertragen die direkte Flamme nicht und müssen daher indirekt, also in heißem Wasser, erhitzt oder heiß gehalten werden.

Ziehenlassen bedeutet, ein Nahrungsmittel in einer Flüssigkeit nahe an den Siedepunkt zu bringen (Fische).

Alphabetisches Nachschlageverzeichnis

Aufbewahrung der Nahrungsmittel. Alle Bedingungen, die Fäulnis oder Gärungsprozesse fördern, sollen möglichst vermieden werden durch richtige Verwendung und Aufbewahrung der Lebensmittel. Gemüse, die leicht Träger von Parasiten sein können, müssen von sehr gewissenhaften Personen gewaschen werden, ohne daß dadurch dem betreffenden Rohstoff besondere Nährwerte entzogen werden. — Milch soll stets bei einer Temperatur von unter 10⁰ C aufbewahrt, rasch zum Kochen gebracht und rasch abgekühlt werden. Milch soll auch nie mit anderen Lebensmitteln (Fleisch oder Käse) zusammen in einem Kasten oder Kühlraum aufbewahrt werden. Fleisch verlangt sehr kühlen, luftigen Aufbewahrungsraum, Zerealien brauchen einen luftigen, trockenen Raum und Gemüse einen dunklen, kühlen, jedoch frostfreien Raum. In allen Vorratsräumen ist häufiges Nachsehen und peinlichste Reinlichkeit Grundbedingung.

Ei. Das Ei wird in bezug auf Nährwert häufig überschätzt, was hauptsächlich auf seine vielfache Verwendbarkeit zurückzuführen ist. Das Ei hat außer seinem Nährwert (1 Ei = 100 Nem), seiner Verdaulichkeit noch die Fähigkeit, Stoffe zu binden, zu verdicken, zu lockern und zu klären, Eigenschaften, die der Küche zu großer Mannigfaltigkeit verhelfen. Das Ei besteht aus dem Eidotter, welcher den größeren Nährwert in sich birgt (80 Nem) und eine Mischung aus Eieröl und Eiweiß ist, und aus dem Eiklar (20 Nem), einer zähen Substanz, welche die Fähigkeit hat, eine große Menge Luft in sich einzuschließen, beim sogenannten Eierschnee. In der Hitze gerinnt das Eiweiß und hält die Luft fest, weshalb mit Eiweiß bereitete Speisen leicht sind. Auch hat das Eiweiß die Fähigkeit, in verdünnter Form Schmutzstoffe an sich zu ziehen und wird daher zum Klären von Flüssigkeiten verwendet. Der Geschmack des Eies hängt von der Vogelart ab. Das in der Küche am häufigsten in Verwendung kommende Ei ist das Hühnerei; im Haushalt am Lande kommt auch das Gänse- und Entenei noch zur Verwendung; Eier anderer Vogelarten sind Leckerbissen. — Die Schale des Eies läßt Luft durch, was bei der Aufbewahrung der Eier sehr zu beachten ist, da mit der Luft auch Unreinigkeiten in das Ei kommen können und dadurch das Ei schlecht wird (Fäulnis). Deshalb sollen Eier vor dem Aufbewahren vorsichtig in lauem Wasser gewaschen werden und das Kochwasser unbedingt rein sein; man soll nie mehr als vier Eier in einem Topf kochen und beim Einlegen des Eies ins kochende Wasser sehr vorsichtig und langsam vorgehen, um die Schale und das darunterliegende Eiweiß nicht so plötzlich der Hitzeeinwirkung auszusetzen. Die Eierschalen können zu mechanischer Reinigung von Glas und in Verbindung mit Eiweiß zum Klären von Suppen, Aspik und Gelee verwendet werden.

Ein frisches Ei muß schwer sein und darf beim Schütteln nicht schwappen. Beim Durchleuchten des Eies darf kein dunkler Punkt zu sehen sein. Das Ei darf nicht verletzt sein. Der Schale soll kein Schmutz (Kot) aufgelagert sein. Um Eier längere Zeit aufzubewahren, kann man jedes Ei mit einem Gemisch von Gelatine, Kollodium, Fett oder Vaseline bestreichen und in Holzasche legen und von Zeit zu Zeit wenden.

Fischeier sind der Kaviar (Eier des Störs), der ebenfalls in die Luxusküche gehört.

Fette verwenden wir von Tieren und Pflanzen. Die in der Küche am häufigsten verwendeten Fette sind: Schweineschmalz, Rinderfett, Butter, Talg und Öl. Fette enthalten mehr oder weniger Olein, Palmitin und Stearin. In starker Kälte sind alle Fette fest, bei gewöhnlicher Temperatur flüssig ist Öl, fest sind Talgarten, während Butter und Schmalz in einem mittleren Zustand bleiben. Im allgemeinen bleiben Fette mit reichlich Olein leichtflüssig, während Fette mit reichlich Palmitin und Stearin fest bleiben (Talg). — Öle werden aus Pflanzengeweben und Kernen gewonnen; wir unterscheiden: Oliven-, Mandel-, Nuß- und Mohnöl. Öl soll in gut verschlossenen Flaschen kühl aufbewahrt werden. Das Ranzigwerden ist auf schlechten Verschluß und Zutritt von Sauerstoff der Luft zurückzuführen. — Butter erhalten wir aus dem Fette der Milch. Sie soll ihren guten Geschmack längere Zeit behalten und soll eine reine, helle Farbe haben. Die etwa vorhandenen Flüssigkeitstropfen müssen klar und dürfen nicht milchig sein. Die Butter soll nicht hart, nicht bröcklig, aber auch nicht schmierig sein. Gute Butter hält sich acht bis vierzehn Tage. Die Butter soll stets zugedeckt in Stein- oder Porzellantöpfen kühl aufbewahrt werden und nie in der Nähe von stark riechenden Stoffen stehen. — Kunstbutter ist ein billigeres Fett und zu Kochzwecken gut zu gebrauchen. Sie wird aus Rindertalg erzeugt, welcher bei niedrigen Temperaturen ausgelassen wird. Auf chemischem Wege werden ihm Stearin und Palmitin entzogen, das zurückbleibende Olein wird mit Milch bearbeitet und dadurch ein butterähnliches Fett gewonnen. — Rinderschmalz ist „ausgelassene" Butter. — Rinderfett gewinnt man durch Ausbraten des im Gewebe des Rindfleisches enthaltenen Fettes. — Rindstalg sind größere Fettmengen, in denen manche Organe (Niere) eingebettet sind. Rindstalg schmilzt erst bei 50⁰ C. — Hammelfett enthält noch mehr harte Fettbestandteile als Rinderfett und schmilzt erst bei 50⁰ C. — Schweinefett ist das in unserer Küche beliebteste und leichtest lösliche Fett — Schmelzpunkt bei 40⁰ C. Es soll weißlich, grießlig aussehen und einen angenehmen Geruch haben. Wir unterscheiden Speck und Filz. Speck ist wasserhältig und mit Bindegewebe durchsetzt, weshalb wir beim Ausbraten viel eßbare Grieben oder Grammeln, aber weniger Fett erhalten. Filz ist fettreicheres Gewebe und gibt das grießlige Schmalz. — Gänse- und Entenfett ist sehr reich an Olein und schmilzt schon bei 20 bis 25⁰ C.

Fische. Alle angegebenen Mengen sind ohne Kopf, Gräten oder Schwanz zu wiegen, daher muß man beim Einkauf auf diese Abfälle bedacht sein. Das Wässern der Fische in Milchwasser bei manchen Vorschriften hat den Zweck, den allenfalls vorhandenen Seewassergeruch oder Salzgehalt zu vermindern. Bei der Zubereitung der frischen Fische spielt das Salz eine große Rolle; nicht genügend gesalzen, schmeckt der Fisch fade, daher muß man beim Kochen genügend Salz dem Kochwasser zusetzen. Beim Braten, Dämpfen oder Backen muß der Fisch eine Zeit vorher eingesalzen werden. Das Einreiben der Fische mit Zitronensaft erhöht den Wohlgeschmack. Dem Kochwasser ist stets Essig, Gewürz und Wurzelwerk beizufügen; dieser sogenannte Fischsud hat, ehe man den Fisch einlegt, mindestens eine halbe Stunde zu kochen, um Wurzelwerk und Gemüse genügend auslaugen zu lassen. — Bei allen Saucen, die man zu Fischen gibt, kann man vom Fischsud eine kleine Menge verwenden. Fische besitzen große Mengen von Gallertstoffen, daher eignet sich die Brühe zu Sulzen und Aspik. — Lebende Fische tötet man durch einen starken Schlag auf den Kopf mit einem derben Instrument, Hacke, schweres Beil, Messer u. dgl. Um lebende Fische beim Töten halten zu können, faßt man sie mit einem Tuche an. Um einen Fisch auszunehmen, schneidet man ihn längs des Bauches auf und nimmt die Eingeweide vorsichtig heraus, ohne die Gallenblase zu zerdrücken. Um einen Fisch zu schuppen, legt man ihn auf ein nasses Brett, hält ihn mit einem Tuch am Schwanz fest und fährt mit einem scharfen Messer vom Schwanz gegen den Kopf zu so lange, bis alle Schuppen entfernt sind, ohne die Haut zu verletzen. Um einen Fisch zu entgräten, schneidet man ihn längs des Rückens auf, schiebt ein feines Messer beim Kopf zwischen Fleisch und Gräten ein und fährt mit demselben gegen den Schwanz. Die Gräten lassen sich, vom Kopf begonnen, dann leicht abziehen. — Will man einen Aal abhäuten, so legt man das getötete Tier in heiße Asche, worauf sich die Haut leicht abziehen läßt. — Eingesalzene Fische (Heringe) läßt man zehn bis zwölf Stunden im Wasser, um sie vom Salz zu befreien; das Wasser ist öfter zu wechseln. — Geräucherte Fische läßt man in siedendem Wasser liegen, bis sie gut heiß sind, worauf man die Haut leicht abziehen kann. — Beim Kochen sollen nicht zu große Mengen Wasser verwendet werden. Das Kochen soll so vor sich gehen, daß das Wasser nicht zu stark wallt, da sonst der Fisch leicht zerfällt. Beim Braten soll man die Fische stets mit heißem Fett übergießen und in einem sehr heißen Rohr rasch braten. Beim Backen soll der Fisch in heißem Fett schwimmen, daher rechnet man beim Backen die nötige Fettmenge nicht in die Hektonemanzahl mit ein, da ja das Fett nicht mitgegessen wird. — Beim Einkauf getöteter Seefische und anderer Fische soll man sehr vorsichtig sein. Gute Fische müssen rote Kiemen, klare hervorstehende Augen haben und dürfen sich nicht schmierig anfühlen. Will man getötete Fische durch einige Tage roh erhalten, so legt man sie in Beize oder Marinade, indem man Wurzelwerk und Zwiebel in Butter abbratet und wie für Fischsud mit Wein oder gesäuerter Flüssigkeit kocht. Solche marinierte Fische werden wie frische Fische behandelt. Will man Fische blausieden, wozu sich nur lebende Fische mit sehr feinen Schuppen eignen, wie Lachse, Salblinge, Forellen, Aale, Hechte, Huchen, muß der Fisch bis zum Moment des Kochens in Wasser lebend bleiben, dann wird er getötet, ausgeweidet, aber ungeschuppt in den Fischkessel gelegt und mit sehr heißem, aber nicht kochendem Wasser übergossen. Nachdem der Fisch im zugedeckten Gefäß blau geworden ist, gibt man die vorher ausgekochte, gut gesalzene Wurzelsuppe vorsichtig seitwärts dazu und läßt den Fisch „ziehen", nicht kochen.

Fleisch ist zusammengesetzt aus Muskelgewebe, Bindegewebe, Fett und dem Fleischsaft. Von der Beschaffenheit des Muskelgewebes hängt die Zartheit des Fleisches ab (quergestreifte und glatte Muskeln). Die eigenartige Gestaltung der Muskeln hängt mit Rasse, Alter, Geschlecht und Futter zusammen. Junge Tiere haben zarteres Fleisch, während ältere Tiere festere Muskelbündel besitzen. Gemästete Tiere haben ein mit Fett durchsetztes Fleisch. — Nach dem Schlachten gerinnt das Eiweiß und die weichen Muskeln werden starr, deshalb ist frischgeschlachtetes Fleisch zähe. Bei der vermehrten Milchsäurebildung werden die Muskelbündel wieder gelockert, nur darf dieser Prozeß nicht so weit vorgeschritten sein, daß Geruch oder Geschmack unangenehm verändert werden. Wärme unterstützt diesen Prozeß, Kälte hält ihn auf. Klopfen des Fleisches lockert das Muskelgewebe. Fleisch, welches gefroren ist und in wärmere Temperatur gebracht wird, muß rasch verbraucht werden, weil sich der Fäulnisprozeß, der durch die Kälte aufgehalten war, nun schnell vollzieht. — Die aufmerksame Behandlung des rohen Fleisches beginnt mit dem Moment der Einlieferung in die Küche. Es soll nicht auf Holz, sondern auf emaillierte Porzellan- oder Marmorplatten gelegt werden, da Holz gierig den Fleischsaft anzieht. Fleisch muß vor Schmutz und Fliegen durch stetes Zudecken bewahrt werden. Fleisch größerer Schlachttiere, gleichgültig welcher Zubereitungsart wir es unterziehen, soll geklopft werden, wobei die chemische Lockerung durch mechanische unterstützt wird. Das Klopfen des Fleisches soll der Art und dem Alter des Tieres angepaßt sein. (Zartes Fleisch, wie Geflügel oder Kalbfleisch, leicht klopfen.) — Alle Häute, Sehnen und Knochen sollen entfernt, das betreffende Fleischstück in eine hübsche Form gebracht werden. — Fleisch darf zwecks Reinigung nie lange im Wasser liegen, sondern soll rasch in kaltem Wasser gewaschen und sofort mit einem reinen Tuch getrocknet werden, da Wasser den Fleischsaft auslaugt. Fleisch, das in Kühlräumen oder Eiskästen aufbewahrt werden soll, darf nicht gewaschen werden, es soll hängen (Tüllsack). Fleisch mit leichtem Geruch soll mit einer Lösung von übermangansaurem Kali gewaschen und gut getrocknet werden. Am besten wird solches Fleisch in eine Essigmarinade gelegt und so bald als möglich verwendet.

Geflügel wird in allen Altersstufen verwendet, daher sind auch mannigfache Zubereitungsarten nötig, um die verschiedenen Schichten der Fleischbündel zu lockern. So braucht das junge Tier eine kurze Einwirkung von Hitze (braten, backen, dämpfen), das ausgewachsene Tier braucht längere Hitzeeinwirkung (schmoren und dünsten). Das ganz alte Tier ist der längeren Einwirkung kochenden Wassers auszusetzen (Suppenhuhn). — Junges Geflügel hat schlanken Gliederbau, zarte Farbe, weiche Haut, leicht ausziehbare Federn, kleinen roten Kamm.

Hammelfleisch. Der Hammel liefert das beste Fleisch im Alter zwischen zwei und drei Jahren. Gutes Hammelfleisch muß saftig, rot und von einer weißen Fettschicht überzogen sein. Im Spätsommer ist das Hammelfleisch am besten.

Kalbfleisch ist nur dann saftig und wohlschmeckend, wenn es von einem nicht weniger als sechs Wochen alten und gut genährten Tier stammt. Man erkennt gutes Kalbfleisch daran, daß an verhältnismäßig kleinen Knochen viel Fleisch angesetzt ist, welches helles, dichtes Gewebe hat und von feinem Fett durchzogen ist.

Lammfleisch heißt das Fleisch von Schafen, die weniger als ein Jahr alt sind; es ist vom Dezember bis April am besten und hat festes, weißes Fleisch und Fett.

Rindfleisch. Für die Güte des Rindfleisches ist Alter und Fütterung des Rindes maßgebend. Nur Fleisch von ausgewachsenen, jungen und gutgemästeten Tieren, das einige Tage abgelegen ist, gilt als gute Ware. Gutes Rindfleisch ist von lebhaft roter Farbe, mit weißlichem Fett durchzogen, während das Fleisch alter Tiere dunkel ist, gelbliches Fett hat und auch bei der besten Zubereitung hart und zähe bleibt.

Schweinefleisch sei von einjährigen, gut genährten Tieren, zart, hell und nicht zu fett; das Fett soll weiß, Schwarte oder Haut hell sein.

Wildfleisch hat wenig oder gar kein Fett, ist wasserarm, hat aber Extraktivstoffe, die den eigenartig pikanten Geschmack verleihen. Die Fleischbündel sind nicht von Fett durchwachsen, daher ist bei der Zubereitung mehr als bei anderem Fleisch die Hilfe der Zersetzung in Anspruch zu nehmen. Wild soll nie gewaschen werden, auch soll die Bereitungsart im Braten oder Schmoren liegen. Gekochtes Wild ist immer weniger schmackhaft, da die starken Extraktivstoffe vom Wasser ausgelaugt werden und das Aroma durch den Dampf verloren geht. — Das Wild teilt sich in Haar- und Federwild. Der eigenartige Geschmack eines jeden Wildes ist durch Nahrung und freie Lebensweise bedingt.

Gemüse sind Nahrungsmittel, welche der Küche eine große Vielseitigkeit ermöglichen. Sie werden mit hochwertigen Nahrungsmitteln, Mehl und Fett, zu nahrhaften Speisen verbunden. Außerdem sind sie Träger lebenswichtiger Stoffe, der Vitamine. Der Gehalt an ätherischen Ölen gibt den verschiedenen Gemüsen den eigenen, angenehmen Geschmack (junge Karotten, Schoten, Blumenkohl und Spargel). Vielen Gemüsen, besonders schwefelhaltigen (Kohl und Rübenarten), müssen durch die Zubereitung gewisse Stoffe entzogen werden (in kochendem Wasser abwallen). Die Vorbereitung der Gemüse liegt hauptsächlich in der peinlichen Reinigung und eventuellen Zerkleinerung. Geputztes Gemüse soll nie lange im Wasser liegen, da dieses die im Gemüse enthaltenen Salze, Säuren, den Zucker und das Eiweiß auslaugt; daher soll man dem Kochwasser stets Salz, pro Liter 10 Gramm, beifügen. Manche Gemüse oxydieren und färben sich an der Luft. Kartoffel legt man daher sofort nach dem Schälen in Wasser, Obst reibt man nach dem Schälen mit Zitronensäure ein, Schwarzwurzel bestreut man mit Mehl oder legt sie in Essigwasser. Sehr wasserhältige Gemüse kocht man in Dampf.

Junge Gemüse kocht man schnell und läßt sie nicht lange im Kochwasser liegen, außerdem fügt man demselben außer Salz etwas Zucker bei. — Das Blattgemüse erfordert bei der Aufbewahrung mehr Aufsicht, luftige Lagerung auf Stellagen. Rübengemüse kann durch Einlagerung in Sand in luftigen, kühlen Räumen überwintert werden.

Geschirr. Aluminiumgeschirr ist sehr leicht und sehr haltbar. Es darf nie mit Soda gereinigt werden, sondern nur mit Seife und heißem Wasser.

Emailgeschirr erwärmt sich schnell und läßt sich gut reinigen. Das Email springt, wenn in heiße Töpfe kaltes Wasser gegossen wird, oder wenn sie ohne Inhalt der Hitze ausgesetzt werden.

Holzgeschirr erfordert beim Reinigen viel heißes Wasser und Soda, soll stets mit lauem Wasser nachgespült werden und an der Luft trocknen.

Irdenes Geschirr soll nie über freies Feuer gestellt werden und kann nur bei gleichmäßiger Hitze zum Kochen Verwendung finden. Gereinigtes, irdenes Geschirr soll nicht in verschlossenen Schränken, sondern auf luftigen Stellagen aufbewahrt werden.

Hefepilz. Er ist eine mikroskopisch kleine Pflanze, wächst und vermehrt sich in zucker- und stickstoffhältigen Stoffen und hat die Fähigkeit, Zucker in Alkohol umzuwandeln. Bei dieser Gärung bildet sich Kohlensäure, welche die Lockerung von Teigmassen herbeiführt. Hefe kann in einem feuchten Tuch bei 10^0 C längere Zeit aufbewahrt werden. Hitze und Kälte schädigt ihre Wirksamkeit. Frische Hefe muß nach feinem Rum oder Obst, nie säuerlich oder nach Käse riechen, soll gelblichweiß aussehen und feucht zerbröckeln.

Hefeteig. Alle Zutaten sollen vor Beginn der Zubereitung gewogen, gesiebt, geschält oder gestoßen werden. Der Raum soll gut warm sein. Die Eier werden gewaschen und in warmes Wasser gelegt. Gut süßsäuerlich nach Obst riechende Hefe soll zerpflückt, mit wenig Zucker in lauwarmem Wasser oder lauwarmer Milch an einem mäßig warmen Ort zum Gären gestellt werden. Zu große Hitze tötet die Hefepilze, zu wenig Wärme hindert die Hefepilze in ihrer Vermehrung; in beiden Fällen würde der Teig „sitzen bleiben". Die zum Gären aufgestellte Hefe mengt man dann unter das angewärmte Mehl, rührt alle anderen Zutaten dazu und schlägt nun mit dem Kochlöffel die Teigmasse so lange, bis der Teig Blasen wirft und sich von Schüssel und Kochlöffel glatt ablöst. Nun hat die Teigmasse, mit einem angewärmten Tuch zugedeckt, eine Stunde zu rasten und soll mindestens um die Hälfte höher geworden sein. Nach dem Rasten formt man die Teigmasse je nach Rezept (Buchteln, Gugelhupf, Dampfnudeln, Krapfen), läßt sie abermals eine halbe Stunde gehen und backt oder kocht sie je nach Rezept.

Herd. Der Herd soll ein Schmuck jeder Küche sein. Von seinem guten Funktionieren hängt das Gelingen der Mahlzeit ab, und nichts ist im Haushalt unerträglicher als mißlungene Gerichte und verspätete Mahlzeiten. Da also dem Herd im Familienleben eine so große Aufgabe zukommt, gebührt ihm der erste Platz in der sonnigen, luftigen Küche. Unser Sparherd, der die Ungetüme von offenen Feuerstellen unserer Ahnen ablöst, wird durch die nimmer ruhende Technik der Neuzeit durch

Gasherde verdrängt, und bald wird diese Kochmöglichkeit durch elektrische Kochanlagen überholt werden. Wie auch immer der Herd der Hausfrau sei, ob Kohle, Gas oder Elektrizität die Wärmespender sind, er muß gepflegt und gut bedient sein. Der Reinigung des Herdes sowie seiner Anlage ist von Seite der Hausfrau große Aufmerksamkeit zu schenken.

Hülsenfrüchte müssen geklaubt und zwölf Stunden eingeweicht werden, mit kaltem, weichem Wasser zum Kochen gebracht und durch drei Stunden langsam gekocht werden. Gibt man in Ermanglung von weichem Wasser Natron zu, so gießt man nach einviertelstündiger Kochzeit das Wasser ab und ersetzt es durch frisches, kochendes Wasser. Das Einweichen der Hülsenfrüchte hat den Zweck, daß die harten Hülsen durch Einwirkung des Wassers gelockert werden und das darin enthaltene Mehl durch den Kochprozeß aufquellen kann. Die so gekochten Hülsenfrüchte werden von den Verdauungsorganen besser ausgenützt. Passierte Hülsenfrüchte sind leichter verdaulich, da die unverdaulichen Bestandteile, die Hülsen (Zellulose), im Sieb bleiben.

Hygiene der Küche. Neben Kochkunst ist die Hygiene bei der Küchenarbeit zu beachten. Alle Personen, die in einer Großküche tätig sind, sollen mit einer hygienischen Lebensführung vertraut und vor allem gesund sein. Hustende oder ständig an Schnupfen oder Ausschlag leidende Personen sollen in einer Küche nicht tätig sein. Das Küchenpersonal soll besonders darauf aufmerksam gemacht werden, welche Gefahr ein ungepflegter Mensch mit schlechten Lebensgewohnheiten in Großküchen für die Mitmenschen werden kann. So sollen nach dem Schneuzen jedesmal die Hände gewaschen werden; selbstverständlich auch nach Benützung des Klosetts. Streng zu vermeiden ist Niesen und Husten über in Zubereitung befindliche oder bereits angerichtete Speisen. Nach Vornahme einer Kostprobe ist der gebrauchte Löffel sofort zu reinigen. Durch Anfeuchten der Finger im Mund und nachherige Berührung der Speisen oder des Geschirrs könnten Erkrankungen, wie Tuberkulose, Syphilis, Typhus usw. übertragen werden. — Die Erziehung des Küchenpersonals erstreckt sich demnach nicht nur auf die Unterweisung in der zu leistenden Arbeit, sondern auch auf Erziehung zu einer gesunden Lebensführung. Selbstverständlich muß Bad, reichlich Waschgelegenheit und Dienstkleidung dem Personal zur Verfügung gestellt werden.

Insekten. Ein besonderes Augenmerk muß allen Vorbereitungsarbeiten und dem Aufbewahren größerer Vorräte von Lebensmitteln geschenkt werden. Da sind es die lästigen Insekten, die den Küchenbetrieb sehr erschweren; nur die peinlichste Reinlichkeit kann da hinüberhelfen. So soll nur gesiebtes Mehl und geklaubter Reis in der Küche verwendet werden. Während der Kochzeit sollen alle in der Küche in Verwendung kommenden Nahrungsmittel bedeckt werden, um den Fliegen nicht unnötig Nahrung zu bieten.

Kartoffel verwendet man allein oder als Beilage zum Garnieren einer Fleischplatte oder einer Gemüseschüssel. Da die Kartoffel in ihrer Zubereitungsart uns mannigfache Möglichkeiten bietet, spielt sie in der Gruppe der Beilagen eine wichtige Rolle. Die Kartoffel ist als ein sehr brauchbares Nahrungsmittel schon insoferne zu betrachten, als sie sich zu sehr verschiedenen Zubereitungen eignet und in Verbindung mit Fleisch, Gemüse, Milch, Eiern, Käse und vielem anderen gute und beliebte Gerichte geben kann. Da die Kartoffel zum größten Teil aus Stärke und Wasser besteht, so soll beim Kochen zuerst das Lockern des Gewebes angestrebt werden; man bringt also die Kartoffel in kaltem Salzwasser langsam zum Kochen, so daß das Stärkemehl langsam zum Quellen kommt. Neue Kartoffeln, die wenig Stärkemehl besitzen, kann man mit heißem Wasser ansetzen. Die Kartoffel kann lange vor dem Gebrauch geschält werden, muß aber sofort in kaltes Wasser gelegt werden, da sie an der Luft schwarz wird. Die Kartoffel kann im dunkeln, kühlen, aber frostfreien Keller über Winter aufbewahrt werden, muß jedoch öfter geklaubt werden. Eventuelles „Keimen‟ muß sofort durch Abbrechen der Keimlinge verhindert werden. — Beim Einkauf von Wintervorräten von Kartoffeln soll man stets zuerst Kochproben vornehmen. Gute Kartoffeln sollen in Größe und Farbe gleich sein, eine dünne Haut haben, weder Flecke noch Narben aufweisen und sich nicht weich und schwammig anfühlen. — Die Schalen bergen laugenhafte Bestandteile, daher verwendet man sie zu Reinigungszwecken (Glasflaschen, Lösen von Kesselstein). Der geringe Eiweißgehalt der Kartoffel sitzt unmittelbar unter der Schale und wird beim Schälen der Kartoffel meist mitgenommen, weshalb die Kartoffelschalen als Viehfutter Verwendung finden können.

Kompotte sollen stets in einem nur dafür bestimmten Topf, oder doch in Töpfen, die man nie zum Einbrennen benützt, gekocht werden, da sonst die Früchte ihr Aroma einbüßen. Um hübsches Kompott auf den Tisch zu bringen, schält man die Früchte, schneidet zierliche, gleich große Stücke und wählt nur sehr gesundes Obst. Kompotte sollen immer in Glasschüsseln angerichtet werden und einige Stunden kühl stehen. Knapp vor dem Servieren gießt man vorsichtig Zuckerlösung über die Früchte, damit sie nicht trocken aussehen. — Fehlerhafte Früchte kann man zu Marmeladen oder Obstsuppen verwenden; auch die Abfälle, Schalen und Kerne, finden im sparsamen Haushalt zu Obstessig Verwendung. — Man gibt beim Kochen Wein, Essig und Gewürze hinzu und unterscheidet je nach Zucker- und Säuregehalt süßes und saures Kompott. Das Obst enthält Zucker, Wasser, Säuren, ätherische Öle, Zellulose, Kerne und endlich Gallertstoffe, die uns bei Bereitung von Fruchtgelées wertvolle Dienste leisten. Wir unterscheiden Steinobst und Beerenobst. Letzteres hat viel Wasser und wenig feste Stoffe; man kocht daher Beerenobst mit wenig Wasser oder Rotwein und viel Zucker ein, da der Säuregehalt ein ziemlich hoher ist. — Das Obst ist vermöge seines Reichtums an Vitaminen in der wissenschaftlich geführten Küche zu einem unentbehrlichen Nahrungsmittel geworden. Es erfrischt und bringt Abwechslung in den täglichen Speisezettel. Auch in der Krankenküche hat sich das Obst aus vielen Gründen bewährt. — Der Nährwert des Kompotts liegt größtenteils in dem dazu verwendeten Zucker. Der Zucker soll stets zerkleinert 1 kg in ½ Liter Wasser, eingeweicht und aufgelöst werden, dann auf mäßigem Feuer langsam kochen. Sollte der Zucker verunreinigt sein, löst man 1 kg in ½ Liter Wasser, läßt gut heiß werden, aber nicht kochen, verrührt die aufgelöste Zuckermasse mit Eiweiß und gießt das Ganze durch ein Filtertuch. So gereinigten Zucker nennt man geläutert oder geklärt. — Um Obst längere Zeit aufzubewahren, benötigt man kühle, trockene, nicht sonnige Räume. Das Obst wird einzeln auf Stellagen gelegt. Je nach Sorte und Art des Obstes ist die Aufbewahrung längere Zeit möglich. Auf jeden Fall ist ein oftes Nachsehen notwendig. Wasserreiches Obst (Pflaumen und Beeren) kann man durch Entziehung von Wasser für lange Zeit aufbewahren. Es wird dazu bei trockenem Wetter vom Baum gepflückt, gleich auf ein Backblech gelegt und im Backofen bei mäßiger Hitze langsam getrocknet Die getrockneten Früchte müssen in sehr trockenen, luftigen Räumen in Netzen hängend aufbewahrt werden.

Küchengeräte. Messer, Gabeln und Löffel sollen immer gesondert gereinigt werden. Besteck mit Griffen aus Ebenholz soll nie mit Soda gereinigt werden, überhaupt nicht lange im Wasser liegen bleiben, da sonst die Griffe grau werden. Um Fischgeruch von Bestecken zu entfernen, bestreicht man sie mit gesiebter Asche und Sodalauge und spült gut ab. Bestecke trocknet man stets mit groben Messertüchern. — Küchengeräte sind mannigfaltig und bestehen aus Glas, Porzellan, Steingut, Kupfer, Zinn, Zinkblech, Holz und Eisen; es erfordert jedes Gerät seine besondere Behandlung und Reinigung. Die Hausfrau hat daher, wenn sie diese Gegenstände dem Hause lange erhalten will, die Reinigungsarbeiten dieser Geräte der Hausgehilfin zurechtzulegen. Es sollen Silber, Glas, Porzellan, scharfe Gegenstände, wie Messer, nicht mit dem anderen Geschirr zusammen gereinigt werden.

Mehlspeisen sind sehr verschiedenartig in bezug auf Nährwert und Zubereitung. Auf jeden Fall erfordert die Zubereitung der Mehlspeisen, besonders der komplizierten, Genauigkeit, manuelle Gewandtheit, Erfindungsgabe und Schönheitssinn, will man den Anforderungen der vielen Vorschriften, die über Mehlspeisen existieren, nachkommen. Die Grundstoffe dieser Gruppe von Speisen sind größtenteils Kohlehydrate, nur bei den sogenannten feinen Mehlspeisen, wo reichlich Eier zur Verwendung kommen, wären diese Speisen auch als Eiweißträger anzusehen. — Bei der Zubereitung dieser Speisengruppe kommt es, wie überall beim Kochen, auf eine gute Vorbereitung an. Viele Mehlspeisen mißlingen, weil die Hausfrau irgend etwas vergessen hat oder weil es nicht rasch zur Hand war! Man überlege sich darum vorher die nötige Zeit und die richtige Reihenfolge der Arbeit. — Mehlspeisen teilen wir je nach der Zubereitungsart in gekochte, gebackene und gefrorene ein. Sie lassen sich auch in feine und derbe Mehlspeisen gliedern. Alle zur Verwendung kommenden Rohstoffe müssen bester Qualität sein. Mehl soll stets gesiebt sein, Zucker fein gestoßen, Fett — für diese Speisengruppe am besten Butter — soll stets frisch sein und schaumig gerührt werden. Zutaten, wie Nüsse oder Obst, müssen geschält, gestoßen oder gerieben sein, ehe man mit dem

Abtreiben beginnt. Gewürze werden fein gestoßen und gesiebt. Eier (zu Schnee) sollen vor Beginn der Arbeit in sehr kaltes Wasser gelegt werden. Beim Aufschlagen der Eier immer die nötige Vorsicht walten lassen, damit nicht ein schlechtes Ei die ganze Teigmasse verdirbt! Formen, in denen die Teigmasse gekocht oder gebacken wird, werden vorher beschmiert, bepinselt oder bestreut. Kochplatte oder Backrohr muß auf den richtigen Hitzegrad eingestellt sein, damit die fertige Teigmasse auch sofort der entsprechenden Hitzeeinwirkung ausgesetzt werden kann. Sind in den Kochvorschriften Eierschnee oder Backpulver vorgeschrieben, so sind der Teigmasse alle im Rezept enthaltenen Zutaten beizufügen, die Formen zu richten, die Hitze des Backofens zu regulieren, dann erst wird der Schnee geschlagen und in die Teigmasse so gut als möglich eingerührt, die vorbereiteten Formen gefüllt und sofort dem Back- oder Kochprozeß ausgesetzt. Die durch den festgeschlagenen Schnee der Teigmasse zugeführte Luft soll sich durch die Hitzeeinwirkung ausdehnen und den Teig lockern. — Größere Vorräte von Mehl sollen in hellen, luftigen, trockenen Räumen aufbewahrt werden, am besten in Holzgefäßen oder Säcken. Auf jeden Fall soll es gesiebt verwendet werden, um eventuell unreine Stoffe zu entfernen. Mehlarten sind: Weizen-, Gersten-, Roggen-, Reis-, Mais-, Kartoffel- und Hafermehl. Das Weizenmehl ist das am häufigsten in der Küche verwendete Mehl. Es enthält zwei Hauptstoffe: Eiweiß (Kleber) und Kohlehydrat (Stärke). Der Kleber gibt dem Mehl beim Kneten mit Feuchtigkeit seine Bindung. Die feinste Sorte Mehl hat weniger Eiweißstoffe als die gröbere, da das Eiweiß unter den Hülsen liegt und beim Mahlen die Hülsen ausgeschieden werden. Gutes und nahrhaftes Mehl sieht gelblich aus; es darf nicht grau sein, was für Schmutz sprechen würde. Mehl wird durch den Verdauungsvorgang in Dextrin und später in Zucker verwandelt. Diesen Umwandlungsprozeß kann die Küche unterstützen, indem man Mehl durch Einwirkung von Hitze röstet (dextrinisiert). Dieses dextrinisierte Mehl löst sich im Wasser und verleiht den Speisen Wohlgeschmack und schleimige Beschaffenheit. — Je nach der Intensität des Röstens unterscheidet man in der Küche weißes und braunes Mehl.

Milch. Unter Milch versteht man im allgemeinen die von der Milchdrüse der weiblichen Säugetiere abgesonderte Flüssigkeit. Die in den ersten Tagen nach dem Kalben abgesonderte Kuhmilch zeigt einige Besonderheiten; man nennt dieselbe Biestmilch (Kolostrum), sie darf nicht verkauft werden. — Die Milch stellt eine Emulsion von Fett in einer weißen, dünnschleimigen Flüssigkeit dar (Sekret der Milchdrüsenzellen). Die Bestandteile der Milch sind Fett, Eiweiß, Milchzucker, Wasser, Vitamine und Salze. Je nach Art der Gewinnung und Behandlung enthält die Milch mehr oder weniger Bakterien, die mit der Zeit eine Zersetzung der Milch herbeiführen. Die Richtigkeit der Beurteilung der Milch hängt in erster Linie von der richtigen Probeentnahme ab. Da sich die Milch bei ruhigem Stehen unter Ausscheidung des Rahmes entmischt, so ist die Milch bei der Entnahme von Proben für die Untersuchung vorher durch Umrühren oder besser durch Umschütten von einem Gefäß in ein anderes sorgfältig zu mischen.

Kennzeichen einer guten Milch: Die gute Vollmilch kennt die praktische Hausfrau am durchsichtigen Belag, den die Vollmilch am Glas hinterläßt, oder an einem auf eine glatte Fläche auffallenden Tropfen, der die Kugelform beibehalten soll und an dem guten Geschmack. Bläulich aussehende Milch ist gewässert. Den Schmutzgehalt der Milch beurteilt man nach dem Bodensatz, der in einem Spitzglas zurückbleibt, wenn die Milch durch mehrere Stunden ruhig steht. Die Kochfähigkeit der Milch prüft man, indem man in etwas Milch einige Tropfen 95%igen Alkohols mengt; bleibt die Milch unverändert, so kann sie noch gekocht werden.

Zusammensetzung der Milch:

Frauenmilch:		Kuhmilch:	
Eiweiß	1,7%	Eiweiß	3,3%
Fett	3,7%	Fett	3,7%
Zucker	6,7%	Milchzucker	5,0%
Salze	0,3%	Salze	0,7%

Reinigungsarbeiten des Küchengeschirrs. Bei den Reinigungsarbeiten, die wir in der Küche vorfinden, wenden wir den mechanischen mit dem chemischen Reinigungsakt, sehr häufig verbunden mit thermischen Einflüssen, an. Die verschiedenen Geschirrarten sollen gesondert gereinigt und aufbewahrt werden. Beispiel: Glas-, Porzellan-, Steingut und Tongeschirr soll gut warm, nicht zu heiß in 1%iger Sodalösung gewaschen, Holzgeschirr in heißer 1%iger Soda- und Seifenlösung gewaschen, Kochlöffel einmal wöchentlich in 1%iger Seifenlösung ausgekocht werden. Aluminiumgeschirr darf nur mit Stückseife in heißem Wasser, nie in Sodalösung gewaschen werden. Email-, Nickel- und Kupfergeschirr wird in 1%iger Seifen- und Sodalösung sehr heiß gewaschen.

Reinigung der Küchengeräte und Küche in Ordnung bringen erfordert Aufmerksamkeit, Zeit und Kraft; jede Hausfrau soll sich bemühen, ihre Küche mit leicht waschbaren und nur wirklich notwendigen Geräten auszustatten. Man erleichtert das Saubermachen der Küche sehr, wenn man der Hausgehilfin einen Plan der zu leistenden Arbeit aufstellt, wo im Rahmen einer gewissen Zeit bestimmte Arbeiten zu leisten sind. Es werden Arbeiten täglich zu verrichten sein — Tagesarbeiten, Arbeiten, die nur einmal wöchentlich sich wiederholen — Wochenarbeiten, und Arbeiten, die nur einmal monatlich zu erledigen sind — Monatsarbeiten. Mit dieser Zeit- und Arbeitseinteilung wird jede Arbeitskraft mehr leisten als bei planloser Durchführung; jeder gut organisierte Haushalt bringt Friede und Ruhe für die Familienmitglieder. — Glas soll wegen des Zerspringens nie zu heiß gereinigt und stets in reinem, lauwarmem Wasser nachgespült werden und mit einem weichen, leinenen Lappen, der keine Fäden läßt, nachgetrocknet werden. Wasserflaschen reinigt man, indem man Eierschalen, Kartoffelschalen und Salz mit lauwarmem Wasser in der Flasche fest schüttelt und mit kaltem Wasser gut nachspült. Gelb gewordene Flaschen reinigt man mit einigen Tropfen Salmiakgeist und Wasser.

Salate. Nach dem Waschen schwenkt man den Salat in einem sauberen Tuch zu möglichster Trockenheit und mischt alle Salate zuerst mit Öl oder anderen Fetten, und gibt erst dann die anderen Zutaten darüber. Der Nährwert der grünen Salatspeisen liegt im Öl, daher soll nur gutes Öl verwendet werden; durch Zuckerzusatz kann man den Nährwert erhöhen. — Alle gekochten Salatzutaten müssen vor den eigentlichen Zutaten einige Stunden in einer Mischung von Essig oder Zitronensäure, Öl, Salz, Pfeffer liegen, um recht schmackhaft zu sein (Stückchen von Fleisch, Krebsen und Fisch). — Salate sollen wegen des Essigs nur mit Holz oder Horn nicht mit Metallinstrumenten gemischt werden.

Salze bilden gleich dem Wasser einen wichtigen Bestandteil unserer Nahrung. In den pflanzlichen und tierischen Nahrungsmitteln sind verschiedene Salzarten enthalten. Zur Zubereitung der Speisen wird bekanntlich ein lebenswichtiges Salz — das Kochsalz — verwendet. Die Eigenschaft des Salzes, Flüssigkeit aufzusaugen und sich in ihr zu lösen, erfordert in der Küche eine gewisse Vorsicht bei seiner Anwendung, da die Speisen leicht versalzen und dadurch ungenießbar werden können. Das richtige Salzen ist schwer theoretisch auseinanderzusetzen; es ist der Geschmacksinn für salzige Substanzen sicher nach Nation und Klima ein verschiedener. Doch kann man im allgemeinen für 1 Liter Flüssigkeit oder 1 kg Speise 10 bis 15 Gramm Kochsalz rechnen; bei süßen Speisen auf 1 Liter oder 1 kg 2 bis 5 Gramm Kochsalz. Bei Kranken und Kindern ist der Geschmackssinn für Salz sehr empfindlich.

Saucen. Kalte Saucen (Mayonnaise) werden aus Öl, Schlagsahne und Eiern hergestellt und sind wegen der Hochwertigkeit der Bestandteile nahrhafter als solche, zu deren Zubereitung Mehl genommen wird, daher ist bei den ersteren das Hektonemgewicht geringer.

Siebe. Haar- und Drahtsiebe müssen stets in Sodawasser mit Bürste gut gereinigt und unter fließendem Wasser nachgespült, sodann womöglich in der Sonne getrocknet werden, da in den Fugen des eingeflochtenen Haar- oder Drahtsiebes Speisereste leicht hängen bleiben, die in Fäulnis übergehen könnten.

Speisepläne. Folgendes Beispiel eines Wochenspeiseplanes einer Familie soll der Hausfrau zeigen, wie sie die Nahrungsmengen auf die verschiedenen Tagesmahlzeiten der Familienmitglieder zu verteilen hat, welche Rohmaterialien sie braucht und welche Konsistenz die zubereiteten Speisen haben sollen.

Familie — vier Personen Tagesbedarf 165 Hn

Mann	Si 90	Beamter	5 dnsq	50 Hn	Kl. V
Frau	Si 88	Hausarbeit	5 ,,	40 Hn	,, IV
Sohn	Si 75	14 Jahre	7 ,,	40 Hn	,, IV
Tochter	Si 72	12 Jahre	7 ,,	35 Hn	,, IIIa

Tagesbedarf . . . . . . 165 Hn

Verteilung:		Morgen	Vormittag	Mittag	Nachmittag	Abend
Mann	Kl. V	15 Hn	—	20 Hn	—	15 Hn
Frau	,, IV	13 Hn	—	14 Hn	—	13 Hn
Sohn	,, IV	12 Hn	3 Hn	12 Hn	2 Hn	11 Hn
Tochter	,, IIIa	10 Hn	3 Hn	10 Hn	2 Hn	10 Hn
		50 Hn	6 Hn	56 Hn	4 Hn	48 Hn

Morgen 50 Hn

		Milch			Zucker			Brot			Marmelade
Mann	15 Hn	3 Hn = 300 g	3 Hn =	51 g	6 Hn = 180 g	3 Hn =	90 g
Frau	13 Hn	3 Hn = 300 g	2 Hn =	34 g	5 Hn = 150 g	3 Hn =	90 g
Sohn	12 Hn	3 Hn = 300 g	2 Hn =	34 g	4 Hn = 120 g	3 Hn =	90 g
Tochter	10 Hn	3 Hn = 300 g	2 Hn =	34 g	3 Hn = 90 g	2 Hn =	60 g
	50 Hn	12 Hn = 1200 g	9 Hn =	153 g	18 Hn = 540 g	11 Hn =	330 g

Vormittag 6 Hn

Sohn	2 Hn Brot =	60 g + 1 Hn Schmalz =	7,5 g
Tochter	2 Hn „ =	60 g + 1 Hn „ =	7,5 g
	4 Hn Brot =	120 g + 2 Hn Schmalz =	15 g

Mittag 56 Hn

		Suppe	Fleisch	Gemüse	Brot
Mann	20 Hn	3 Hn	3 Hn	10 Hn	4 Hn
Frau	14 Hn	2 Hn	2 Hn	6 Hn	4 Hn
Sohn	12 Hn	2 Hn	2 Hn	6 Hn	2 Hn
Tochter	10 Hn	2 Hn	2 Hn	4 Hn	2 Hn
	56 Hn	9 Hn	9 Hn	26 Hn	12 Hn

9 Hn Schöberlsuppe à 150 Gramm

1 Hn Knochenbrühe	1000 g
2 Hn Leber	130 g
1 Hn Ei	40 g
2 Hn Fett	15 g
1 Hn Brösel	20 g
1 Hn Weißbrot	25 g
1 Hn Zwiebel und Suppengrünes	200 g
9 Hn einkochen auf	1350 g

9 Hn Fleisch à 40 Gramm

450 g Fleisch ohne Knochen geben nach dem Kochen 360 g = 9 Hn

12 Hn Brot = 360 g

26 Hn Gemüse à 50 Gramm

6 Hn Kohlrüben	1500 g
10 Hn Fett	75 g
10 Hn Mehl	200 g
Salz	15 g
Pfeffer	2 g
Wasser	200 g
26 Hn einkochen auf	1300 g

Bedarf für die Jause 4 Hn
Je 2 Hn = 4 Hn Milch = 400 g

Abend 49 Hn

		Knödel		Sauerkraut
Mann	15 Hn =	10 Hn = 300 g	5 Hn = 500 g
Frau	13 Hn =	8 Hn = 240 g	5 Hn = 500 g
Sohn	11 Hn =	7 Hn = 210 g	4 Hn = 400 g
Tochter	10 Hn =	6 Hn = 180 g	4 Hn = 400 g
	49 Hn =	31 Hn = 930 g	18 Hn = 1800 g

31 Hn Knödel à 30 Gramm

2 Hn Milch	200 g
17 Hn Weißbrot	425 g
6 Hn Mehl	120 g
6 Hn Fett	45 g
Salz	10 g
31 Hn	930 g

18 Hn Sauerkraut à 100 Gramm

4 Hn Sauerkraut	1200 g
9 Hn Fett	67 g
5 Hn Mehl	100 g
Salz	5 g
18 Hn	1880 g

Wochenspeiseplan bei einem Tagesbedarf von 165 Hn

Sonntag

Morgen

900 g	Kaffee	—
1200 g	Milch	12 Hn
153 g	Zucker	9 Hn
540 g	Brot	18 Hn
94 g	Butter	11 Hn
		50 Hn

Vormittag

120 g	Brot	4 Hn
300 g	Äpfel	2 Hn
		6 Hn

Mittag

1350 g	Nockerlsuppe .	9 Hn à 150 g
855 g	Lungenbraten	19 Hn à 45 g
1400 g	Nudeln	28 Hn à 50 g
	56 Hn	

Nachmittag

Je 200 g Milch = 400 g — 4 Hn

Abend

600 g	Brot	20 Hn
380 g	Aufschnitt	19 Hn
170 g	Zucker	10 Hn
1000 g	Tee	—
	Zitrone	
		49 Hn

Montag:

Morgen

900 g	Kaffee	—
1200 g	Milch	12 Hn
153 g	Zucker	9 Hn
540 g	Brot	18 Hn
350 g	Marmelade	11 Hn
		50 Hn

Vormittag

120 g	Brot	4 Hn
15 g	Schmalz	2 Hn
		6 Hn

Mittag

1350 g	Rindsuppe	9 Hn à 150 g
1273 g	eing. Linsen ...	19 Hn à 67 g
840 g	Knödel	28 Hn à 30 g
	56 Hn	

Nachmittag

Je 300 g Obst = 600 g .... 4 Hn

Abend

870 g	Grießschmarren	29 Hn à 30 g
1000 g	Zwetschken-	
	röster	20 Hn à 50 g
	49 Hn.	

Dienstag:

Morgen

900 g	Kaffee	—
1200 g	Milch	12 Hn
153 g	Zucker	9 Hn
540 g	Brot	18 Hn
165 g	Wurst	11 Hn
		50 Hn

Vormittag

120 g	Brot	4 Hn
40 g	Käse	2 Hn
		6 Hn

Mittag				**Nachmittag**		
1350 g Nudelsuppe .	9 Hn	à	150 g	200 g Milch	2 Hn
760 g Blutwürste...	19 Hn	à	40 g	60 g Brot	2 Hn
2800 g Kraut	28 Hn	à	100 g		4 Hn
	56 Hn				

Abend

300 g	Käse	15 Hn
85 g	Butter	10 Hn
420 g	Brot	14 Hn
170 g	Zucker	10 Hn
100 g	Tee	—
		49 Hn

Mittwoch

Morgen		**Vormittag**	
900 g Kaffee	—	120 g Brot	4 Hn
1200 g Milch	12 Hn	40 g Käse	2 Hn
153 g Zucker	9 Hn		6 Hn
540 g Brot	18 Hn		
94 g Butter	11 Hn		
	50 Hn		

Mittag				**Nachmittag**	
1350 g Nockerlsuppe	9 Hn	à	150 g	200 g Milch	2 Hn
760 g Rindfleich ...	19 Hn	à	40 g	60 g Brot	2 Hn
1400 g Kohl	28 Hn	à	50 g		4 Hn
	56 Hn				

Abend

1500 g	Milchspeise	30 Hn
950 g	Apfelkompott	19 Hn
		49 Hn

Donnerstag

Morgen		**Vormittag**	
900 g Kaffee	—	120 g Brot	4 Hn
1200 g Milch	12 Hn	17 g Butter	2 Hn
153 g Zucker	9 Hn		6 Hn
540 g Brot	18 Hn		
165 g Wurst	11 Hn		
	50 Hn		

Mittag				**Nachmittag**	
1350 g Grießsuppe ..	9 Hn	à	150 g		
750 g Germknödel .	25 Hn	à	30 g	200 g Milch	2 Hn
750 g Bohnensalat .	15 Hn	à	50 g	60 g Brot	2 Hn
1050 g Obst	7 Hn	à	150 g		4 Hn
	56 Hn				

Abend

1200 g	Reisfleisch ..	40 Hn	à	30 g
270 g	Brot	9 Hn	à	30 g
		49 Hn		

Freitag

Morgen			**Vormittag**	
900 g Kaffee	—		120 g Brot	4 Hn
1200 g Milch	12 Hn		150 g Äpfel	2 Hn
153 g Zucker	9 Hn			6 Hn
540 g Brot	18 Hn			
330 g Marmelade	11 Hn			
	50 Hn			

Mittag				**Nachmittag**	
1350 g Einbrennsuppe .	9 Hn à 150 g		200 g Milch	2 Hn
1410 g Apfelstrudel...	47 Hn à 30 g		60 g Brot	2 Hn
	56 Hn			4 Hn

Abend

800 g Kartoffel	10 Hn à 80 g
900 g Heringe	30 Hn à 30 g
34 g Butter	4 Hn à 8,5 g
105 g Brot	5 Hn à 30 g
	49 Hn

Samstag

Morgen			**Vormittag**	
900 g Kaffee	—		120 g Brot	4 Hn
1200 g Milch	12 Hn		15 g Schmalz	2 Hn
153 g Zucker	9 Hn			6 Hn
540 g Brot	18 Hn			
82 g Schmalz	11 Hn			
	50 Hn			

Mittag				**Nachmittag**	
1350 g Brotsuppe ...	9 Hn à 150 g		200 g Milch	2 Hn
1350 g Rotkohl	27 Hn à 50 g		60 g Brot	2 Hn
600 g Bratkartoffel .	20 Hn à 30 g			4 Hn
	56 Hn			

Abend

1200 g Sterz	40 Hn à 30 g
900 g Tee	9 Hn à 100 g
	49 Hn

Suppen. Der Nährwert der Suppen liegt in der Einlage. Dicke Suppen haben einen größeren Nährwert als dünne. Eine Suppe, deren Hektonemgewicht 150 g ist, gehört schon zu den dicken Suppen. Ist die Familie nicht an dicke Suppen gewöhnt oder will sich dieselbe nicht daran gewöhnen, so sollen Suppen nur in ganz geringen Mengen genossen werden, da leere Suppen wenig Nährwert haben (Fleischbrühe 1000 g = 100 Nem). — Will man eine aromatisch wohlschmeckende Suppe haben, so setzt man das Fleisch in kaltem Wasser zu, wodurch dem Fleisch die Säfte besser entzogen werden. Beim Kochen soll man zu starkes Wallen der Flüssigkeit vermeiden, da mit dem Dampf auch das Aroma verloren geht. Will man zugleich gute Suppe und gutes Fleisch haben, so wählt man die Stücke von den Hinterfüßen und vom Schlußstück des Ochsen. Gutes Fleisch ist dunkel. Lichtes Fleisch ist von jungen Tieren und gibt nie gute, klare Suppe. Der aufsteigende Schaum (geronnenes Eiweiß aus dem Fleisch) soll nicht abgeschöpft werden, da er Nährwerte enthält. Beigegebenes Wurzelwerk, angebratene Knochen erhöhen Geschmack und Farbe. Um Kraftbrühe zu bereiten, belegt man den Boden einer weiten Kasserolle mit Nierenfett, Zwiebelscheiben, 1 kg Ochsenfleisch (Wadschinken), ½ kg Kalbfleisch (Stelze), dünstet alles bei mäßiger Hitze und gibt einige Eßlöffel Wasser hinzu. Wenn der Saft hellbraun geworden ist, gießt man 3 Liter Fleisch- oder Knochenbrühe auf das Fleisch und läßt es leise ziehen. Suppengrün, das man hellgelb röstet, gibt man hinzu und läßt das Ganze langsam weiterkochen, bis das Fleisch sehr weich ist. Nun zieht man den Suppentopf vom Feuer zurück, entfettet die Suppe und seiht sie durch eine Serviette. Salz darf man bei langem Kochen nur ganz wenig hinzufügen. Kraftbrühe für Kranke bereitet man in derselben Art, nur verwendet man statt Ochsenfleisch ein altes Huhn. — Knochenbrühen werden in derselben Art zubereitet und werden zum Aufgießen von eingebrannten Gemüsen oder zum Zugießen beim Braten verwendet.

Teig. Teigarten sind: Blätterteig, Brandteig, Hefeteig, Mürbteig, Nudelteig, Omelettenteig. Bei jeder Zubereitung von Teigarten soll die Hausfrau alle Zutaten zuerst abwägen, stoßen oder sieben und alle Geräte, die die Zubereitung verlangt, vorbereiten. Für das Gelingen mancher Teigarten ist die Küchentemperatur wichtig. So wird Blätter- und Mürbteig nur in kühlem Raum mit sehr kalten Zutaten (Butter) zubereitet; Personen mit heißen Händen gelingt Blätter-, Butter- oder Mürbteig nicht. Die Bearbeitung des Butter- oder Blätterteiges muß leicht und gleichmäßig vorgenommen werden, so daß sich die Fetteilchen innig mit dem Mehl verbinden. Das ofte, leichte Auswalken und wieder Zusammenschlagen des Teiges hat den Zweck, möglichst viel Luftschichten in den Teig einzuhüllen, welche den Teig bei sehr hoher Hitzeeinwirkung (140 bis 150⁰ C) lockern und in Schichten abheben, also blättern sollen. — Brandteig wird bereitet, indem Mehl und Butter ins kochende Wasser geschüttet und am Feuer solange glatt verrührt werden, bis sich die ziemlich feste Teigmasse vom Topf und Löffel glatt ablöst. Ganze, gewaschene Eier werden vorher in warmes, aber nicht zu heißes Wasser gelegt und mit der ganz heißen Teigmasse glatt verrührt, so daß ein glatter, glänzender Teig wird, den man dann beliebig im Rohr oder Fett backen kann. Diese am Feuer zuerst abgebackene Teigmasse ergibt ein sehr leichtes, meist innen hohles Backwerk, das man mit Schlagobers oder Creme füllen kann. — Nudelteig ist eine geschmeidige und doch feste Teigart, die man sehr dünn auswalken kann und die sich in beliebige Formen schneiden läßt. — Strudelteig ist eine geschmeidige, weiche Teigart, die sich nur mit gut bemehlten Händen sehr dünn ausziehen läßt. Dieser ausgezogene Teig kann, mit verschiedenen Mischungen gefüllt, gekocht oder gebraten werden. — Hefeteig erfordert wärmere Küchentemperatur, daher alle Zutaten lauwarm sein sollen (30⁰ C). Da die Lockerung dieser Teigmassen durch die Hefepilze vor sich geht, muß man die Temperatur sehr beachten; zu heiße Temperatur tötet die Hefepilze ab und zu kalte hemmt sie in ihrem Lebensprozeß, so daß der Hefeteig ungenießbar sein würde. Beim Backen von Hefeteig soll eine gute Hitze (120 bis 130⁰ C) sein; nach dem Backen soll man den Hefeteig auskühlen lassen, ehe man ihn genießt. — Omeletten- oder Tropfteig ist eine dickflüssige Teigmasse aus Milch und Mehl hergestellt, die man meist in heißes Fett eingießt und rasch bäckt.

Wasser. Das Wasser ist durch seine natürlichen Eigenschaften im menschlichen Haushalt ein unentbehrlicher Begleiter. Es erhöht unser körperliches Wohlbefinden, fördert Reinlichkeit und gibt unserem Organismus Abkühlung durch kühle Getränke, Bäder und Umschläge, löst Unreinlichkeiten, Salze, Säuren und viele andere lösliche Substanzen, quillt oder lockert eingetrocknete Zellen (Hülsenfrüchte, getrocknete Fische, Dörrobst). Kaltes Wasser verbindet sich mit Stärke, daher wir bei allen stärkehältigen Speisen kaltes Wasser zum Anrühren oder Ankochen verwenden. Wir unterscheiden hartes und weiches Wasser. Hartes Wasser — Quell- oder Brunnenwasser — ist stets gutes Trinkwasser und enthält die aus der Erde entnommenen anorganischen Stoffe. Gutes Trinkwasser muß farb-, geruch- und geschmacklos, vollkommen hell und durchsichtig sein. Den Kohlensäuregehalt beurteilt man nach den aufsteigenden Perlen im frisch gefüllten Glase. Weiches Wasser schmeckt fade, enthält sehr wenig Kohlensäure und ist meist Flußwasser mit Regenwasser gemischt. Flußwasser gibt durch Bewegung seine ursprünglich von der Quelle enthaltene Kohlensäure an die Luft ab, nimmt organische Stoffe in sich auf und muß aus diesem Grunde, wenn es als Trinkwasser verwendet werden soll, durch große Kieselfilter gehen, um die organischen Stoffe zu verlieren und Erdsalze wieder aufzunehmen. Weiches Wasser ist als Reinigungsmittel (Regenwasser — Wäsche) vorzüglich, da es sich innig mit Seife verbindet. — Kochendes Wasser führt die größten Umwandlungen unserer Nahrungsmittel herbei, verändert dieselben vollständig und bringt sie in eine für unseren Verdauungsapparat passende Form. Wir nennen diese Veränderung Kochen der Nahrungsmittel. Dabei verfolgen wir die verschiedensten Zwecke. Das kochende Wasser hilft uns. Genußmittel, die uns in der Küche als aromatische Zusätze dienen (Kaffee, Tee, Vanille), laugen wir aus, indem wir sie mit kochendem Wasser übergießen, sie aber nicht kochen lassen, da das Aroma mit dem Dampf verloren geht. In diese Wasserwirkung fällt auch die Zubereitung von wohlschmeckenden Suppen. Das Auskochen von Nahrungsstoffen (Extrahieren) wird meistens bei Knochen angewendet, um die im Knochen schwer löslichen und doch wertvollen Substanzen auszulaugen; dazu soll der Kochtopf gut verschlossen werden. — Der Salzgehalt des Kochwassers ist von großer Bedeutung. Durch Zusatz von Salz wird eine Temperatur über 100⁰ erreicht. Wasser zieht gierig alle löslichen Stoffe an sich, so auch die in den Nahrungsmitteln enthaltenen natürlichen Salze. Ist das Kochwasser mit Salz gesättigt, greift es diese Salze nicht an. — Wasserdampf wirkt intensiver auf die Nahrungsmittel als kochendes Wasser. Wasserhaltige Nahrungsmittel, z. B. Kartoffel, können im Dampf gekocht werden. Pudding wird ebenfalls im Dampf gekocht. Durch das Kochen im Dampf hat die Kochkunst Mittel zur Herstellung der mannigfaltigsten Gerichte.

Zucker. Wir verwenden inländischen Rübenzucker, der durch die verschiedenen Arten der Fabrikation als Raffinade und Melis in den Handel kommt. Raffinade ist erster Güte, Melis ist aus dem Sirup der Raffinade gewonnen. Bei den Backwerken liegt der größte Nährwert im Zucker. Um den Anforderungen der höheren Kochkunst bei Backwerken nachkommen zu können, unterliegt der Zucker mannigfaltigen Veränderungen: Stück-, Staub-, Streu- und Geruchzucker. Stückzucker verwenden wir zum Kochen, zum Einsieden, also Konservieren, zum Verzuckern von Früchten, wozu wir den Zucker aber in die gekochten Arten umwandeln müssen. Die verschieden lange Zeit des Zuckerkochens macht den Zucker zu bestimmten Zwecken tauglich. Für Kompott kochen wir den Zucker bis zum „1. Grad". Man löst 1 kg Zucker in ½ Liter Wasser vollständig, bringt das Ganze zum Kochen, zieht es vom Feuer, klärt es mit einem gut verschlagenen Eiweiß, seiht das Ganze durch ein Filtertuch und läßt nochmals kochen, bis die Zuckerlösung in breiten Lappen vom Löffel fällt. Der Zucker hat den „Breitlauf" oder den „1. Grad" erreicht. Für den „2. Grad" wird die wie oben behandelte Zuckerlösung weitergekocht, bis sich beim Herausziehen des Löffels eine Perle bildet, die in den Zucker fällt, während sich der Faden zum Löffel zurückzieht. Der Zucker hat den 2. Grad, die „Perle" erreicht. Der 3. Grad ist erreicht, wenn sich beim Weiterkochen, was nur mehr weniger Minuten bedarf, bei einer Probe zwischen den Fingern ein Faden spinnt. Der Zucker ist bis zum „Spinnen" gekocht. Der 4. Grad ist der „Flug", das heißt, die gekochte Zuckermasse hebt sich in kleinen Bläschen ab, wenn man den Löffel herauszieht und seitwärts auf den mit Zuckermasse behafteten Löffel bläst.

Geruchzucker stellt man her, indem man Staubzucker mit Vanillestangen zerreibt, oder Schalen von Zitronen oder Orangen am Stückzucker abreibt und dann stößt. Der mit diesen Gerüchen versehene Zucker wird in gut verschlossenen Gläsern aufbewahrt.

Karamel, gebrannten Zucker, verwendet man zum Verzuckern von Mandeln und Nüssen. Man läßt gestoßenen Zucker unter ständigem Umrühren zergehen; sobald er gelb wird und schäumt, gibt man etwas kochendes Wasser hinzu.

Säuglingsernährung

Natürliche Ernährung des Säuglings

Die beste Nahrung für den Säugling ist die Milch der eigenen Mutter und die beste Art, die Milchdrüse der Mutter in Gang zu bringen, ist frühzeitiges und regelmäßiges Anlegen des Säuglings an die Mutterbrust.

Das erstemal soll der Neugeborene ungefähr sechs Stunden nach der Geburt angelegt werden und von da an alle drei Stunden, also achtmal in 24 Stunden.

Am leichtesten ist die Zeit einzuhalten, wenn man die Brust um sechs Uhr morgens, neun Uhr vormittags, zwölf Uhr mittags, fünfzehn Uhr nachmittags, achtzehn Uhr abends und in der Nacht um einundzwanzig Uhr, um Mitternacht und um drei Uhr früh gibt.

Bei kräftigen Kindern kann man gleich die Mahlzeiten um Mitternacht und um drei Uhr früh auslassen, so daß von einundzwanzig Uhr abends bis sechs Uhr früh Mutter und Kind eine längere Schlafpause haben. Es bleiben sechs Mahlzeiten, die dann im ganzen ersten Jahre eingehalten werden: um sechs Uhr („Früh"), neun Uhr („Vormittag"), zwölf Uhr („Mittag"), fünfzehn Uhr („Nachmittag"), achtzehn Uhr („Abend") und einundzwanzig Uhr („Nachabend"). Wenn im Haushalte diese Stunden unbequem sind, so kann der ganze Speiseplan verschoben werden, zum Beispiel auf 7, 10, 13, 16, 19, 22 Uhr. Die Hauptsache ist, daß zwischen den Mahlzeiten je drei Stunden Zwischenraum eingehalten wird.

Nach Beendigung des ersten Lebensjahres wird die Nachabendmahlzeit ausgelassen und es bleiben für das ganze übrige Kindesalter fünf Mahlzeiten, z. B. um 7, 10, 13, 16 und 19 Uhr.

Bis zum vierten oder fünften Lebensmonat soll das Kind nur an der Brust trinken. Nun beginnt man, ihm nach und nach andere Nahrungsmittel beizubringen: in der „Mittags"-Mahlzeit wird anstatt der Brust Milchbrei (Papperl) gegeben, eine Abkochung von Weizengrieß in Kuhmilch unter Zusatz von Zucker („Dufa"). Der Milchbrei ist eine dicke Speise, die mit dem Löffel zu füttern ist. Das Kind lernt, aus dem Löffel zu essen.

Im folgenden sechsten Monat wird auch die „Abend"-Mahlzeit durch Milchbrei ersetzt.

Im siebenten Monat kommt etwas Neues dazu: Statt in dem Mittagspapperl Grieß und Zucker einzukochen, wird Gemüse eingekocht und dazu statt des Zuckers Salz beigefügt. Das Kind lernt, während bisher alle Nahrung süß schmeckte, nun auch salzige Speisen zu essen („Duve"). Nach dem Gemüse kann es noch den gewohnten Milchbrei erhalten.

Im achten Monat kommt zu der Mittagsmahlzeit noch eine Zuspeise: Kompott („Duco"); im neunten Monat lernt das Kind Biskotten essen.

Im zehnten Monat beginnt die Abstillung: Vormittag und Nachmittag wird statt der Brust Kuhmilch gegeben; das Kind lernt aus der Flasche zu trinken. Die Brust wird nur mehr um sechs Uhr früh und um einundzwanzig Uhr abends gereicht. Das Mittagessen besteht nun aus Suppe, Gemüse, Kompott und Biskotten.

Im elften Monat wird, am Vormittag, zum erstenmal Weißbrot, in die Milch eingeweicht, gegeben.

Im zwölften Monat wird auch die Morgenmahlzeit durch Kuhmilch ersetzt, so daß nur eine Brustmahlzeit, um einundzwanzig Uhr abends, übrigbleibt.

Mit dem Beginn des zweiten Lebensjahres wird auch diese ganz aufgelassen. Das Kind erhält nun um sechs Uhr früh und um neun Uhr vormittag Kuhmilch mit Weißbrot, mittags Suppe, Gemüse, Kompott und Biskotten, um fünfzehn Uhr nachmittags Kuhmilch, um achtzehn Uhr abend Milchbrei.

4*

Technik der Brusternährung

Nicht immer es ist möglich, die Brusternährung bis zum Schlusse des ersten Lebensjahres durchzuführen, da die Brust versagt oder da die Mutter aus anderen Gründen nicht in der Lage ist, durch ein ganzes Jahr zu stillen. Die Mutter soll daran denken, daß es für ihr Kind um so besser ist, je länger sie an der Stillung festhalten kann. Sie kommt dadurch auch in innigen Kontakt mit dem Kinde: neben dem Stillen geht ja auch die Pflege einher; je mehr die Mutter sich mit dem Kinde abgibt, desto besser ist für das Gedeihen des Kindes gesorgt. Nur aus wichtigen Gründen soll sie mit dem Stillen aufhören und auch das nie plötzlich. Es ist ein falsches Vorurteil, das man noch öfters von Müttern hört: daß man nicht Kuhmilch neben der Frauenmilch geben soll. Wenn die Mutter anfangs nicht genug Milch hat, so kann sie die Mahlzeit mit Kuhmilch ergänzen, indem sie nach dem Stillen aus der Flasche nachtrinken läßt. Oft steigert sich dann noch die Ergiebigkeit der Brust, so daß die Mutter wieder genug Milch hat, um das Kind ohne Zufütterung zu nähren. Jedenfalls soll die Mutter trachten, in den ersten Lebensmonaten mit ihrer Milch durchzuhalten und nicht gerade während des heißen Sommers ganz abzustillen, weil dies erfahrungsgemäß oft zu Darmstörungen führt.

Wenn das Kind regelmäßig trinkt und dabei zunimmt, braucht die Menge der Brustmilch nicht kontrolliert zu werden. Die Regelung des Ernährens erfolgt instinktiv: mit der zunehmenden Größe und dem stärkeren Saugen des Kindes gibt die normale Brust von selbst mehr Milch ab. Voraussetzung ist, daß die Mutter auch normalen Appetit hat. Die Mutter muß dabei mehr essen und trinken, als in gewöhnlichen Zeiten, ungefähr die Hälfte ihres Nahrungsbedarfes mehr, als sie gewöhnlich zu sich nimmt. Um einen Liter Milch zu bilden, muß sie den Nährwert von $1\frac{1}{2}$ Litern in sich aufnehmen. Das muß aber nicht in der Form von Milch geschehen, sondern irgendwelche andere Nahrungsmittel können auch von der Brustdrüse zu Milch verarbeitet werden. Es ist auch ein Vorurteil, daß die Mutter nichts Saures essen soll: die einzige Regel ist, daß sie sich nicht den Magen verderben soll. Es ist das beste, sie ißt von den gewohnten Nahrungsmitteln mehr als sonst und trinkt insbesondere mehr Flüssigkeit, wie Milch, leichten Milchkaffee oder Kakao.

Sobald aus irgend einem Grunde künstliche Ernährung notwendig geworden ist, muß sich die Mutter darüber klar sein, daß dies viel schwieriger durchzuführen ist und mit viel mehr Exaktheit behandelt werden muß als die Brusternährung.

Wenn das Kind nicht an der Brust genährt werden kann, so muß nämlich die instinktive Darreichung der Kost durch genaue quantitative Regeln ersetzt werden. Nicht mit Unrecht heißt diese unnatürliche Ernährung im Volksmunde „künstliche Ernährung", weil es Kunst erfordert, das richtige Maß zu treffen. Denn der Appetit ist beim Säugling noch kein so verläßlicher Gradmesser wie beim Erwachsenen. Der Säugling kann zwischen Durst und Hunger nicht unterscheiden. Er verlangt nach der Milchflasche, wenn er durstig ist und übersättigt sich damit an Nahrungswerten, die er nicht verdauen kann; und anderseits erlahmt das Hungergefühl rasch. Ein schwächlicher Neugeborener, der zu wenig zu trinken bekommt, gewöhnt sich bald an die geringe Füllung seines Magens und bleibt dadurch unterernährt, bleibt im Wachstum zurück.

Künstliche Ernährung

Die Milch ist eine Flüssigkeit, die neben Wasser eine Reihe von Nährstoffen enthält: Brennstoffe und Baustoffe. Brennstoffe sind Fett und Milchzucker, Baustoffe die Eiweißkörper (Kasein und Albumin) und die Salze.

Der wichtigste Brennstoff in der Milch ist das Fett, das in Form feinster Kügelchen enthalten ist und der Milch die weiße Farbe verleiht. Da Fett leichter als Wasser ist, hat es die Neigung, an die Oberfläche zu steigen. Wir können das Milchfett aus der Milch gewinnen, indem wir die Milch längere Zeit stehen lassen, dann die obere Schichte — den Rahm — abschöpfen. Dieser Prozeß ist in einer Zentrifuge, in der die Milch geschleudert wird, in ganz kurzer Zeit beendet. In dem Rahm verbinden sich durch Schlagen oder Stoßen die Fettkügelchen zu einer Fettmasse, der Butter. In der Butter ist aber immer noch etwas Flüssigkeit enthalten; wenn wir diese durch Sieden entfernen, erhalten wir reines Milchfett, die ausgelassene Butter, in Wien Rindsschmalz genannt.

Der zweite Brennstoff in der Milch ist der Milchzucker, der ihr den süßen Geschmack verleiht. Dieser Milchzucker ist aber — im Gegensatz zum Fett — sehr leicht zersetzlich. Bakterien, die in die Milch hineinfallen, nehmen den Zucker auf und zersetzen ihn zu Milchsäure. Wenn Milch längere Zeit in einem warmen Raume steht, wird sie deshalb sauer. Dabei tritt eine weitere Erscheinung zu Tage: das Kasein, das in der süßen Milch gelöst ist, fällt bei Gegenwart der Milchsäure aus und bildet die dicke, gallertartige Masse, die in der sauren Milch über der dünnen Molke sich aufschichtet. Auch mit anderen Säuren kann man die Milch zur Gerinnung bringen, so mit Zitronensäure (wenn man in den Tee gleichzeitig Milch und Zitrone gibt) oder mit Kohlensäure (wenn man Siphon in die Milch spritzt). Eine andere Art der Fällung des Kaseins erfolgt im Magen des Menschen. Dort wird ein besonderer Stoff abgesondert, das Labferment, das die Milch gerinnen macht. Wenn ein Säugling die Milch herausbricht, nachdem sie einige Zeit schon im Magen war, so sieht infolge der Labgerinnung das Erbrochene flockig, geronnen aus. Bei der Fabrikation von Käse wird meist die Labgerinnung verwendet: Mägen von jungen Tieren oder daraus gewonnene Labpulver werden der Milch zugesetzt.

Der andere Eiweißkörper der Milch ist das Albumin, das beim Kochen gerinnt. Haut, die sich auf der gekochten Milch bildet, besteht aus Albumin.

Neben diesen wichtigsten Eiweißkörpern gibt es dann noch kompliziertere, sehr empfindliche Eiweißgattungen in der Milch, die Vitamine.

Wir unterscheiden: Erstens das A-Vitamin, das im Milchfett gelöst
ist und zum Wachstum des Körpers benötigt wird. Wenn es fehlt, so
hört das Wachstum der Zellen auf und es stellen sich bestimmte Gesund-
heitsstörungen ein, wie eine Trockenheit der Bindehaut des Auges, die bis
zum Zerfall der Hornhaut und Verlust des Auges führen kann. Gleichfalls an das Milchfett gebunden ist das D-Vitamin („antirachi-
tischer Faktor“), das zum normalen Wachstum des Knochens gehört.
Wenn es fehlt, wachsen die Knochen schlecht, die Zähne kommen nicht
heraus, die Fontanelle schließt sich nicht und an den Stellen, wo die Wachs-
tumszone des Knochens liegt, an den Hand- und Fußknöcheln und den
Rippen entstehen Verdickungen der Knorpelsubstanz, die „doppelten
Glieder“. Endlich werden die Knochen weich und biegsam: es entstehen
Verbiegungen der Wirbelsäule, wenn die Kinder noch nicht sitzen können,
sowie O- oder X-Beine, wenn die Kinder schon stehen können. Das ist
die Rachitis, die „englische Krankheit“. Außer in der Milch kommt das
antirachitische Vitamin vornehmlich in der Leber vor und am
konzentriertesten in dem Preßsaft der Leber der Fische, dem Lebertran.
Da in unseren Gegenden die Kuhmilch im Winter nur sehr wenig fettlös-
liches Vitamin enthält, soll zur Verhinderung der Rachitis in den Winter-
monaten die Milch mit antirachitischem Vitamin angereichert werden.

Ein weiteres, das B-Vitamin, kommt — neben der Milch —
hauptsächlich in den Hüllen der Getreidekörner vor. In Japan, wo
die Menschen hauptsächlich mit geschältem Reis ernährt werden, entsteht durch den Mangel des B-Vitamins eine gefährliche Krankheit,
die Beriberi genannt wird. Bei uns ist es nicht notwendig, auf eine Ergänzung dieses Vitamins besonders zu achten.

Dafür aber führt der Mangel eines anderen, des C-Vitamins, gerade bei
Säuglingen oft zu schweren Störungen, zur Barlowschen Krankheit oder dem
„infantilen Skorbut“: die Glieder werden schmerzhaft, an den Knochen und
Gelenken und unter der Haut am Zahnfleisch tritt Blut aus, die Kinder
werden blaß und hinfällig. Solche Fälle von infantilem Skorbut kamen in und
nach dem Kriege häufig vor, wenn die Kinder wenig oder schlechte Milch
erhielten; jetzt ist die Krankheit selten und kommt hauptsächlich
bei Kindern vor, die mit zu lange gekochter Milch ernährt werden oder
mit Milchpulvern, die nach den älteren Verfahren zubereitet waren.

Das Vitamin C, dessen Fehlen den Skorbut bewirkt, ist nämlich
in frischer Milch meistens in genügender Menge vorhanden, wird aber
beim Kochen der Milch, besonders bei Luftzutritt, schnell zerstört. Ungekochte Säfte verschiedener Früchte und Gemüse enthalten auch dieses
Vitamin. Um vor den Zufälligkeiten der Milch gesichert zu sein, geben wir in
den Monaten, in denen die Milch an diesem Vitamin arm zu sein pflegt,
solches Vitamin den Kindern in Form von Orangen- oder Zitronensaft.

Die mineralischen Salze, die in der Milch vorkommen und für den
Aufbau der kindlichen Gewebe notwendig sind, sind in der Kuhmilch
viel reichlicher vorhanden als in der Frauenmilch, weil das Kalb viel
rascher wächst als der Säugling; wir brauchen daher keine Ergänzung
in dieser Richtung. Früher hat man gemeint, daß man durch Verab-

reichung von Kalksalzen der Rachitis entgegenarbeiten muß. Wir wissen aber nun, daß die Kalkarmut der Knochen bei Rachitis nicht davon herrührt, daß zu wenig Kalk in der Nahrung ist, sondern davon, daß bei Verarmung an Vitamin D die Zellen, welche Knochen bilden sollen, den Kalk nicht aus den Körpersäften aufnehmen können.

Quantitative Ernährung[1])

Wir haben früher gesagt, daß bei Ersatz der natürlichen Ernährung durch die künstliche Ernährung feste quantitative Regeln notwendig sind, weil wir uns hier auf den Instinkt des Säuglings nicht verlassen können. Die quantitativen Regeln, wieviel ein Säugling trinken soll, haben wir durch genaue Beobachtung der Nahrungsmengen gelernt, welche von gesunden, wohlgedeihenden Brustkindern aufgenommen werden. Diese Beobachtung geschieht so, daß man die Kinder vor und nach dem Trinken an der Mutterbrust auf die Wage legt: das Plus an Gewicht bei der zweiten Wägung bedeutet das Gewicht der aufgenommenen Milch. Da im metrischen System ein Kubikzentimeter Wasser ein Gramm wiegt, oder 1000 Kubikzentimeter, ein Liter Wasser, 1000 g wiegen, und da die Milch ungefähr dasselbe spezifische Gewicht hat wie Wasser, können wir, wenn ein Kind nach dem Trinken um 100 Gramm schwerer geworden ist, sagen: Das Kind hat $^1/_{10}$ Liter Milch getrunken.

Wenn man nun die Milchmenge addiert, die in 24 Stunden getrunken wird und sie mit dem Gewichte des Säuglings. vergleicht, so kommt man zu einer einfachen Regel: Für jedes Kilogramm Gewicht trinkt das Kind ungefähr 150 g im Tage. Wenn ein Säugling z. B. 4000 g, vier Kilogramm, wiegt, so trinkt er ungefähr 4 × 150 g oder 600 g, $^6/_{10}$ Liter, an der Mutterbrust. Diese Regel ist auch für gesunde, mittelkräftige Kinder gut anwendbar. Für dicke oder dünne Kinder aber ist sie nicht zu verwenden: denn das dicke Kind würde nach dieser Regel zu viel, das magere zu wenig bekommen.

Nahrungsbedarf

Der Nahrungsbedarf richtet sich nämlich nicht nach dem Gewicht, sondern nach der Länge und Breite der kindlichen Organe; wenn die Kinder in der Haut viel Fett haben, so sind deshalb die inneren Organe, wie Leber, Herz, Nieren, nicht länger und breiter. Am genauesten können wir die Ernährung bestimmen, wenn wir sie nach der Darmfläche einrichten, die mit der Länge und Breite der Organe gut zusammenhängt. Je länger der Körper des Kindes wird, desto länger wird sein Darm, und je breiter das Kind ist, desto mehr Umfang gewinnt auch der Darm.

Der Darm ist ungefähr zehnmal so lang als der Rumpf, und die Breite des aufgeschnittenen Darmes hat ungefähr ein Zehntel der Rumpflänge.

---

[1]) Dieses Thema ist schon auf S. 28 für größere Kinder und Erwachsene besprochen; hier wurde es nochmals zusammengefaßt, so weit es bei der Säuglingsernährung Wichtigkeit hat.

Die Rumpflänge mißt man als „Sitzhöhe": ein größeres Kind läßt man aufrecht sitzen und lehnt den Rücken an einen Zentimetermaßstab. Man legt ein Dreieck oder ein Buch auf den Kopf des Kindes und sieht auf dem Maßstab nach, wieviele Zentimeter der Abstand zwischen der Scheitelhöhe des Kindes und der Fläche, auf der das Kind sitzt, beträgt. Einen Säugling legt man auf den Rücken, hebt die Beine auf und legt ein Brettchen oder ein Buch an den Kopf, das andere an das Gesäß und mißt dann den Abstand zwischen beiden.

Die Darmfläche wird nun ausgerechnet, indem man die Darmlänge mit der Darmbreite multipliziert: die zehnfache Sitzhöhe multipliziert mit einem Zehntel der Sitzhöhe (zehnmal ein Zehntel hebt sich auf) ist so viel wie Sitzhöhe mal Sitzhöhe oder Sitzhöhe zum Quadrat, was wir in einem kurzen Stichwort mit „Siqua" bezeichnen. Wenn ein Kind 40 cm Sitzhöhe hat, so ist das Sitzhöhequadrat, Siqua, gleich 1600 Quadratzentimeter: die Darmfläche hat ungefähr die Ausdehnung von einem Quadrat von 40 cm Länge und 40 cm Breite. Wir können uns dieses Quadrat als ein Filter vorstellen, auf das die Nahrung, die Milch, aufgegossen wird. Eine bestimmte Menge Milch kann in 24 Stunden durch dieses Filter passieren, um in das Innere des Körpers aufgenommen zu werden. Wenn mehr Milch aufgegossen wird, so bleibt ein Rest übrig, der nicht resorbiert wird und dann den Darmkanal in seinen Funktionen stört.

Dieses Maximum an Milch, die das Filter passieren kann, beträgt bei einem gesunden Menschen ungefähr ein Gramm Milch auf jeden Quadratzentimeter des Filters. Das Kind von 40 cm Sitzhöhe könnte im besten Falle 1600 g Milch, oder etwas über $1\frac{1}{2}$ Liter, verdauen. Wenn wir mehr Milch geben, so stören wir die Darmfunktion.

Statt Gramm Milch sagen wir Nem, ein Wort, das aus den Anfangsbuchstaben von „Nahrungs-Einheit Milch" gebildet ist. Ein Nem ist der Nährwert von einem Gramm Frauenmilch von mittlerer Zusammensetzung. Gute, unverfälschte Kuhmilch hat denselben Nährwert. Wir sagen nun: Das Maximum, das ein Kind verträgt, ist ein Nem (ein Gramm Frauen- oder Kuhmilch) auf jeden Quadratzentimeter des Sitzhöhequadrates, oder kurz: ein Nemsiqua. Das Nem wird im metrischen System abgewandelt: 1000 Nem — 1000 g oder ein Kilogramm Milch — heißt ein „Kilonem"; 100 Nem heißt ein „Hektonem", ein Zehntel Nem, ein Dezigramm Milch, heißt ein „Dezinem". Wir sagen nun: Das Maximum beträgt ein Nem oder zehn Dezinem auf den Quadratzentimeter Siqua, kurz ausgedrückt: das Maximum beträgt zehn Dezinemsiqua. Das ist die Grenze, die wir bei der Ernährung nicht nach oben überschreiten dürfen.

Anderseits haben wir eine Grenze nach unten: Wir müssen mindestens so viel Nahrung geben, als der Körper für innere Arbeit verbraucht. Für die Herzbewegung, die Atmung, die Verdauungsdrüsen wird fortwährend Betriebsstoff verbraucht, auch wenn das Kind gar keine willkürlichen Bewegungen machen würde. Zu dieser inneren Arbeit geht in einem Tage ungefähr drei Dezinemsiqua (dnsq) auf, 0,3 g Milch auf jeden Quadratzentimeter der Ernährungsfläche. Wir nennen diese Quantität das Minimum. Wenn die aufgenommene Nahrung weniger beträgt als das Minimum, so muß der Organismus von seinen Vorräten zehren, vom Fett, das er hauptsächlich unter der Haut aufgespeichert hat, und er nimmt infolgedessen an Gewicht ab.

Neben der inneren Arbeit macht das gesunde Kind nun auch Muskelarbeit; beim Strampeln, beim Schreien sogar sehr viel. Auch für das Stehen, ja schon für das Sitzen wird Muskelarbeit geleistet und der Muskel muß mit Nahrungsstoffen gespeist werden, wie eine Dampfmaschine mit Kohle.

Die Nahrungsmenge, welche gerade genügt, um den Bedarf der inneren Organe zu decken und dann noch die übliche Muskelarbeit zu leisten, heißt „Äquum". Wenn ein Kind gerade das „Äquum" an Nahrung erhält, nimmt es an Gewicht weder ab noch zu. Wir rechnen für Sitzen, Stehen und Laufen je ein Dezinemsiqua und addieren das zu dem Minimum. Ein Kind von elf Monaten z. B. wird ein Äquum haben von einem Dezinem für Sitzen und einem Dezinem für Stehen; dazu kommen drei Dezinem für die innere Arbeit: das macht zusammen fünf Dezinem für das Äquum. Wenn das Kind 44 cm Sitzhöhe hat, wird das Äquum $44 \times \times 44 \times {}^{5}/_{10} = 968$ Nem oder rund ein Kilonem betragen. Bei dieser Nahrungsmenge wird aber das Kind im Gewicht stehenbleiben; das wollen wir nicht. Das Kind soll ja wachsen und zunehmen. Wir geben also über das Äquum hinaus einen Zuschlag für Wachstum von einem Dezinem und, wenn nötig, einen Zuschlag für Fettansatz von einem weiteren Dezinem.

Es gibt anderseits Kinder, die zu fett sind und von denen wir wünschen, daß sie abnehmen. Dann geben wir ein Dezinem weniger als das Äquum. Wir nennen diese Menge, die wir individuell ärztlich verschreiben, das Optimum: die für die jeweiligen Verhältnisse angepaßte beste Nahrungsmenge.

Bei einem Kinde in der zweiten Lebenswoche setzt sich das Optimum zusammen aus 3 dnsq für innere Arbeit, 1 dnsq für Wachstum und 1 dnsq für Fettansatz, zusammen 5 dnsq. Bei 33 cm Sitzhöhe ist dies $33 \times 33 \times {}^{5}/_{10} = 545$ Nem. Bei einem dreimonatigen Kinde, das anfängt, lebhaft zu werden, geben wir noch 1 dnsq für Bewegung zu, also zusammen 6 dnsq.

Das Kind von elf Monaten, das wir früher erwähnt haben, wird noch 2 dnsq zu seinem Äquum dazubekommen, also $44 \times 44 \times {}^{7}/_{10}$.

Nach dem ersten Lebensjahr ist ein weiterer Fettansatz gewöhnlich nicht wünschenswert. Wir geben nur den Zuschlag für Wachstum, dafür aber 3 dnsq für die lebhaften Bewegungen. Wir kommen dadurch auch wieder auf 7 dnsq.

Modifikationen der Kuhmilch

Wir haben nun früher gesehen, daß wir nur bei Brustnahrung in den ersten Lebensmonaten mit Milch allein auskommen; die Kuhmilch pflegen wir nicht unverändert zu geben, sondern wir verdünnen sie mit Wasser und setzen Zucker zu. Das geschieht aus dem Grunde, weil die Kuhmilch, angepaßt an das raschwachsende Kalb, mehr Baustoffe (Eiweiß und Salze) enthält als die Frauenmilch, dafür weniger Milchzucker. Wir gleichen durch diese Versetzung mit Wasser und Zucker die Kuhmilch den Bedürfnissen des menschlichen Säuglings an.

Die Kuhmilch enthält ungefähr doppelt so viel Eiweiß und Salze als die Frauenmilch. Wenn wir nun die Kuhmilch mit der gleichen Menge Wasser versetzen, eine „Halbmilch" machen, so haben wir wohl Eiweiß und Salze auf die Hälfte verdünnt, aber auch den Nährwert der Milch haben wir auf die Hälfte vermindert. Wir müßten dann von dieser Halbmilch einem Kinde die doppelte Menge geben, damit es den ihm zukommenden Gesamtnährwert erhält. Das hat man auch früher vielfach getan, mit dem Erfolge, daß viele Säuglinge bei dieser dünnen Kost mager geblieben sind. Warum? Ihr Magen ist auf die Mengen hergerichtet und eingestellt, die sie an der Mutterbrust trinken würden. Wenn wir ihrem Magen nun plötzlich die doppelte Menge Flüssigkeit zumuten, so gibt es wohl einige Kinder, die diese große Menge aufnehmen können, viel mehr Kinder aber, die nicht nachkommen und von der dünnen Flüssigkeit nicht die volle, doppelte Menge hinunterbringen.

Wir werden daher bei der Verdünnung nicht einfaches Wasser verwenden, sondern einen Nährstoff darin auflösen, der uns diese Verdopplung der Quantität erspart. Der naheliegendste Nährstoff ist der Zucker. Denn er ist, umgekehrt zum Eiweiß, in der Frauenmilch reichlicher enthalten als in der Kuhmilch.

Wieviel Zucker müssen wir in das Wasser geben, damit wir die gesamte Flüssigkeitsmenge nicht zu vermehren brauchen? Zucker und Milch lassen sich in der Verbrennung miteinander vergleichen. Beide enthalten brennbare Stoffe. Wenn man die Milch trocknet, kann man sie in einem Apparat, dem Kalorimeter, zur Verbrennung bringen und dabei feststellen, wieviel Wärme sie entwickelt. Diese Wärme wird in Kalorien gemessen, nach der Erwärmung des das Kalorimeter umgebenden Wassers. Eine Wärmemenge, welche einen Liter Wasser um einen Grad Celsius erwärmt, heißt eine Kalorie. Dieselben Prinzipien des Vergleiches gelten auch für die Verbrennungen der Nahrungsstoffe im Körper.

Ein Gramm Zucker entwickelt dieselbe Wärmemenge wie 6 g Milch, und im menschlichen Körper ersetzt ein Gramm Zucker die physiologischen Brennfunktionen von 6 g Milch. Wir sagen: Ein Gramm Zucker hat den Nahrungswert von 6 Nem. Um 100 g Milch durch Zucker zu ersetzen, brauchen wir 17 g Zucker, die $6 \times 17 = 102$ Nem oder rund 100 Nem, ein Hektonem, enthalten. Das sind etwa drei Würfel Zucker. Wenn wir diese drei Würfel in einem zehntel Liter Wasser auflösen, so haben wir eine Flüssigkeit, die denselben Brennwert hat wie die gleiche Menge Milch; wir nennen das eine Gleichnahrung. Die Milchmischung, die wir bei den jüngsten Kindern sehr viel verwenden, ist so eine Gleichnahrung; wir nennen sie Sibo, lac simplex bovinum.

	100 g Milch	100 Nem
	17 g Zucker	100 „
	100 g Wasser	—
eingekocht auf	200 g	200 Nem.

Wenn wir dieselbe Menge Zucker direkt in die Milch hineingeben, so erhalten wir eine Mischung, deren Nährwert verdoppelt ist:

100 g Milch	100 Nem
17 g Zucker	100 „
117 g	200 Nem

Auf 100 g eingekocht 100 g   200 Nem

Wir nennen das „Dubo", lac duplex bovinum.

Am meisten brauchen wir eine Mischung, welche „Sesquibo" heißt, von dem lateinischen Worte sesqui, das einundeinhalb bedeutet; weil die Flüssigkeit den eineinhalbfachen Nährwert der Milch hat:

150 g Milch	150 Nem
25 g Zucker	'150 „
25 g Wasser	—
200 g Flüssigkeit	300 Nem

Für die Verteilung im großen wird nicht das Gewicht der Milch, sondern ihr Volumen als Grundlage genommen: es wird nicht nach Kilogramm, sondern nach Liter vorgegangen und die Mischungen werden nicht eingekocht, sondern von vornherein auf ein bestimmtes Volumen eingestellt.

Bei reinem Wasser ist Kilogramm und Liter identisch: 1 Liter Wasser wiegt genau 1 kg. 1 l Milch wiegt, da diese gelöste Salze enthält, etwas mehr, ungefähr 1032 g. Das Nemsystem ist auf Gewicht berechnet, 1000 g Milch sind 1000 Nem; also enthält 1 Liter Durchschnittsmilch, die 1032 g wiegt, genau genommen, 1032 Nem. Da ein Nem der Nährwert von 1 g Milch ist, so enthält also 1 l Durchschnittsmilch nicht 1000, sondern 1032 Nem. Die Milch, die wir bei der Melkung einer Kuh erhalten, ist aber nicht genaue Durchschnittsmilch. Sie schwankt in ihrem Nemwert zumeist bedeutend, und zwar hauptsächlich deshalb, weil der Fettgehalt der Milch nicht gleichmäßig ist. Manche Kühe geben eine fettreichere, andere eine fettärmere Milch. Aber auch bei derselben Kuh, ja bei derselben Melkung ist der Fettgehalt verschieden. Wenn die Milch sich im Euter der Kuh angesammelt hat, so steigt schon im Euter das Fett in die Höhe, in die oberen Anteile der Milchräume des Euters. Beim Melken gehen zuerst die unteren, fettarmen Anteile ab, am Ende der Melkung ist daher die Milch viel fettreicher.

Wenn man die Milch einer großen Menge von Kühen, eines ganzen Kuhstalles und alle Melkungen eines Tages mischt, so entsteht ein sehr gleichmäßiges Gemisch, das aber doch in seinem Fettgehalt noch um einige Promille schwanken kann. Um einen ganz gleichmäßigen Nährwert der Milch zu erzielen, um nur solche Milch zu verwenden, die 1000 Nem in einem Liter enthält, soll täglich der Fettgehalt des Gemisches bestimmt, und wenn der Fettgehalt sich von den Durchschnittszahlen entfernt, die Milch mit dem genauen Nemwert nach einer Korrekturtabelle eingestellt werden.

Diese, auf 1000 Nem in 1000 cm³ eingestellte Kuhmilch heißt **Bo** (lac bovinum); aus ihr wird durch Zusatz von Zuckerlösung und Wasser Sibo und Sesquibo gewonnen.

Die Zuckerlösung, die wir in der Milchküche dazu verwenden, ist nicht einfacher, aus der Zuckerrübe gewonnener Rohrzucker, sondern eine Mischung von Rohrzucker und Malzzucker. Der Malzzucker ist weniger süß als der Rohrzucker, er ist aber besonders gut verdaulich und scheint die Stuhlbildung beim Säugling gut zu beeinflussen.

Reinheit der Milch

Außer der Gleichmäßigkeit der Milch in bezug auf ihren Nährwert muß auch auf das Freisein der Milch von schädlichen Stoffen und von Bakterien strenge geachtet werden.

Kindermilch wird aus besonderen Ställen gewonnen, in denen das Futter der Kühe sorgfältig ausgewählt ist. Futterstoffe, die schädliche Wirkungen in der Milch erzeugen könnten, sind ausgeschlossen.

Die Ställe, in denen Kindermilch erzeugt wird, sollen ständig überwacht sein. Jede Kuh wird vor der Aufnahme einer genauen Untersuchung durch den Tierarzt unterzogen, nur vollständig gesunde Kühe werden in den Stall aufgenommen. Ebenso müssen alle Personen, welche bei der Wartung und Melkung der Kühe sowie bei der Manipulation mit der Milch beschäftigt sind, ärztlich als gesund befunden sein. Kühe und Wartepersonen werden ständig in bezug auf ihren Gesundheitszustand überwacht. Das geschieht hauptsächlich aus dem Grunde, um Krankheitsbakterien, die „pathogenen Keime", zu vermeiden, die bei nachlässiger Gebarung leicht in die Milch gelangen können.

Die wichtigste Krankheit, welche durch die Milch übertragen werden kann, ist die Tuberkulose. Diese Krankheit ist bei uns sowohl unter den Menschen als auch unter dem Rindvieh weit verbreitet. Tuberkulöse Kühe können Tuberkelbazillen in der Milch ausscheiden und tuberkulöse Melker können durch Husten oder durch Melken mit ungewaschenen Händen Tuberkelbazillen in die Milch gelangen lassen.

Deshalb bezieht sich die tierärztliche Untersuchung der Milchkuh ganz besonders auf die Tuberkulose. Alle Kühe werden mit Tuberkulin geprüft und nur solche, die negativ reagieren, werden in den Kindermilchstall aufgenommen.

Andere Krankheiten, deren Keime durch die Milch übertragen werden können, sind Typhus, Ruhr, Scharlach. Eine sorgfältige Überwachung des Melkpersonals schließt diese Gefahren aus.

Neben den pathogenen Krankheitskeimen, von denen schon ein einziges Exemplar, durch die Milch in den Menschen gebracht, Schaden stiften kann, gibt es andere Bakterien, die an sich unschuldig sind, deren Stoffwechselprodukte aber schädlich wirken können. Es gibt Heubazillen, welche im Stalle ständig vorkommen, da sie dem Heu und Stroh anhaften. Sie erregen nach längerem Wachstum in der Milch Fäulnis, indem sie das Eiweiß der Milch zersetzen. Dazu braucht es aber längere Zeit, mehrere Tage. Wenn wir darauf sehen, daß die Milch am Tage der Einlieferung verwendet und nicht lange aufgehoben wird, brauchen wir auf diese Bakterien keine Rücksicht zu nehmen.

Andere Bakterien, die in jedem bewohnten Raume vorkommen, sind der Erreger der Milchsäuregärung, das Bacterium lactis aerogenes und das Bacterium coli. Sie sind weder selbst für den Menschen schädlich, noch sind ihre Stoffwechselprodukte giftig. Aber sie bewirken, wenn sie Zeit hatten, den Milchzucker in Säure zu verwandeln, eine Säuerung, ein Ausflocken der Milch. Das Hineinfallen von solchen Bakterien in die Milch können wir nicht vollständig vermeiden. Glücklicherweise sind sie aber sehr empfindlich auf Hitze, sie gehen schon bei einer Temperatur von 60 Grad in kurzer Zeit zugrunde.

Unser Bestreben muß dahingehen:

1. Die pathogenen Bakterien der ersten Gruppe überhaupt ganz auszuschließen, durch hygienische Überwachung von Kuhstall, Kühen und Melkern.

2. Die Bakterien der zweiten und dritten Gruppe nach Möglichkeit zu vermeiden und ihnen keine Zeit zur Entwicklung und Vermehrung zu lassen.

Um dies zu erreichen, muß zunächst möglichst keimarm gemolken werden. Kühe mit unreinen oder erweiterten Milchzitzen werden im Kindermilchstall nicht zugelassen. Vor dem Melken wäscht der Melker seine Hände und das Euter der Kuh. Die ersten Striche, die abgemolken werden, kommen nicht in die Kindermilch; der Eimer, in den gemolken wird, hat einen Deckel. Der Eimer wird jedesmal vor dem Gebrauch mit siedendem Wasser ausgebrüht.

Nach dem Melken wird die Milch sofort in einen kühlen Raum, die Milchkammer, getragen und dort mit Hilfe von Eis oder Kältemaschinen im Milchkühler auf eine sehr niedrige Temperatur gebracht. Die Bakterien brauchen zu ihrem Leben und zu ihrer Vermehrung eine günstige Temperatur. Am besten gedeihen sie bei etwa 30 Grad. Wenn wir die Milch bei 4 bis 8° C halten, so vermehren sie sich nicht.

Rezepte

Säuglingskost

Allgemeines über die Zubereitung der Kost für Säuglinge

Grundbedingung bei der Zubereitung der Säuglingskost ist die peinlichste Reinlichkeit und Genauigkeit. Für die Zubereitung der Säuglingskost soll gutes Kochgeschirr verwendet werden, das als guter Wärmeleiter die Milch rasch zum Kochen bringt und auch rasch wieder kühlen läßt. Das Geschirr soll nicht ausgesprungen sein und nur für die Säuglingskost verwendet werden. Man soll die Kost für die Säuglinge stets frisch zubereiten und Reste vom Vortage nicht mehr für die Säuglinge verwenden. Alle Rohmaterialien sollen erster Güte sein und die Milch aus einer verläßlichen Molkerei bezogen werden. Milchmischungen sollen nach Rat des Arztes (Mutterberatungsstelle) dem

Alter des Säuglings entsprechend in bestimmter Konzentration zubereitet werden und können für alle Mahlzeiten des Tages auf einmal gekocht werden.

Bei der Milchmanipulation spielt die Temperatur der Milch eine große Rolle. Milch soll stets in reinen Gefäßen bei einer Temperatur unter 10⁰ aufbewahrt werden; sie soll rasch zum Kochen und rasch zum Auskühlen gebracht werden. Bei der Entnahme von Milch für diverse Proben oder bei der Verteilung der Milch soll stets die ganze Milchmenge vorher gut umgerührt werden, um eine gleichmäßige Verteilung des Fettes zu erzielen.

Bei der Zubereitung von Mehlbrei verwende man nur gesiebtes Mehl und Würfelzucker (ein Würfel Zucker = zirka 5 g), da letzterer reiner als Kristallzucker ist. Immer bediene man sich der Wage und koche nie nach Gutdünken. Die zarte Verdauungskraft, auch des gesunden Säuglings, ist sehr leicht durch ein „Zuviel" geschädigt. Bei Gemüsen für Säuglinge passe man sich der Jahreszeit an und wähle nur zarte, junge, vor allem frische Gemüse. Gemüse, die lange am Marktplatz oder in den Geschäften liegen, haben schon viel Wasser verloren, sind welk, daher zähe, müssen länger kochen und verlieren dadurch viel von ihrem eigentlichen Werte. Gemüse für junge Säuglinge müssen immer passiert werden, sollen stets in Salzwasser gekocht und beim Putzen und Waschen sehr sorgfältig durchgesehen werden, da ein einziges faules Spinatblatt dem Säugling schon großen Schaden zufügen kann. Das gesiebte Mehl, das zur Einbrenn verwendet wird, soll in Butter nur licht, nie braun geröstet werden und mit Milch, die immer zum Säuglingsgemüse verwendet wird, gut verkocht werden. Das Gemüse kann durch feine Drahtsiebe passiert werden.

Bei der Zubereitung von Kompott für Säuglinge gilt dasselbe wie für Gemüse. In der Regel nimmt man Äpfel und Birnen, erst für ältere Säuglinge werden andere Obstsorten verwendet. Kompotte sollen nur durch Haarsiebe passiert werden. Obst soll vor dem Schälen gewaschen und sofort gekocht werden, da sonst die Farbe sich verändert.

Die rohen Obstsäfte sind nur von tadellosem Obst zu bereiten, das erst geschabt und dann durch Leinenflecke gepreßt wird.

Alle Obst- und Gemüsearten müssen nach dem Putzen und Schälen, aber ungewaschen gewogen werden, da sonst das Gewicht durch Anhaften von Wasser, besonders an den Gemüseblättern, unrichtig wäre.

Soxhletverfahren — Kochen in Portionsfläschchen

Die vom Arzt (Mutterberatungsstelle) bestimmte Milchmischung wird in so viele Teile geteilt, als der Säugling Mahlzeiten bekommt, genau abgemessen in die gut gewaschenen und gespülten Flaschen roh gefüllt. Zum Flaschenverschluß können Hütchen aus Gummi oder Aluminium verwendet werden, die mit den Flaschen gereinigt werden. Die so gefüllten Flaschen werden im Wasserbad zugesetzt und (vom Moment des Wallens an) zehn Minuten gekocht. Nun nimmt man die Flaschen aus dem Wasserbad, stellt sie in kaltes Wasser zum Auskühlen und bewahrt sie im Eisschrank oder im Keller kühl auf. Vor der Verabreichung der Mahlzeit wird die Flasche im 60⁰-C-Wasserbad durch zehn Minuten eingewärmt, dadurch erreicht der Flascheninhalt eine Temperatur von 40 bis 45⁰ C, die von der Mundschleimhaut als richtig warm empfunden wird.

Kochen in einem Topf

Sollte sich die Hausfrau nicht so viele Flaschen anschaffen können, so soll sie die für den ganzen Tag bestimmte Milchmischung in einen nur für diesen Zweck bestimmten Topf rasch zum Kochen bringen, den ganzen Topf unter ständigem Rühren durch Einstellen in kaltes Wasser wieder zum Auskühlen bringen, die ausgekühlte Milchmischung sofort in einen Behälter mit gut verschließbarem Deckel füllen und davon vor jeder Mahlzeit die vorgeschriebene

Menge in die Milchflasche geben und wie schon erwähnt im Wasserbad erwärmen. Die Reinigung der Säuglingsflasche erfolgt am besten mit einer 1%igen Sodalösung und einer Flaschenbürste, auch soll sowohl Flasche wie Sauger sofort nach dem Trinken gereinigt werden.

Pasteurisierung in der Milchküche

In größeren Betrieben, in denen für Säuglinge gekocht wird, bekommt der Säugling seine vom Arzt verordneten Mahlzeiten für den ganzen Tag gekocht aus der sogenannten Milchküche. Solch größere Anzahl von Einzelportionen wird nach genauer Vorschrift für jeden Säugling in vorher sterilisierte Einzelflaschen gefüllt und diese mit Pappscheiben verschlossen. Die so für jeden Säugling für 24 Stunden trinkfertigen Milchmischungen werden pasteurisiert, d. h. die Milchmischungen werden in einem eigens dafür konstruierten Dampfapparat mit Thermometer auf 70⁰ C durch zehn Minuten erhitzt, dann in Kühlwannen mit feiner Nebelbrause unter 10⁰ C gekühlt und darauf im Eiskasten bis zum Verabreichen der Mahlzeit aufbewahrt.

Eine derart pasteurisierte Milch ist wohl keimarm aber nicht keimfrei, also nicht steril, sie hält sich jedoch ein bis zwei Tage und bleibt im Geschmack vollkommen unverändert.

Die Rezepte enthalten stets in der ersten Zeile die Quantität in Nem, auf welche das Gesamtrezept lautet, sowie den Namen der Speise.

Darauf folgen Nemmenge der einzelnen Bestandteile sowie ihr Grammwert.

Unter dem Strich ist das Gewicht eines Hektonem in Gramm angegeben, ferner der Gehalt eines Hektonems an Eiweiß (in Dekanem) und an Mellitogen (in Mellitogeneinheiten). Das letztere Maß hat bei der Ernährung von Diabetikern Bedeutung[1].

1 Hn 100 g 1 E 7 M bedeutet: ein Hektonem ist in 100 g Speise enthalten; es ist in bezug auf Eiweiß einwertig, in bezug auf Mellitogen siebenwertig.

Es folgen dann noch die genauen Kochvorschriften für die Speise.

I. Rezepte zu einem Hektonem für den einzelnen Säugling

Die folgenden Rezepte sind für je ein Hektonem berechnet, sie kommen bei der Einzelküche des Säuglings in Anwendung. Wenn man z. B. 4 Hektonem Sibo bereiten will, werden die einzelnen Teile des ersten Rezeptes mit 4 multipliziert.

100 n Säuglingsmilchmischung (Sibo)

50 n Milch . . . . 50 g	Sibo ist eine Milchmischung für den Säugling, die mit dem Sauger verabreicht wird. 50 g rohe Milch werden mit 8,5 g Zucker und 50 g Wasser vermengt, roh in die Flasche gefüllt und im Wasserbade durch 10 Minuten gekocht. Zubereitungsdauer ¼ Stunde.
50 n Zucker. . . . . 8,5 g	
Wasser. . . . . .50 g	
___________________________	
1 Hn 100 g 1 E 7 M	
(Hn = Hektonem, g = Gramm, E = Eiweiß, M = Mellitogen.)	

____

[1]) Siehe Wagner-Pirquet, Diätbuch für Diabetiker. In Vorbereitung.

100 n Säuglingsmilchmischung (Sesquibo 1)

67 n Milch . . . . 67 g
33 n Zucker . . . . 5,5 g
____
1 Hn 67 g 1 E 5 M

Sesquibo ist eine Milchmischung von Mittelkonzentration zwischen Sibo und Dubo. Die Milch wird mit Zucker gemischt, roh in das Milchflascherl gefüllt, verschlossen und im Wasserbad durch 10 Minuten gekocht. Zubereitungsdauer ¹/₄ Stunde.

100 n Säuglingsmilchmischung (Sesquibo 2)

50 n Milch . . . . 50 g
50 n Zucker . . . . 8,5 g
Wasser . . . . 17 g
____
1 Hn 67 g 1 E 7 M

Sesquibo ist eine Säuglingsmilchmischung in der Konzentration zwischen Sibo und Dubo, mit Wasserzusatz. Die Milch wird mit Zucker und Wasser gemischt, roh in das Milchflascherl gefüllt und im Wasserbad durch 10 Minuten gekocht. Zubereitungsdauer ¹/₄ Stunde.

100 n Säuglingsmilchmischung (Dubo)

50 n Milch . . . . 50 g
50 n Zucker . . . . 8,5 g
____
1 Hn 50 g 1 E 7 M

Dubo ist eine Milchmischung für den Säugling in konzentrierter Form. Milch und Zucker werden gemischt, roh in das Säuglingsflascherl gefüllt und im Wasserbad durch 10 Minuten gekocht. Zubereitungsdauer ¹/₄ Stunde.

100 n Säuglingsmilchmischung (Tribo)

33 n Milch . . . . 33 g
67 n Zucker . . . . 11 g
____
1 Hn 33 g 1 E 8 M

Tribo ist eine dreifach konzentrierte Milchmischung ($1 g = 3 n$) für den Säugling. Milch und Zucker werden nach dem Mischen roh in das Säuglingsflascherl gefüllt und durch 10 Minuten im Wasserbad gekocht. Zubereitungsdauer ¹/₄ Stunde.

100 n Mehlkoch (Dubofa)

50 n Milch   50 g
10 n Milch   10 g zum Einkochen
5 n Mehl   1 g
35 n Zucker   6 g
____
1 Hn 50 g 1 E 7 M

Dubofa ist eine dünnbreiige oder dickflüssige Nahrung für den Säugling, die noch durch den Sauger verabreicht werden kann. Das Mehl wird mit einem kleinen Teil der kalten Milch fein verquirlt, zur ganzen Milchmenge dazugegeben, mit Zucker vermengt und auf 50 g eingekocht. Das fertig gekochte Mehlkoch wird in kaltes Wasser gestellt und mit einem Quirl auf der Oberfläche gut verquirlt; dadurch entsteht Schaum und wird eine Hautbildung auf der Oberfläche vermieden. Die Speise muß dünn und ohne Bröckel sein, da sie sonst den Sauger verstopft. Zubereitungsdauer 20 Minuten.

100 n Grießbrei (Dufa)

50 n Milch	50 g
6 n Milch	6 g zum Einkochen
20 n Grieß	4 g
24 n Zucker	4 g
	einkochen auf 50 g
1 Hn 50 g 1 E 8 M	

Der Grießbrei ist eine dickbreiige Speise für den Säugling, die mit dem Löffel gefüttert wird. Die Milch wird zum Kochen gebracht und erst der Zucker, dann der Grieß langsam unter beständigem Rühren eingekocht. Der Zucker soll in die kochende, nicht in die kalte Milch gegeben werden, da sich sonst die Milch viel leichter anlegt. Zubereitungsdauer 20 Minuten.

100 n Grießkoch mit Lebertran-Emulsion (Dufavia)

50 n Milch	50 g zum Ein-
6 n Milch	6 g kochen
16 n Grieß	3,2 g
7 n Lebertran-Emulsion . .	1 g
21 n Zucker . . .	3,5 g
	einkochen auf 50 g
1 Hn 50 g 1 E 7 M	

Dufavia ist ein dickbreiiger Grießbrei für den Säugling, mit Lebertran-Emulsion, der mit dem Löffel gefüttert wird. Die Milch wird zum Kochen gebracht und erst der Zucker, dann der Grieß langsam unter beständigem Rühren eingekocht. Der Zucker soll in die kochende, nicht in die kalte Milch gegeben werden, da sich sonst die Milch viel rascher anlegt. Nach dem Erkalten wird 1 g Lebertran-Emulsion (50 %) eingerührt. Zubereitungsdauer 20 Minuten.

100 n Mehlkoch mit Lebertran-Emulsion (Dubofavia)

50 n Milch	50 g zum Ein-
10 n Milch	10 g kochen
5 n Mehl	1 g
7 n Lebertran-Emulsion . .	1 g
28 n Zucker	4,6 g
	einkochen auf 50 g
1 Hn 50 g 1 E 7 M	

Dubofavia ist eine dünnbreiige oder dickflüssige Nahrung mit Lebertran-Emulsion für den Säugling, die noch mit dem Sauger gegeben werden kann. Das Mehl wird mit einem kleinen Teil der kalten Milch fein verquirlt, zur ganzen Milchmenge dazugegeben, mit Zucker vermengt und auf 49 g eingekocht. Das fertig gekochte Mehlkoch wird in kaltes Wasser gestellt, mit einem Quirl auf der Oberfläche gut verquirlt; dadurch entsteht Schaum und die Hautbildung auf der Oberfläche wird vermieden. In das erkaltete Mehlkoch wird 1 g Lebertran-Emulsion eingerührt. Die Speise muß dünn und ohne Bröckel sein, da sie sonst den Sauger verlegt. Zubereitungsdauer 20 Minuten.

100 n Apfelsaft

34 n ausgepreßter Apfelsaft	50 g
66 n Staubzucker	11 g
1 Hn 61 g 0 E 9 M	

Gewaschene, geschälte Äpfel werden geschabt, durch ein Leinenfleckerl gepreßt und 50 g Saft mit 11 g feinem Staubzucker gut verrührt und der Saft nach Angabe des Arztes dem Säugling verabreicht. Zubereitungsdauer $^1/_4$ Stunde.

100 n Birnensaft

34 n ausgepreßter Birnensaft	50 g
66 n Staubzucker.	11 g
1 Hn 61 g 0 E 9 M	

Gewaschene, geschälte Birnen werden geschabt, durch ein Leinenfleckerl gepreßt und 50 g Saft mit 11 g feinem Staubzucker gut verrührt und nach Angabe des Arztes dem Säugling verabreicht.

Zubereitungsdauer $^{1}/_{4}$ Stunde.

100 n Zitronensaft

Zitronensaft	33 g
100 n Staubzucker	17 g
1 Hn 50 g 0 E 10 M	

Eine gewaschene Zitrone wird ausgepreßt, der Saft durch ein Leinenfleckerl filtriert und 33 g Saft mit 17 g Staubzucker vermengt und der Saft dem Säugling nach Angabe des Arztes verabreicht.

Zubereitungsdauer $^{1}/_{4}$ Stunde.

100 n Orangensaft

17 n Concentrated Orange juice[1]	5,7 g
83 n 50% Zuckerlösung . .	27 g
1 Hn 33 g 0 E 9 M	

[1] Von der Firma Sunkist, San Francisco.

100 n Apfelkompott für Säuglinge

20 n Apfel	30 g
80 n Zucker	13 g
Wasser	10 g
eindünsten auf 50 g	
1 Hn 50 g 0 E 9 M	

30 g geschälte, entkernte Äpfel werden in dünne Scheiben geschnitten, mit Zucker und 10 g Wasser weichgedünstet, durch ein Haarsieb passiert, gewogen und auf 50 g mit gekochtem Wasser ergänzt.

Zubereitungsdauer 20 Minuten.

100 n Birnenkompott für Säuglinge

20 n Birnen	30 g
80 n Zucker	13 g
Wasser	50 g
eindünsten auf 50 g	
1 Hn 50 g 0 E 9 M	

30 g geschälte, entkernte Birnen werden mit Zucker und 50 g Wasser weichgedünstet, durch ein Haarsieb passiert, gewogen und auf 50 g mit gekochtem Wasser ergänzt.

Zubereitungsdauer $^{1}/_{2}$ Stunde.

100 n Pflaumenkompott für Säuglinge

20 n Pflaumen	30 g
80 n Zucker	13 g
Wasser	10 g
eindünsten auf 50 g	
1 Hn 50 g 0 E 9 M	

30 g entkernte Pflaumen werden mit Zucker und 10 g Wasser weichgedünstet, durch ein Haarsieb passiert, gewogen und auf 50 g mit gekochtem Wasser ergänzt.

Zubereitungsdauer 20 Minuten.

100 n Kirschenkompott für Säuglinge

20 n Kirschen .... 30 g
80 n Zucker .... 13 g
  Wasser .... 10 g
  eindünsten auf 50 g
————————————————
 1 Hn 50 g 0 E 9 M

30 g entkernte Kirschen werden mit Zucker in 10 g Wasser weichgedünstet, durch ein Haarsieb passiert, gewogen und auf 50 g mit gekochtem Wasser ergänzt.

Zubereitungsdauer 20 Minuten.

100 n Spinat für Säuglinge

20 n Spinat .... 50 g
10 n Milch .... 10 g
10 n Mehl .... 2 g
60 n Butter .... 5 g
  Salz .... 1 g
  einkochen auf 50 g
————————————————
 1 Hn 50 g 1 E 2 M

Der Spinat wird geputzt, in trockenem Zustand gewogen und gut durchgewaschen, hierauf in 100 g Wasser mit 1 g Salz ohne Deckel gekocht, damit die grüne Farbe erhalten bleibt, dann abgeseiht, ausgedrückt und passiert. Aus Butter und Mehl wird eine goldgelbe Einbrenn gemacht, die ausgekühlt, mit kalter Milch verrührt, mit Salz gewürzt und auf 50 g eingekocht wird. Zubereitungsdauer ½ Stunde.

100 n Kohlrüben für Säuglinge

20 n Kohlrüben .... 50 g
10 n Mehl .... 2 g
60 n Butter .... 5 g
10 n Milch .... 10 g
  Salz .... 1 g
  einkochen auf 50 g
————————————————
 1 Hn 50 g 0,5 E 2 M

50 g geschälte, gewaschene, junge Kohlrüben dünstet man mit 1 g Salz in wenig Wasser weich und passiert sie. 5 g Butter werden heiß gemacht, 2 g Mehl hinzugefügt und licht geröstet, mit den passierten Kohlrüben vermengt, mit Milch glatt verrührt und auf 50 g eingekocht.

Zubereitungsdauer ½ Stunde.

100 n Kohlsprossen für Säuglinge

20 n Kohlsprossen........ 50 g
10 n Mehl .... 2 g
60 n Butter .... 5 g
10 n Milch .... 10 g
  Salz .... 1 g
  einkochen auf 50 g
————————————————
 1 Hn 50 g 0,5 E 2 M

Zarte junge Kohlsprossen werden geputzt, gewaschen und für eine Stunde in Salzwasser gelegt, um die Insekten zum Auskriechen zu bringen. In 100 g Wasser gibt man 1 g Kochsalz, bringt es zum Kochen, gibt die gut abgetropften Kohlsprossen in das kochende Salzwasser, läßt sie weichkochen, gibt sie auf ein Sieb und passiert sie noch heiß. Butter und Mehl wird licht geröstet, das passierte Gemüse hinzugefügt, mit kochender Milch glatt verrührt und mit Salz gewürzt. Zubereitungsdauer ½ Stunde.

100 n Karotten für Säuglinge

20 n Karotten.......... 40 g
10 n Mehl.............. 2 g
10 n Zucker........... 1,7 g
50 n Butter .... 4,2 g
10 n Milch .... 10 g
  Salz .... 1 g
  einkochen auf 50 g
————————————————
 1 Hn 50 g 0,5 E 3 M

Die Karotten werden gewaschen, abgeschabt, nochmals gewaschen und in Scheiben geschnitten, hierauf in wenig Wasser weichgedünstet, passiert, mit einer hellgelben Einbrenn aus Butter und Mehl verrührt, mit Zucker vermengt und auf 50 g eingekocht.

Zubereitungsdauer ½ Stunde.

100 n Karfiol für Säuglinge

20 n Karfiol	50 g
10 n Mehl	2 g
60 n Butter	5 g
10 n Milch	10 g
Salz.	1 g
einkochen auf 50 g	
1 Hn 50 g 0,5 E 2 M	

Frischer Karfiol wird geputzt, gewaschen und für eine Stunde in Salzwasser gelegt, um die Insekten zum Auskriechen zu bringen. In 100 g Wasser gibt man 1 g Kochsalz, bringt es zum Kochen, gibt den gut abgetropften Karfiol in das kochende Salzwasser, läßt ihn weich kochen, gibt ihn auf ein Sieb und passiert noch heiß. Butter und Mehl wird licht geröstet, das passierte Gemüse hinzugefügt, mit kochender Milch glatt verrührt und mit Salz gewürzt. Zubereitungsdauer ½ Stunde.

100 n Kartoffelbrei für Säuglinge

30 n Kartoffel	24 g
30 n Milch	30 g
40 n Butter	3,4 g
Salz	1 g
einkochen auf 50 g	
1 Hn 50 g 1 E 3 M	

Die gewaschenen, geschälten Kartoffeln werden mit Salz bestreut, im Kartoffelkocher (Dunsttopf) weichgekocht, heiß passiert, mit kochender Milch und Butter glatt verrührt und auf 50 g eingekocht.
Zubereitungsdauer $^3/_4$ Stunden.

2. Rezepte für Säuglingsküchen zu 10 Hn

10 Hn Säuglingsmilchmischung (Sibo)

5 Hn Milch	500 g
5 Hn Zucker	85 g
Wasser	500 g
1 Hn 100 g 1 E 7 M	

Sibo ist eine Milchmischung für den Säugling, die mit dem Sauger verabreicht wird. 500 g rohe Milch werden mit 85 g Zucker und 500 g Wasser vermengt, im Rohzustande in Einzelportionen in Flaschen gefüllt und im Wasserbade durch 10 Minuten gekocht. Zubereitungsdauer ½ Stunde.

10 Hn Säuglingsmilchmischung (Sesquibo 1)

6,7 Hn Milch	670 g
3,3 Hn Zucker	56 g
1 Hn 67 g 1 E 5 M	

Sesquibo ist eine Milchmischung von Mittelkonzentration zwischen Sibo und Dubo. Die Milch wird mit Zucker gemischt, roh nach einzelnen Portionen in die Milchflaschen gefüllt, verschlossen und im Wasserbad durch 10 Minuten gekocht. Zubereitungsdauer ½ Stunde.

10 Hn Säuglingsmilchmischung (Sesquibo 2)

5 Hn Milch	500 g
5 Hn Zucker	85 g
Wasser	170 g
1 Hn 67 g 1 E 7 M	

Eine Milchmischung, in der Konzentration zwischen Sibo und Dubo, mit Wasserzusatz. Die Milch wird mit Zucker und Wasser gemischt, roh in Einzelportionen in die Milchflaschen gefüllt und im Wasserbad durch 10 Minuten gekocht.
Zubereitungsdauer ½ Stunde.

10 Hn Säuglingsmilchmischung (Dubo)

5 Hn Milch . . . . 500 g
5 Hn Zucker . . . . 85 g
____
    1 Hn 50 g 1 E 7 M

Dubo ist eine Milchmischung für den Säugling in konzentrierter Form. Milch und Zucker werden gemischt, roh in Einzelportionen in die Säuglingsflaschen gefüllt und im Wasserbad durch 10 Minuten gekocht.
Zubereitungsdauer ½ Stunde.

10 Hn Säuglingsmilchmischung (Tribo)

3,3 Hn Milch . . . . 330 g
6,7 Hn Zucker . . . . 113 g
____
    1 Hn 33 g 0,5 E 8 M

Tribo ist eine stark konzentrierte Milchmischung für den Säugling. Milch und Zucker werden nach dem Mischen roh in Einzelportionen in die Säuglingsflaschen gefüllt und durch 10 Minuten im Wasserbad gekocht.
Zubereitungsdauer ½ Stunde.

10 Hn Mehlkoch für den Säugling (Dubofa)

5 Hn Milch 500 g
1 Hn Milch 100 g zum Einkochen
1 Hn Mehl   20 g
3 Hn Zucker 51 g
    einkochen auf 500 g
____
    1 Hn 50 g 1 E 6 M

Das Mehlkoch ist eine dünnbreiige oder dickflüssige Nahrung für den Säugling, die noch durch den Sauger verabreicht werden kann. Das Mehl wird mit einem kleinen Teil der kalten Milch fein verquirlt, zur ganzen Milchmenge dazugegeben, mit Zucker vermengt

und auf 500 g eingekocht. Das fertig gekochte Mehlkoch wird in kaltes Wasser gestellt und mit einem Quirl auf der Oberfläche gut verquirlt; dadurch entsteht Schaum und wird eine Hautbildung auf der Oberfläche vermieden. Die Speise muß dünn und ohne Bröckel sein, da sie sonst den Sauger verstopft.
Zubereitungsdauer ½ Stunde.

[10 Hn Grießkoch für den Säugling (Dufa)

5   Hn Milch   500 g
1,5 Hn Milch   150 g zum Einkochen
2   Hn Grieß   40 g
1,5 Hn Zucker   25 g
    einkochen auf 500 g
____
    1 Hn 50 g 2 E 5 M

Das Grießkoch ist eine dickbreiige Speise für den Säugling, die mit dem Löffel gefüttert wird. Die Milch wird zum Kochen gebracht und erst der Zucker, dann der Grieß langsam unter beständigem Rühren eingekocht. Der Zucker soll in die kochende, nicht in die kalte Milch gegeben werden, da sich sonst die Milch viel rascher anlegt.
Zubereitungsdauer ½ Stunde.

10 Hn Milchreis für den Säugling

5 Hn Milch . . . . 500 g
3 Hn Reis . . . . 60 g
2 Hn Zucker . . . . 34 g
    einkochen auf 500 g
____
    1 Hn 50 g 1 E 6 M

Der Reis wird geklaubt und einige Male gut durchgewaschen, sodann mit 300 g Wasser, Milch und Zucker vermengt, zum Kochen gebracht und durch 20 bis 25 Minuten auf 500 g eingekocht.
Zubereitungsdauer ½ Stunde.

10 Hn Milchnockerl

2 Hn Butter	17 g
2 Hn Zucker	34 g
2 Hn Mehl...............	40 g
1 Hn Ei	40 g
3 Hn Milch	300 g

1 Hn 37 g 1 E 5 M

Die Butter wird flaumig abgetrieben, mit dem Eidotter, Zucker und Mehl verrührt. Das Eiklar wird zu Schnee geschlagen und dieser langsam in die Masse eigerührt. Die Hälfte des vorgeschriebenen Zuckerquantums kommt in den Abtrieb, die zweite Hälfte in die Milch. Mit einem Kaffeelöffel werden Nockerl geformt, in die kochende Milch eingelegt und durch 5 bis 7 Minuten gekocht. Nach dem Kochen wiegen. Zubereitungsdauer ½ Stunde.

10 Hn Grießsuppe für den Säugling

2.5 Hn Grieß	50 g
7,5 Hn Butter	62 g
Wasser	750 g
Salz..............	3 g
einkochen auf 670 g	

1 Hn 67 g 0,5 E 2 M

Der Grieß wird mit Butter goldgelb geröstet, mit Wasser aufgegossen, gesalzen und auf 670 g eingekocht. Zubereitungsdauer ½ Stunde.

10 Hn Bouillon für Säuglinge

2 Hn Fleischbrühe ...2000 g	
0,1 Hn Fleischbrühe ... 100 g	zum Einkochen
7,9 Hn Grieß ... 158 g	
Salz .... 9 g	
einkochen auf 2000 g	

1 Hn 200 g 1 E 7 M

Der Grieß wird in die kochende Fleischbrühe eingerührt und auf ein bestimmtes Nahrungsgewicht (2000 g) eingekocht. Zubereitungsdauer ½ Stunde.

10 Hn Spinat für Säuglinge

2 Hn Spinat	500 g
1 Hn Mehl...............	20 g
6 Hn Butter	51 g
1 Hn Milch	100 g
Salz	10 g
einkochen auf 500 g	

1 Hn 50 g 1 E 2 M

Der Spinat wird geputzt, in trockenem Zustand gewogen und gut durchgewaschen, hierauf in 1000 g Wasser mit 10 g Salz ohne Deckel gekocht, damit die grüne Farbe erhalten bleibt, dann abgeseiht, ausgedrückt und passiert. Aus Butter und Mehl wird eine goldgelbe Einbrenn gemacht, die ausgekühlt, mit kalter Milch verrührt, mit Salz gewürzt und auf 500 g eingekocht wird. Zubereitungsdauer ³/₄ Stunden.

10 Hn Kohlrüben für Säuglinge

2 Hn Kohlrüben	500 g
1 Hn Mehl...............	20 g
6 Hn Butter	51 g
1 Hn Milch	100 g
Salz	10 g
einkochen auf 500 g	

1 Hn 50 g 0,5 E 2 M

500 g geschälte, gewaschene, junge Kohlrüben dünstet man mit 10 g Salz in wenig Wasser weich und passiert sie. 51 g Butter werden heiß gemacht, 20 g Mehl hinzugefügt und licht geröstet, mit den passierten Kohlrüben vermengt, mit Milch glatt verrührt und auf 500 g eingekocht. Zubereitungsdauer ³/₄ Stunden.

10 Hn Kohlsprossen für Säuglinge

<table>
<tr><td>2 Hn Kohlsprossen . . . . . .</td><td>500 g</td></tr>
<tr><td>1 Hn Mehl. . . . .</td><td>20 g</td></tr>
<tr><td>6 Hn Butter . . . .</td><td>51 g</td></tr>
<tr><td>1 Hn Milch . . . .</td><td>100 g</td></tr>
<tr><td>Salz. . . . .</td><td>10 g</td></tr>
<tr><td>einkochen auf 500 g</td><td></td></tr>
<tr><td>1 Hn 50 g 0,5 E 2 M</td><td></td></tr>
</table>

Zarte, junge Kohlsprossen werden geputzt, gewaschen und für eine Stunde in Salzwasser gelegt, um die Insekten zum Auskriechen zu bringen. In einem Liter Wasser gibt man 10 g Kochsalz, bringt es zum Kochen, gibt die gut abgetropften Kohlsprossen in das kochende Salzwasser, läßt sie weich kochen, gibt sie auf ein Sieb und passiert sie noch heiß. Butter und Mehl wird licht geröstet, das passierte Gemüse hinzugefügt, mit kochender Milch glatt verrührt und mit Salz gewürzt. Zubereitungsdauer $^3/_4$ Stunden.

10 Hn Karotten für Säuglinge

<table>
<tr><td>2 Hn Karotten . . . .</td><td>400 g</td></tr>
<tr><td>1 Hn Mehl. . . . .</td><td>20 g</td></tr>
<tr><td>1 Hn Zucker . . . .</td><td>17 g</td></tr>
<tr><td>5 Hn Butter . . . .</td><td>42 g</td></tr>
<tr><td>1 Hn Milch . . . .</td><td>100 g</td></tr>
<tr><td>Salz . . . .</td><td>10 g</td></tr>
<tr><td>einkochen auf 500 g</td><td></td></tr>
<tr><td>1 Hn 50 g 0,5 E 3 M</td><td></td></tr>
</table>

Die Karotten werden gewaschen, abgeschabt, nochmals gewaschen und in Scheiben geschnitten, hierauf in wenig Wasser weich gedünstet, passiert, mit einer hellgelben Einbrenn aus Butter und Mehl verrührt, mit Zucker vermengt und auf 500 g eingekocht. Zubereitungsdauer $^3/_4$ Stunden.

10 Hn Karfiol für Säuglinge

<table>
<tr><td>2 Hn Karfiol. . . . .</td><td>500 g</td></tr>
<tr><td>1 Hn Mehl. . . . .</td><td>20 g</td></tr>
<tr><td>6 Hn Butter . . . .</td><td>51 g</td></tr>
<tr><td>1 Hn Milch . . . .</td><td>100 g</td></tr>
<tr><td>Salz . . . .</td><td>10 g</td></tr>
<tr><td>einkochen auf 500 g</td><td></td></tr>
<tr><td>1 Hn 50 g 0,5 E 2 M</td><td></td></tr>
</table>

Frischer Karfiol wird geputzt, gewaschen und für eine Stunde in Salzwasser gelegt, um die Insekten zum Auskriechen zu bringen. In 1 l Wasser gibt man 10 g Kochsalz, bringt es zum Kochen, gibt den gut abgetropften Karfiol in das kochende Salzwasser, läßt ihn weich kochen, gibt ihn auf ein Sieb und passiert noch heiß. Butter und Mehl wird licht geröstet, das passierte Gemüse hinzugefügt, mit kochender Milch glatt verrührt und mit Salz gewürzt. Zubereitungsdauer $^3/_4$ Stunden.

10 Hn Kartoffelbrei für Säuglinge

<table>
<tr><td>3 Hn Kartoffel . . . .</td><td>240 g</td></tr>
<tr><td>3 Hn Milch . . . .</td><td>300 g</td></tr>
<tr><td>4 Hn Butter . . . .</td><td>34 g</td></tr>
<tr><td>Salz . . . .</td><td>10 g</td></tr>
<tr><td>einkochen auf 500 g</td><td></td></tr>
<tr><td>1 Hn 50 g 1·E 3 M</td><td></td></tr>
</table>

Die gewaschenen, geschälten Kartoffeln werden mit Salz bestreut, im Kartoffelkocher (Dunsttopf) weich gekocht, passiert, mit kochender Milch und Butter glatt verrührt und auf 500 g eingekocht. Zubereitungsdauer 1 Stunde.

10 Hn Kirschenkompott für Säuglinge

<table>
<tr><td>2 Hn Kirschen, entkernt .</td><td>300 g</td></tr>
<tr><td>8 Hn Zucker . . . .</td><td>136 g</td></tr>
<tr><td>Wasser . . . .</td><td>100 g</td></tr>
<tr><td>eindünsten auf 500 g</td><td></td></tr>
<tr><td>1 Hn 50 g 0 E 9 M</td><td></td></tr>
</table>

300 g entkernte Kirschen werden mit Zucker und 100 g Wasser weich gedünstet, durch ein Haarsieb passiert, gewogen und auf 500 g mit gekochtem Wasser ergänzt. Zubereitungsdauer ½ Stunde.

10 Hn Pflaumenkompott

2 Hn Pflaumen	300 g
8 Hn Zucker	136 g
Wasser	100 g
eindünsten auf 500 g	
1 Hn 50 g 0 E 9 M	

300 g entkernte Pflaumen werden mit Zucker und 100 g Wasser weich gedünstet, durch ein Haarsieb passiert, gewogen und auf 500 g mit gekochtem Wasser ergänzt.

Zubereitungsdauer ½ Stunde.

10 Hn Birnenkompott für Säuglinge

2 Hn Birnen	300 g
8 Hn Zucker	136 g
Wasser	500 g
eindünsten auf 500 g	
1 Hn 50 g 0 E 9 M	

300 g geschälte, entkernte Birnen werden mit Zucker und 500 g Wasser weich gedünstet, durch ein Haarsieb passiert, gewogen und auf 500 g mit gekochtem Wasser ergänzt.

Zubereitungsdauer $^3/_4$ Stunden.

10 Hn Apfelkompott für Säuglinge

2 Hn Äpfel	300 g
8 Hn Zucker	136 g
Wasser	100 g
eindünsten auf 500 g	
1 Hn 50 g 0 E 9 M	

300 g geschälte, entkernte Äpfel werden in dünne Scheiben geschnitten, mit Zucker und 10 g Wasser weich gedünstet, durch ein Haarsieb passiert, gewogen und auf 500 g mit gekochtem Wasser ergänzt.

Zubereitungsdauer $^1/_2$ Stunde.

10 Hn Biskotten (Vorrat)

4 Hn Ei	2 Eier
2,2 Hn Eiklar	1 Eiklar
0,5 Hn Zucker	76 g
3,3 Hn Mehl	66 g
Salz..	1 g
1 Hn 20 g 1 E 8 M	

Mehl, Zucker und Salz werden gesiebt, die Biskottenformen werden ganz wenig gefettet und mit Mehl leicht bestäubt. Das Rohr wird angeheizt. Zwei ganze Eier werden mit dem Klar von einem Ei schaumig gerührt. Mehl, Zucker und Salz löffelweise untergemengt und so lange gerührt, bis die Masse weiß und schaumig ist, dann rasch in die vorbereiteten Formen gefüllt und bei mäßiger Hitze goldgelb gebacken. Zubereitungsdauer 1½ Stunden.

10 Hn Kakes für Säuglinge (Vorrat)

4 Mehl	80 g
2 Hn Zucker	34 g
3,2 Hn Butter	27 g
0,8 Hn Dotter	1 otter
Salz	1 g
Natron	1 g
1 Hn 15 g 0,5 E 6 M	

Gesiebtes Mehl, gesiebter, feiner Staubzucker, Butter und Dotter, Salz und Natron werden zu einem geschmeidigen Teig verarbeitet, ausgewalkt und runde Formen ausgestocken, auf ein mit Wachs geschmiertes Blech gelegt und bei guter Hitze hellgelb gebacken.

Zubereitungsdauer 1 Stunde.

10 Hn Biskuit (Vorrat)

2 Hn Ei	80 g
2 Hn Mehl	80 g
4 Hn Zucker	68 g
Salz	1 g
1 Hn 19 g 1 E 6 M	

Mehl, Zucker und Salz wird gesiebt, eine Form wird ganz wenig mit Butter ausgeschmiert und mit Mehl bestreut. Die Eier werden schaumig gerührt, abwechselnd fein gesiebtes Mehl, Zucker und Salz dazugerührt. Bis die Masse weiß und schaumig ist, wird sie rasch in die vorbereitete Form gefüllt und bei mäßiger Hitze eine halbe Stunde gebacken. Zubereitungsdauer $1^1/_2$ Stunden.

70 Hn Lebertran-Emulsion (Vorrat)

66,7 Hn Lebertran...... 500 g
3,3 Hn Zucker .... 56 g
Carragen .... 7 g
Wasser .... 600 g
einkochen auf 1000 g
____
1 Hn 14 g 0 E 0 M

Ein Kochtopf, der nur zur Zubereitung dieser Lebertran-Emulsion verwendet werden soll (Geruch), wird leer gewogen und das Gewicht notiert. 600 g Wasser und 7 g Carragen (in der Apotheke erhältlich) werden in diesem austarierten Topf auf 450 g eingekocht, was eine dünnschleimige Lösung ergibt. Das Ganze wird durch ein Leinenfleckchen filtriert, 56 g Zucker werden hinzugefügt, gut verrührt, die Masse in eine Literflasche gefüllt und erkalten gelassen. Ist diese Carragenlösung kalt, so gibt man unter ständigem Schütteln allmählich löffelweise 500 g Lebertran hinzu. Ist der ganze Lebertran untergemengt, was ungefähr zwei Stunden dauert, füllt man die ganze Emulsion mit Wasser auf 1000 g auf. Die Emulsion muß dicklich gelb sein. Sie verbindet sich sehr leicht mit allen Milchmischungen. Diese Emulsion ist siebenwertig, d. h. in 1 g sind 7 Nem enthalten. Kühl aufbewahrt, hält sich die Emulsion wochenlang. Zubereitungsdauer $3\frac{1}{2}$ Stunden.

1 Liter 50%ige Zuckerlösung (Vorrat)

700 g Wasser
500 g Zucker
einkochen auf 1000 cm³
____
1 Hn = 33 cm³

In 700 g Wasser werden 500 g Zucker gelöst und zum Kochen gebracht, auf 1000 cm³ eingekocht, ausgekühlt, in Flaschen gefüllt und zu Milchmischungen für Säuglinge nach Vorschrift als dreiwertige Zuckerlösung verwendet. 1 g = 3 n.
Zubereitungsdauer $^{1}/_{2}$ Stunde.

Einfachste Verordnungen für Kinder vom 3. bis zum 14. Lebensjahre

Für gesunde Kinder mit Sitzhöhe über 50 cm kann man systematisch folgende Speisenfolge einnehmen:

Speiseplan für gesunde Kinder vom dritten Lebensjahre an

	Sitzhöhe in Zentimetern	53—55	56, 57	58, 59	60—62	63, 64	65—68	69—73	74—77	78—82	83 u. m.
	7 dnsq, Hektonem	20	22	24	26	28	30	35	40	45	50
Früh 7 Uhr	Milchgetränk . .	3	3	4	5	5	5	5	5	5	5
	Brot	1	1	1	1	1	2	3	3	4	5
	Butter oder Fett .	1	1	1	1	1	1	2	3	4	5
Vormittag 10 Uhr	Milchgetränk. . .	1	1	1	—	—	—	—	—	—	—
	Ei, Käse, Wurst. .	1	1	1	1	1	1	1	1	1	1
	Brot	1	1	1	1	1	1	1	1	1	1
	Butter oder Fett .	—	—	—	1	1	1	1	1	1	1

Sitzhöhe in Zentimetern	53—55	56, 57	58, 59	60—62	63, 64	65—68	69—73	74—77	78—82	83 u. m.
7 dnsq, Hektonem	**20**	**22**	**24**	**26**	**28**	**30**	**35**	**40**	**45**	**50**
Mittag 13 Uhr — Suppe	0,5	1	1	1	1	1	1	2	2	2
Fleisch	0,5	1	1	1	1	2	2	2	3	3
Gemüse	2	2	2	2	3	3	3	3	4	4
Mehlspeise	1	1	2	2	2	2	2	3	3	4
Obst, Kompott	1	1	1	1	1	1	2	2	2	2
Nachmittag 16 Uhr — Milchgetränk	2	2	2	2	2	2	2	2	2	2
Abends 19 Uhr — Milchspeise	3	4	5	5	5	5	5	5	5	5
Brot	1	1	1	1	1	1	2	3	3	4
Butter oder Fett	—	—	—	1	1	1	2	2	3	3
Fleisch, Wurst, Käse	—	—	—	—	1	1	1	2	2	3
Milchgetränk	1	1	—	—	—	—	—	—	—	—

20 Hektonem Tagesbedarf

Früh:
3 Hn Schokolade . . . . = 150 g Milch, 15 g Schokolade, 12 g Zucker, einkochen auf 150 g,
1 Hn Brot . . . . = 30 g Brot,
1 Hn Butter . . . . = 8,5 g Butter.

Vormittag:
1 Hn Milch . . . . = 100 g Milch,
1 Hn Ei . . . . = 40 g Ei = 1 Ei,
1 Hn Semmel . . . . = 25 g Semmel.

Mittag:
0,5 Hn Suppe . . . . = 75 g Fleischbrühe, 9 g Grieß, einkochen auf 75 g,
0,5 Hn Fleisch . . . . . . = 17,5 g Fleisch, gebraten,
1 Hn Spinat . . . . = 100 g Spinat, 4 g Mehl, 10 g Butter, 20 g Milch, 2 g Salz, einkochen auf 100 g,
1 Hn Omelette . . . . . . 10 g Ei, 5 g Zucker, 2 g Mehl, 2 g Fett, 3 g Marmelade,
1 Hn Kompott . . . . . . = 37 g Äpfel, 12,5 g Zucker, 10 g Wasser, einkochen auf 50 g.

Nachmittag: 2 Hn Kaffee . . . . = 100 g Milch, 17 g Zucker, 17 g Kaffee - Essenz, einkochen auf 134 g.

Abend:
3 Hn Milchspeise . . . . = 168 g Milch, 12 g Grieß, 12 g Zucker, einkochen auf 150 g,
1 Hn Brot . . . . = 30 g Brot,
1 Hn Milch . . . . = 100 g Milch.

20 Hn

22 Hektonem Tagesbedarf

Früh:	3 Hn Kaffee .... =	150 g Milch 25,5 g Zucker, 25 g Kaffee-Essenz, einkochen auf 200 g.
	1 Hn Semmel .... =	25 g Semmel,
	1 Hn Butter .... =	8,5 g Butter.
Vormittag:	1 Hn Milch mit Zucker =	50 g Milch, 8,5 g Zucker,
	1 Hn Brot........... =	30 g Brot,
	1 Hn Schinken ...... =	20 g Schinken.
Mittag:	1 Hn Suppe .... =	150 g Fleischbrühe, 17 g Nudeln, einkochen auf 150 g,
	1 Hn Fleisch .... =	35 g Fleisch gebraten,
	2 Hn Gemüse .... =	100 g Karfiol, 4 g Mehl, 10 g Butter, 20 g Milch, 2 g Salz, einkochen auf 100 g,
	1 Hn Vanillekipferl .. =	5 g Mehl, 2 g Butter, 10 g Ei, 3 g Vanillezucker, 1 g Mandeln,
	1 Hn Kompott....... =	37 g Äpfel, 12,5 g Zucker, 10 g Wasser, einkochen auf 50 g.
Nachmittag:	2 Hn Kakao .... =	100 g Milch, 8 g Kakao, 9 g Zucker, 17 g Wasser, einkochen auf 134 g.
Abend:	4 Hn Milchspeise .... =	224 g Milch, 16 g Nudeln, 16 g Zucker, einkochen auf 200 g,
	1 Hn Brot........... =	30 g Brot,
	1 Hn Milch .... =	100 g Milch.
	22 Hn	

24 Hektonem Tagesbedarf

Früh:	4 Hn Kakao .... =	200 g Milch, 17 g Kakao, 17 g Zucker, 34 g Wasser, einkochen auf 268 g,
	1 Hn Brot.......... =	30 g Brot,
	1 Hn Butter .... =	8,5 g Butter.
Vormittag:	1 Hn Milch .... =	100 g Milch,
	1 Hn Schwarzbrot ... =	33 g Schwarzbrot,
	1 Hn Metwurst ...... =	15 g Metwurst.
Mittag:	1 Hn Suppe .... =	150 g Fleischbrühe, 17 g Nudeln, 20 g Wasser, einkochen auf 150 g.
	1 Hn Selchfleisch..... =	25 g Selchfleisch,
	2 Hn Gemüse .... =	48 g Kartoffeln, 60 g Milch, 7 g Butter, 2 g Salz, einkochen auf 100 g,
	2 Hn Zitronenauflauf =	4 Eierklar, 10 g Mehl, 19 g Zucker, 20 g Zitronensaft,
	1 Hn Pflaumenkompott =	37 g frische Pflaumen, 12,5 g Zucker, 20 g Wasser, einkochen auf 100 g.
Nachmittag:	2 Hn Tee mit Milch... =	100 g Milch, 17 g Zucker, 1 g Tee.
Abend:	5 Hn Milchnockerl ... =	200 g Milch, 8,5 g Butter, 10 g Mehl, 1 Ei, 8,5 g Zucker, 2 g Salz,
	1 Hn Brot........... =	30 g Brot.
	24 Hn.	

26 Hektonem Tagesbedarf

Früh:	5 Hn Kakao .... =	250 g Milch, 21 g Kakao, 21 g Zucker, 43 g Wasser, einkochen auf 335 g,
	1 Hn Brot........... =	30 g Brot,
	1 Hn Schmalz .... =	7,5 g Schmalz.
Vormittag:	1 Hn Brot........... =	30 g Brot,
	1 Hn Käse .... =	20 g Käse,
	1 Hn Butter .... =	8,5 g Butter.
Mittag:	1 Hn Suppe .... =	150 g Fleischbrühe, 17 g Tapioka, auf 150 g einkochen,
	1 Hn Fleisch .... =	40 g gekochtes Fleisch,
	2 Hn Gemüse .... =	100 g Kohlrüben, 4 g Mehl, 10 g Butter, 20 g Milch, 2 g Salz, einkochen auf 100 g,
	2 Hn Mehlspeise ..... =	20 g Nudeln, 4 g Mohn, 6 g Zucker, 3,5 g Fett, 1 g Salz,
	1 Hn Obst .... =	150 g Äpfel.
Nachmittag:	2 Hn Milch .... =	200 g Milch.
Abend:	5 Hn Milchreis ...... =	250 g Milch, 25 g Reis, 21 g Zucker, 20 g, Wasser, 1 g Salz, einkochen auf 250 g Butter,
	1 Hn Brot........... =	30 g Brot,
	1 Hn Butter .... =	8,5 g Butter.
	26 Hn.	

28 Hektonem Tagesbedarf

Früh:	5 Hn Kaffee .... =	250 g Milch, 42,5 g Zucker, 43 g Kaffee-Essenz, einkochen auf 335 g,
	1 Hn Semmel .... =	25 g Semmel,
	1 Hn Butter .... =	8,5 g.
Vormittag:	1 Hn Brot .... =	30 g Brot,
	1 Hn Ei............. =	40 g = 1 Ei,
	1 Hn Butter .... =	8,5 g Butter.
Mittag:	1 Hn Suppe .... =	150 g Fleischbrühe, ½ Ei, 7 g Mehl, einkochen auf 150 g,
	1 Hn Fleisch .... =	35 g gebratenes Fleisch,
	3 Hn Gemüse .... =	150 g Spinat, 6 g Mehl, 15 g Butter, 30 g Milch, 3 g Salz, einkochen auf 150 g,
	2 Hn Biskuit .... =	10 g Mehl, 1 Ei, 8,5 g Vanillezucker,
	1 Hn Kompott....... =	30 g Kirschen, frisch entkernt, 12,5 g Zucker, 10 g Wasser, einkochen auf 50 g.
Nachmittag:	2 Hn Kaffee .... =	100 g Milch, 17 g Zucker, 17 g Kaffee-Essenz, einkochen auf 134 g.
Abend:	5 Hn Milchspeise .... =	280 g Milch, 20 g Grieß, 20 g Zucker, 1 g Salz, einkochen auf 250 g,
	1 Hn Brot........... =	30 g Brot,
	1 Hn Fett .... =	7,5 g Fett,
	1 Hn Krakauer ...... =	20 g Krakauerwurst.
	28 Hn.	

30 Hektonem Tagesbedarf

Früh:	5 Hn Schokolade	= 250 g Milch, 30 g Schokolade, 25 g Zucker, einkochen auf 250 g,
	2 Hn Semmel	= 50 g Semmel,
	1 Hn Butter	= 8,5 g Butter.
Vormittag:	1 Hn Brot..........	= 30 g Brot,
	1 Hn Käse	= 20 g Käse,
	1 Hn Butter	= 8,5 g Butter.
Mittag:	1 Hn Suppe	= 150 g Fleischbrühe, 17 g Sago, einkochen auf 150 g,
	2 Hn Fleisch	= 80 g gekochtes Fleisch,
	3 Hn Gemüse	= 150 g Kohl, 6 g Mehl, 15 g Butter, 30 g Milch, 3 g Salz, einkochen auf 150 g,
	2 Hn Mehlspeise	= 5 g Reis, 4 g Butter, ½ Ei, 53 g Milch, 4 g Zucker,
	1 Hn Kompott.......	= 37 g Äpfel, 12,5 g Zucker, 10 g Wasser, einkochen auf 50 g.
Nachmittag:	2 Hn Milch mit Zucker	= 100 g Milch, 17 g Zucker.
Abend:	5 Hn Milchspeise	= 280 g Milch, 20 g Nudeln, 20 g Zucker, einkochen auf 250 g,
	1 Hn Brot..........	= 30 g Brot,
	1 Hn Schinken	= 20 g Schinken,
	1 Hn Rahmkäse	= 17 g Rahmkäse.

30 Hn.

35 Hektonem Tagesbedarf

Früh:	5 Hn Kakao	= 250 g Milch, 21 g Kakao, 21 g Zucker, 43 g Wasser, einkochen auf 335 g,
	3 Hn Semmel	= 75 g Semmel,
	2 Hn Butter	= 17 g Butter.
Vormittag:	1 Hn Ei.............	= 40 g = 1 Ei,
	1 Hn Brot..........	= 30 g Brot,
	1 Hn Fett	= 7,5 g Fett.
Mittag:	1 Hn Suppe	= 150 g Fleischbrühe, 17 g Graupen, 30 g Wasser, einkochen auf 150 g,
	2 Hn Fleisch	= 50 g Selchfleisch,
	2 Hn Gemüse	= 100 g Kraut, 15 g Fett, 14 g Mehl, 100 g Wasser, einkochen auf 150 g,
	2 Hn Pudding	= 5 g Mehl, 4 g Butter, 1 Ei, 4,5 g Vanillezucker.
	2 Hn Heidelbeerkomp.	= 81 g Heidelbeeren, 26 g Zucker, einkochen auf 100 g.
Nachmittag:	2 Hn Kaffee	= 100 g Milch, 17 g Zucker, 17 g Kaffee-Essenz, einkochen auf 134 g.
Abend:	5 Hn Milchspeise	= 280 g Milch, 20 g Grieß, 20 g Zucker, einkochen auf 250 g,
	2 Hn Brot..........	= 60 g Brot,
	2 Hn Schmalz	= 15 g Schmalz,
	1 Hn Salami	= 12,5 g Salami.

35 Hn.

40 Hektonem Tagesbedarf

Früh:	5 Hn Kaffee .... =	250 g Milch, 42 g Zucker, 43 g Kaffee-Essenz, einkochen auf 335 g,
	3 Hn Semmel .... =	75 g Semmel,
	3 Hn Butter .... =	25 g Butter.
Vormittag:	1 Hn Brot........... =	30 g Brot,
	1 Hn Käse .... =	25 g Magerkäse,
	1 Hn Wurst .... =	15 g Metwurst.
Mittag:	2 Hn Nockerlsuppe .. =	300 g Fleischbrühe, 12 g Mehl, 5 g Butter, ½ Ei, auf 300 g einkochen,
	2 Hn Fleisch .... =	80 g gekochtes Fleisch,
	3 Hn Gemüse .... =	25 g Linsen, 20 g Mehl, 7,5 g Fett, 2 g Salz, 5 g Essig, 200 g Wasser, einkochen auf 150 g,
	3 Hn Omelette ...... =	10 g Mehl, 20 g Zucker, 1 Ei, 10 g Marmelade,
	2 Hn Obst .... =	300 g Orangen.
Nachmittag:	2 Hn Milch .... =	200 g Milch.
Abend:	5 Hn Milchnudeln ... =	280 g Milch, 20 g Nudeln, 20 g Zucker, 1 g Salz, einkochen auf 250 g,
	3 Hn Brot........... =	90 g Brot,
	2 Hn Butter .... =	17 g Butter,
	2 Hn Wurst .... =	40 g Schinkenwurst.

40 Hn.

45 Hektonem Tagesbedarf

Früh:	5 Hn Milch mit Zucker =	250 g Milch, 42 g Zucker,
	4 Hn Semmel .... =	100 g Semmel,
	4 Hn Butter .... =	34 g Butter.
Vormittag:	1 Hn Brot........... =	30 g Brot,
	2 Hn Frankfurter .... =	34 g Frankfurter Würstel.
Mittag:	2 Hn Suppe .... =	300 g Fleischbrühe, 34 g Grieß, 20 g Wasser, einkochen auf 300 g,
	3 Hn Fleisch .... =	105 g gebratenes Fleisch,
	4 Hn Gemüse .... =	150 g Fisolen, 25 g Mehl, 17 g Butter, 15 g Essig, 4 g Salz, 50 g Wasser, einkochen auf 200 g.
	3 Hn Vanillecreme ... =	30 g Schlagobers, 7 g Vanillezucker, 2 Dotter,
	2 Hn Obst .... =	200 g Weintrauben.
Nachmittag:	2 Hn Milch .... =	200 g Milch.
Abend:	5 Hn Milchspeise..... =	280 g Milch, 20 g Grieß, 20 g Zucker, 1 g Salz, einkochen auf 250 g.
	3 Hn Brot........... =	90 g Brot,
	3 Hn Butter .... =	25 g Butter,
	2 Hn Schinken ...... =	40 g Schinken.

45 Hn.

50 Hektonem Tagesbedarf

Früh:	5 Hn Kakao	=	250 g Milch, 21 g Kakao, 21 g Zucker, 43 g Wasser, einkochen auf 335 g,
	5 Hn Semmel	=	125 g Semmel,
	5 Hn Butter	=	42,5 g Butter.
Vormittag:	1 Hn Brot...........	=	30 g Brot,
	1 Hn Ei.............	=	40 g = 1 Ei,
	1 Hn Fett	=	7,5 g Fett.
Mittag:	2 Hn Suppe	=	300 g Fleischbrühe, 34 g Nudeln, einkochen auf 300 g,
	3 Hn Fleisch	=	75 g Selchfleisch,
	4 Hn Gemüse	=	80 g Kartoffel, 20 g Mehl, 15 g Fett, 4 g Salz, 10 g Essig, 100 g Wasser, einkochen auf 200 g,
	4 Hn Mehlspeise	=	30 g Nudeln, 8,5 g Butter, 11 g Nüsse, 8,5 g Zucker,
	2 Hn Obst	=	200 g Weintrauben.
Nachmittag:	2 Hn Milch	=	200 g Milch.
Abend:	5 Hn Milchnockerl....	=	200 g Milch, 10 g Mehl, 8,5 g Butter, 17 g Zucker, ½ Ei, auf 250 g einkochen,
	4 Hn Brot...........	=	120 g Brot,
	3 Hn Butter	=	25,5 g Butter,
	3 Hn Schinken	=	60 g Schinken.

50 Hn.

Kochrezepte für größere Kinder

Suppen zu 10 Hn

10 Hn Bohnensuppe

5 Hn Bohnen	125	g
3,5 Hn Fett	26	g
0,5 Hn Mehl	10	g
1 Hn Semmel.......	25	g
Zwiebel	50	g
Salz	10	g
Pfeffer	0,5	g
Wasser	1500	g
einkochen auf 1500 g		
1 Hn 150 g 1 E 4 M		

Die tags vorher geklaubten und eingeweichten Bohnen werden mit kaltem Wasser zum Kochen gebracht und durch 2 Stunden langsam gekocht. Von Fett und Zwiebel wird eine helle Einbrenn gemacht, mit der Bohnenbrühe aufgegossen, mit Salz und Pfeffer gewürzt und das Ganze durch ein Sieb gestrichen. Die Semmel wird kleinwürfelig geschnitten, im heißen Rohr gebäht und in die Suppe gegeben.

Zubereitungsdauer 3 Stunden.

10 Hn Bröselknöderlsuppe

1,5	Hn Fleischbrühe...	1500	g
5,3	Hn Brösel........	106	g
1	Hn Fett.........	7,5	g
1	Hn Mehl	20	g
1	Hn Ei...........	1	Ei
0,2	Hn Zwiebel.......	40	g
	Salz	5	g
	einkochen auf 1500 g		
	1 Hn 150 g 1 E 6 M		

Fett und Ei werden abgetrieben, Brösel, Mehl, Salz und fein gewiegte Zwiebel dazugemengt und zu einer weichen Teigmasse gerührt (wenn nötig, etwas Wasser zugeben), 10 kleine Knödelchen geformt und in kochender Fleischbrühe 10 Minuten gekocht.

Zubereitungsdauer $^3/_4$ Stunden.

10 Hn Brotsuppe

1,5	Hn Fleischbrühe ...	1500	g
3,5	Hn Brot	100	g
4	Hn Fett	30	g
1	Hn Ei	1	Ei
	Salz...........	5	g
	einkochen auf 1500 g		
	1 Hn 150 g 1 E 3 M		

Brot und Fett werden in der Fleischbrühe gut aufgekocht und mit einem Ei legiert.

Zubereitungsdauer 20 Minuten.

10 Hn Butternockerlsuppe

1,5	Hn Fleischbrühe ...	1500	g
3,5	Hn Mehl	70	g
4	Hn Butter	34	g
1	Hn Ei	1	Ei
	Salz...........	5	g
	einkochen auf 1500 g		
	1 Hn 150 g 1 E 3 M		

Butter, Ei und Mehl werden zu einer weichen Masse gerührt. Mit einem Teelöffel werden 10 kleine Nockerl in die kochende Fleischbrühe eingelegt und darin 10 Minuten ziehen gelassen.

Zubereitungsdauer 30 Minuten.

10 Hn Einbrennsuppe mit gebähter Semmel

1,5	Hn Fleischbrühe ..	1500	g
1,5	Hn Mehl	30	g
3	Hn Fett..........	22	g
2	Hn Butter........	17	g
2	Hn Semmel.......	50	g
	Salz..........	5	g
	Kümmel	5	g
	Pfeffer........	0,5	g
	einkochen auf 1500 g		
	1 Hn 150 g 1 E 4 M		

Mehl läßt man in Fett braun rösten, gibt Kümmel hinzu, gießt die Einbrenn mit Fleischbrühe auf, würzt sie mit Salz und Pfeffer und läßt sie 15 Minuten kochen. Die Semmeln schneidet man würflig, gibt sie in heiße Butter und läßt sie im heißen Rohr bähen. Die Suppe wird durch ein Sieb geseiht und mit den gebähten Semmelwürfeln angerichtet.

Zubereitungsdauer $^3/_4$ Stunden.

10 Hn Einmachsuppe

1,3	Hn Fleischbrühe	1300	g
4,7	Hn Butter	40	g
2	Hn Mehl...........	40	g
2	Hn Kalbfleisch	100	g
	Salz...........	10	g
	einkochen auf 1500 g		
	1 Hn 150 g 2 E 2 M		

Von Butter und Mehl macht man eine helle Einbrenn, gießt sie mit Fleischbrühe auf und läßt das ganze 10 Minuten kochen. Das Kalbfleisch (Bratenreste) wird nudlig geschnitten und als Einlage in die gut verkochte Suppe gegeben.

Zubereitungsdauer $^3/_4$ Stunden.

10 Hn Erbsensuppe

5 Hn Erbsen........	125	g
2,5 Hn Fett..........	18,5	g
0,5 Hn Mehl	10	g
1 Hn Speck........	10	g
1 Hn Semmel......	25	g
Zwiebel	50	g
Salz	10	g
Pfeffer........	0,5	g
Wasser	1500	g
einkochen auf 1500 g		

1 Hn 150 g 1 E 4 M

Die tags vorher geklaubten und eingeweichten Erbsen werden mit kaltem Wasser zum Kochen gebracht und durch 2 Stunden gekocht. Von Fett, Mehl und Zwiebel wird eine helle Einbrenn gemacht, mit der Erbsenbrühe aufgegossen, mit Salz und Pfeffer gewürzt und passiert. 10 g Speck werden kleinwürflig geschnitten und goldgelb angeröstet. Die Semmel wird ebenfalls würflig geschnitten, im Speck geröstet und der Suppe beigemengt. Zubereitungsdauer 3 Stunden.

10 Hn Erbsensuppe (gebackene)

1,5 Hn Fleischbrühe ...	1500 g	
3,5 Hn Mehl..........	70 g	
4 Hn Fett	30 g	
1 Hn Ei	1 Ei	
Salz	5 g	
einkochen auf 1500 g		

1 Hn 150 g 1 E 3 M

Von Mehl, Ei und Wasser nach Bedarf wird ein Tropfteig gemacht. Derselbe wird durch einen Schaumlöffel in heißes Fett getropft und goldgelb gebacken. Die gebackenen Erbsen werden knapp vor dem Anrichten in die kochende Fleischbrühe gegeben. Zubereitungsdauer 30 Minuten.

10 Hn Fischbeuschelsuppe

2 Hn Fischbeuschel ..	100	g
3,5 Hn Fett..........	27	g
1,5 Hn Mehl	30	g
3 Hn Rahm	90	g
Wurzelwerk ...	10	g
Lorbeerblatt ...	0,5	g
Thymian	0,5	g
Pfeffer........	0,5	g
Salz	15	g
Essig	20	g
Wasser	1500	g
einkochen auf 1500 g		

1 Hn 150 g 2 E 1 M

Das Fischbeuschel wird gereinigt; geschnittenes Wurzelwerk, Thymian und Lorbeerblatt in ein Organtinsackerl gegeben, mit 1500 g Wasser, 20 g Essig und 15 g Salz zum Kochen gebracht und 10 Minuten gekocht. Dann gibt man das vorbereitete Fischbeuschel hinzu und läßt es 15 Minuten ziehen. Von Fett und Mehl macht man eine lichte Einbrenn, gießt dieselbe mit der Fischsuppe auf, entfernt das Säckchen mit dem Wurzelwerk, fügt 90 g Rahm und Pfeffer hinzu und serviert. Zubereitungsdauer 1 Stunde.

10 Hn Fridattensuppe

1,5 Hn Fleischbrühe ..	1500 g	
4 Hn Fett..........	30 g	
3 Hn Ei............	3 Eier	
1,5 Hn Mehl	30 g	
Salz	5 g	
einkochen auf 1500 g		

1 Hn 150 g 2 E 1 M

In einem Topf quirlt man Mehl, Eier und Salz zu einem dünnflüssigen Tropfteig. In einer flachen Pfanne läßt man wenig Fett heiß werden, gießt eine dünne Schicht des Tropfteiges auf die heiße Pfannen, bäckt auf beiden Seiten goldgelb und fährt damit so lange fort, bis der Teig in sehr dünnen Blättern gebacken ist. Die so gebackenen Blätter rollt man, schneidet sie nudlig und gibt die kochende Fleischbrühe darüber. Zubereitungsdauer ½ Stunde.

10 Hn Fridattensuppe mit Milch

1,4 Hn	Fleischbrühe	1400 g
0,5 Hn	Milch	50 g
2,1 Hn	Mehl	22 g
1 Hn	Ei	1 Ei
5 Hn	Fett	37 g
	Salz	10 g
	Schnittlauch	2 g
	einkochen auf 1500 g	

1 Hn 150 g 1 E 2 M

Mehl, Milch, Ei und Salz werden zu einem Tropfteig verquirlt und in heißem Fett dünne Blätter gebacken. Nach dem Auskühlen werden dieselben nudlig geschnitten, in die Suppenterrine gegeben, die kochende Fleischbrühe darübergeschüttet und mit fein geschnittenem Schnittlauch bestreut. Zubereitungsdauer 1 Stunde.

10 Hn Gänsekleinsuppe

5 Hn	Gänseklein ..	250 g
3,2 Hn	Butter	27 g
1 Hn	Mehl	20 g
0,8 Hn	Eidotter	1 Dotter
	Salz........	15 g
	Wurzelwerk .	100 g
	Wasser	1500 g

1 Hn 150 g 1 E 1 M

700 g geputztes Gänseklein wird in 1500 g Wasser mit Wurzelwerk und 15 g Salz weich gekocht. Man nimmt das Gänseklein aus der Brühe, löst das Fleisch von den Knochen und schneidet es in kleine Würfeln. Von Mehl und Butter macht man eine helle Einbrenn, gießt dieselbe mit der Fleischbrühe auf, passiert das Ganze, gibt das kleinwürflig geschnittene Fleisch als Einlage und legiert knapp vor dem Anrichten die Suppe mit einem Dotter. Zubereitungsdauer 1½ Stunden.

10 Hn Gemüsesuppe

1,3 Hn	Fleischbrühe	1300 g
0,5 Hn	Karotten	100 g
0,5 Hn	Petersilie	125 g
0,5 Hn	Karfiol	125 g
0,5 Hn	Sellerie	50 g
5,2 Hn	Butter	44 g
1 Hn	Mehl	20 g
	einkochen auf 1500 g	

1 Hn 150 g 1 E 2 M

Das geputzte, gewaschene Gemüse wird nudlig geschnitten und in Fleischbrühe weich gekocht. Von Butter und Mehl wird eine helle Einbrenn gemacht, mit der Gemüsesuppe aufgegossen und 10 Minuten gekocht. Zubereitungsdauer $^3/_4$ Stunden.

10 Hn Grießsuppe (geröstete)

4 Hn	Grieß	80 g
6 Hn	Fett	45 g
	Wasser	1500 g
	Salz	15 g
	Pfeffer	0,5 g
	einkochen auf 1500 g	

1 Hn 150 g 0,5 E 4 M

Der Grieß wird in Fett geröstet, mit kochendem Salzwasser aufgegossen und 10 Minuten gekocht. Zubereitungsdauer $^1/_4$ Stunde.

10 Hn Grießnockerlsuppe

1,5 Hn	Fleischbrühe ..	1500 g
3 Hn	Grieß	60 g
3,5 Hn	Butter	29 g
2 Hn	Eier.........	2 Eier
	Salz	5 g
	einkochen auf 1500 g	

1 Hn 150 g 1 E 3 M

Butter, Eier, Grieß und Salz werden schaumig gerührt und 10 Minuten stehen gelassen. In die kochende Fleischbrühe legt man von dieser Nockerlmasse mit einem kleinen Löffel 10 Nockerl ein und läßt $^1/_4$ Stunde ziehen. Zubereitungsdauer 1 Stunde.

10 Hn Hirnsuppe

1,5 Hn	Fleischbrühe	1500 g
2 Hn	Hirn	134 g
2,4 Hn	Dotter	3 Dotter
3 Hn	Fett........	22 g
1,1 Hn	Mehl	22 g
	Salz........	5 g
	einkochen auf	1500 g
	1 Hn 150 g 2 E 1 M	

Das gut enthäutete Hirn wird mit einem Drittel des Fettes und der Fleischbrühe gedünstet und dann passiert. Von dem übrigen Fett und Mehl wird eine helle Einbrenn gemacht, mit Fleischbrühe aufgegossen, das passierte Hirn mit Salz hinzugefügt und nochmals aufgekocht. Vor dem Anrichten wird die Suppe mit den Dottern legiert. Zubereitungsdauer $^3/_4$ Stunden.

10 Hn Hirnknöderlsuppe

1,5 Hn	Fleischbrühe...	1500	g
0,5 Hn	Hirn..........	33	g
1 Hn	Mehl	20	g
3 Hn	Fett..........	22,5	g
1 Hn	Ei............	1	Ei
3 Hn	Brösel	60	g
	Salz..........	5	g
	einkochen auf 1500 g		
	1 Hn 150 g 1 E 4 M		

Fett, Ei, Mehl, Brösel und das gut enthäutete Hirn werden zu einer weichen Masse gerührt, 10 kleine Knöderl geformt und in kochender Fleischbrühe durch 10 Minuten gekocht. Zubereitungsdauer $^3/_4$ Stunden.

10 Hn Hühnersuppe

1,5 Hn	Fleischbrühe	1500 g
3,6 Hn	Huhn	180 g
2 Hn	Butter......	17 g
2,4 Hn	Dotter	3 Dotter
0,5 Hn	Mehl	10 g
	Salz........	5 g
	einkochen auf	1500 g
	1 Hn 150 g 3 E 0 M	

180 g ausgelöstes Hühnerfleisch wird mit Fleischbrühe weich gedünstet. Von Butter und Mehl wird eine helle Einbrenn gemacht und mit der Hühnersuppe aufgegossen. Das Fleisch wird fein gewiegt oder passiert und der Suppe beigefügt. Die Suppe wird knapp vor dem Anrichten mit den Dottern legiert. Zubereitungsdauer 1 Stunde.

10 Hn Karfiolsuppe

1,5 Hn	Fleischbrühe	1500 g
1 Hn	Karfiol..........	250 g
5,5 Hn	Butter	46 g
2 Hn	Mehl	40 g
	Salz............	5 g
	einkochen auf 1500 g	
	1 Hn 150 g 1 E 2 M	

Der geputzte, zerpflückte Karfiol wird in Salzwasser gelegt, um eventuell vorhandene Insekten zum Auskriechen zu bringen, dann in kochender Fleischbrühe eine halbe Stunde weich gekocht. Von Butter und Mehl wird eine lichte Einbrenn gemacht, mit der Karfiolfleischbrühe aufgegossen und der gekochte Karfiol als Einlage in die Suppe gegeben. Zubereitungsdauer ½ Stunde.

10 Hn Karfiolsuppe mit Dotter

1,3 Hn	Fleischbrühe	1300 g
2 Hn	Karfiol	500 g
4,4 Hn	Butter......	37 g
1,5 Hn	Mehl	30 g
0,8 Hn	Dotter	1 Dotter
	Salz........	10 g
	einkochen auf 1500 g	
	1 Hn 150 g 1 E 2 M	

500 g geputzter, gewaschener Karfiol wird in zierliche Stücke zerpflückt, für eine Stunde in Salzwasser gelegt, um die Insekten zum Auskriechen zu bringen und dann in der Fleischbrühe weich gekocht. Von Butter und Mehl wird eine helle Einbrenn gemacht, mit der Karfiolbrühe aufgegossen und knapp vor dem Anrichten mit dem Dotter legiert. — Zubereitungsdauer 1 Stunde.

10 Hn Kartoffelsuppe

1,5 Hn Fleischbrühe....	1500	g
4 Hn Kartoffel.......	320	g
4,5 Hn Speck..........	45	g
Salz..........	5	g
Pfeffer.........	0,5	g
Sellerie........	10	g
Majoran.......	1	g
einkochen auf 1500 g		

1 Hn 150 g 1 E 3 M

Geschälte, würflig geschnittene Kartoffel, Sellerie und Majoran werden in der Fleischbrühe weich gedünstet. Der Speck wird würflig geschnitten, goldgelb geröstet, der Kartoffelsuppe beigemengt und serviert.
Zubereitungsdauer $^3/_4$ Stunden.

10 Hn Kartoffelklößchensuppe

1,5 Hn Fleischbrühe....	1500	g
3 Hn Kartoffel.......	240	g
2 Hn Brösel..........	40	g
2,5 Hn Fett..........	19	g
1 Hn Ei.............	1	Ei
Salz...........	5	g
einkochen auf 1500 g		

1 Hn 150 g 1 E 4 M

Das Fett wird abgetrieben, Ei, Brösel, Salz und passierte Kartoffel hinzugefügt und $^1/_4$ Stunde stehen gelassen. Von dieser Masse formt man 10 nußgroße Klößchen und kocht sie in der Fleischbrühe durch 10 Minuten.
Zubereitungsdauer 1 Stunde.

10 Hn Kartoffelpflanzelsuppe

1,5 Hn Fleischbrühe...	1500	g
3 Hn Butter........	25,5	g
1 Hn Ei.............	1	Ei
2,5 Hn Mehl.........	50	g
2 Hn Kartoffel......	160	g
Salz..........	5	g
einkochen auf 1500 g		

1 Hn 150 g 1 E 4 M

Butter und Ei treibt man mit Salz flaumig ab, mengt Mehl und weichgekochte, passierte Kartoffel dazu, bäckt das Ganze bei mäßiger Hitze in einer ausgestrichenen Form, schneidet in feine Würfel und gibt sie in die heiße Fleischbrühe.
Zubereitungsdauer 1 Stunde.

10 Hn Käsesuppe

4 Hn Parmesankäse.....	80	g
2 Hn Butter...........	17	g
1 Hn Nudeln..........	20	g
3 Hn Mehl.............	60	g
Wasser..........	1500	g
Salz.............	15	g
Schnittlauch.....	3	g
einkochen auf 1500 g		

1 Hn 150 g 2 E 4 M

Von Butter und Mehl macht man eine lichte Einbrenn und gießt sie mit $^1/_2$ l Wasser auf, fügt Salz hinzu und läßt 10 Minuten kochen. Die fein geschnittenen Nudeln werden dazugegeben und weitere 10 Minuten gekocht. Knapp vor dem Anrichten wird der fein geriebene Parmesankäse hinzugefügt.
Zubereitungsdauer 1 Stunde.

10 Hn Kohlsuppe

2 Hn Kohl............	500	g
4 Hn Fett............	30	g
1 Hn Mehl............	20	g
3 Hn Würstel.........	51	g
Zwiebel........	50	g
Salz..........	10	g
Pfeffer.........	0,5	g
Wasser........	1500	g
einkochen auf 1500 g		

1 Hn 150 g 1 E 2 M

Der gut gewaschene Kohl wird nudlig geschnitten und in Salzwasser weich gekocht. Von Fett, Mehl und Zwiebel macht man eine helle Einbrenn und gießt sie mit dem weich gekochten Kohl auf. Die Würstel werden in kleine Stücke geschnitten, in die kochende Kohlsuppe gegeben und 10 Minuten ziehen gelassen, mit Pfeffer gewürzt.
Zubereitungsdauer 1 Stunde.

10 Hn Leberknöderlsuppe

1,5 Hn Fleischbrühe	...1500	g
2 Hn Leber	100	g
1,5 Hn Brösel	30	g
1 Hn Semmel	25	g
1 Hn Ei	1	Ei
3 Hn Fett	22,5	g
Salz	5	g
Pfeffer	0,5	g
einkochen auf 1500 g		
1 Hn 150 g 2 E 2 M		

Eine Semmel wird gut geweicht und ausgedrückt. Ei und Fett werden abgetrieben, mit der gut enthäuteten, passierten Leber, der eingeweichten Semmel, Salz, Brösel und Pfeffer zu einer weichen Masse verarbeitet. Man formt aus dieser Masse 10 kleine Knödel, die man in der Fleischbrühe 10 Minuten kocht.
Zubereitungsdauer $^3/_4$ Stunden.

10 Hn Leberreissuppe

1,5 Hn Fleischbrühe	1500	g
3 Hn Leber	150	g
2,5 Hn Brösel	50	g
2 Hn Fett	15	g
1 Hn Ei	1	Ei
Salz	5	g
Zwiebel	10	g
Suppengrün	10	g
einkochen auf 1500 g		
1 Hn 150 g 3 E 3 M		

Die Leber wird enthäutet, fein geschabt, mit Fett, Brösel, Ei, fein gewiegter Zwiebel, weich gekochtem Suppengrün passiert und die ganze Masse durch ein grobes Reibeisen in die kochende Fleischbrühe gedrückt, einmal aufgekocht und dann serviert.
Zubereitungsdauer 1 Stunde.

10 Hn Linsensuppe

7 Hn Linsen	175	g
1 Hn Mehl	20	g
2 Hn Fett	15	g
Wasser	1500	g
Salz	15	g
Zwiebeln	15	g
einkochen auf 1500 g		
1 Hn 150 g 2 E 5 M		

Die Linsen müssen geklaubt, gewaschen und tags vorher in Wasser gegeben werden. Man läßt sie ohne Salz 2 Stunden kochen. Von Fett, Mehl und Zwiebel wird eine lichte Einbrenn gemacht, mit der Linsensuppe aufgegossen, verkocht und dann erst gesalzen. Zubereitungsdauer 3 Stunden.

10 Hn Lungenstrudelsuppe

1,5 Hn Fleischbrühe	1500	g
2,5 Hn Beuschel (Lunge)	200	g
2 Hn Fett	15	g
4 Hn Mehl	80	g
Salz	5	g
Zwiebel	10	g
Pfeffer	0,5	g
einkochen auf 1500 g		
1 Hn 150 g 3 E 4 M		

Aus Mehl und Wasser wird ein Strudelteig (Nr. 1) gemacht und ausgezogen. Mit Fett geröstetes Beuschel, Zwiebel, Salz und Pfeffer wird in den Strudelteig eingefüllt. Man formt 10 kleine Strudeln, die man in kochender Fleischbrühe 10 Minuten kocht.
Zubereitungsdauer $^3/_4$ Stunden.

10 Hn Lungenstrudelsuppe mit Eiklar

1,5 Hn Fleischbrühe	1500	g
3 Hn Beuschel (Lunge)	240	g
2 Hn Fett	15	g
3,5 Hn Mehl	70	g
Zwiebel	50	g
Salz	10	g
Pfeffer	0,5	g
Wasser	50	g
Eiklar von einem Ei		
einkochen auf 1500 g		
1 Hn 150 g 3 E 3 M		

Von Mehl, Wasser und Eiklar macht man einen Strudelteig Nr. 1. Gekochte Lunge wird faschiert und mit fein geriebener Zwiebel, Salz und Pfeffer in Fett 10 Minuten geröstet, ausgekühlt und auf den sehr fein ausgezogenen Strudelteig gestreut, zusammengerollt und in der Fleischbrühe 20 Minuten gekocht.
Zubereitungsdauer 1½ Stunden.

10 Hn Markknöderlsuppe

1,5 Hn Fleischbrühe	....	1500 g
4 Hn Mark		34 g
1 Hn Ei		1 Ei
1,5 Hn Weißbrot		37 g
2 Hn Brösel		40 g
Salz		5 g
einkochen auf 1500 g		

1 Hn 150 g 1 E 3 M

Das fein passierte Mark wird mit Ei, Brösel, Salz und eingeweichtem, passiertem Weißbrot abgetrieben, kleine, nußgroße Klößchen geformt und in der Fleischbrühe 10 Minuten gekocht. Zubereitungsdauer $^3/_4$ Stunden.

10 Hn Milzschnitten

1,5 Hn Fleischbrühe	...	1500 g
2,5 Hn Milz		167 g
3 Hn Butter		25 g
2 Hn Mehl		40 g
1 Hn Ei		1 Ei
Salz		5 g
Pfeffer		0,5 g
Petersilie		0,5 g
Majoran		0,5 g
einkochen auf 1500 g		

1 Hn 150 g 2 E 2 M

Zu einem Abtrieb von Butter, Ei und fein gehackter Petersilie wird fein gewiegte Milz, Mehl, Salz, Pfeffer und Majoran gemengt, die Masse in einer mit Mehl bestaubten Form gebacken, in längliche Scheiben geschnitten und in die kochende Brühe gegeben. Zubereitungsdauer $^3/_4$ Stunden.

10 Hn Minestra

1,5 Hn Fleischbrühe	...	1500 g
4 Hn Reis		80 g
1 Hn Leber		50 g
0,5 Hn Käse		10 g
2,25 Hn Speck		22,5 g
0,25 Hn Salat		62 g
0,25 Hn Kraut		75 g
0,25 Hn Karotten		50 g
Salz		5 g
einkochen auf 1500 g		

1 Hn 150 g 2 E 4 M

Der gewaschene Reis wird in der Fleischbrühe weich gekocht. Karotten, Kopfsalat und Kraut werden nudlig geschnitten und im würflig geschnittenen, angerösteten Speck weich gedünstet. Die ebenfalls in Würfel geschnittene Leber wird hinzugefügt und mit der Reissuppe zusammen eine Viertelstunde lang gekocht. Der Käse wird gerieben und extra zur Suppe serviert. Zubereitungsdauer 1 Stunde.

10 Hn Nudelsuppe

1,5 Hn Fleischbrühe	...	1500 g
6,5 Hn Mehl		130 g
1 Hn Fett		7,5 g
1 Hn Ei		1 Ei
Salz		5 g
einkochen auf 1500 g		

1 Hn 150 g 1 E 6 M

Mehl und Ei werden zu einem festen Teig geknetet, ausgewalkt und in Nudel geschnitten. Das Fett wird in die Fleischbrühe gegeben und die etwas übertrockneten Nudel 10 Minuten in der Fleischbrühe gekocht. Zubereitungsdauer 1 Stunde.

10 Hn Panadlsuppe

1,5 Hn Fleischbrühe		1500 g
5 Hn Semmel		100 g
3,5 Hn Eidotter		4½ Dotter
Salz		5 g
einkochen auf 1500 g		

1 Hn 150 g 2 E 5 M

Die Semmeln werden blättrig geschnitten und mit kalter Fleischbrühe unter fortwährendem Sprudeln zum Kochen gebracht. Knapp vor dem Anrichten legiert man die Suppe mit den Eidottern. Zubereitungsdauer ½ Stunde.

10 Hn Paradeissuppe mit Reis

0,5 Hn Paradeis . . . . 200 g	Von Mehl und Fett wird eine lichte Ein-
3 Hn Fett . . . . 22,5 g	brenn gemacht, die mit wenig Wasser
0,4 Hn Mehl . . . . 8 g	gedünsteten, passierten Paradeis dazu-
1 Hn Zucker . . . . 17 g	gemengt und mit Wasser aufgegossen.
5,1 Hn Reis . . . . 102 g	Der gut geputzte Reis wird dazuge-
Wasser . . . . 1200 g	geben und eine halbe Stunde gekocht.
Salz . . . . 15 g	Zubereitungsdauer $^3/_4$ Stunden.
Pfeffer . . . . 0,5 g	

einkochen auf 1500 g

1 Hn 150 g 0,5 E 6 M

10 Hn Parmesangerstlsuppe

1,5 Hn Fleischbrühe 1500 g	Mehl, Dotter, geriebener Käse und Salz
3,1 Hn Mehl . . . . 62 g	werden zu einem festen Teig geknetet,
3,2 Hn Dotter . . . . . . 4 Dotter	auf dem Reibeisen gerieben, etwas ge-
2,2 Hn Parmesan . . . 44 g	trocknet und dann in die kochende
Salz . . . . 5 g	Fleischbrühe eingekocht.

einkochen auf 1500 g

Zubereitungsdauer $^3/_4$ Stunden.

1 Hn 150 g 2 E 3 M

10 Hn Polentasuppe

1,5 Hn Fleischbrühe . . 1500 g	Polenta kocht man in die kochende
6,5 Hn Polenta . . . . . . 130 g	Fleischbrühe ein und läßt 10 Minuten
2 Hn Ei . . . . 2 Eier	kochen. Knapp vor dem Anrichten
Salz . . . . 5 g	legiert man die Suppe mit Ei.

einkochen auf ·1500 g

Zubereitungsdauer ½ Stunde.

1 Hn 150 g 1 E 5 M

10 Hn Püreesuppe (Prager)

4 Hn Kartoffel . . . . 320 g	Frisch im Dunst gekochte Kartoffel
2,5 Hn Fett . . . . 18,7 g	werden passiert und in eine Einmach-
0,5 Hn Mehl . . . . 10 g	sauce von Mehl, Fett, Milch, Salz und
0,5 Hn Milch . . . . 50 g	Pfeffer gegeben und mit Wasser auf
2,5 Hn Würstel oder	das Nahrungsgewicht von 1500 g ge-
Selchfleisch . . . 75 g	bracht. Als Einlage gibt man in kleine
Wasser . . . . 1200 g	Würfel geschnittene Würstchen oder
Salz . . . . 15 g	Selchfleisch.
Pfeffer . . . . 0,5 g	Zubereitungsdauer $^3/_4$ Stunden.

einkochen auf 1500 g

1 Hn 150 g 1 E 4 M

10 Hn Püreesuppe (falsche Prager)

5 Hn Kartoffel . . . . 400 g	Die Kartoffel werden gewaschen, ge-
3 Hn Milch . . . . 300 g	schält, würflig geschnitten und mit
2 Hn Speck . . . . 20 g	wenig Wasser weich gekocht. Die
Wasser . . . . 1200 g	2 Hn Speck werden würflig geschnitten
Salz . . . . 15 g	und geröstet, die weich gekochten,
Pfeffer . . . . 0,5 g	passierten Kartoffel mit dem Wasser

einkochen auf 1500 g

1 Hn 150 g 1 E 5 M

dazu gegossen, die Milch dazugegeben und mit Salz und Pfeffer gewürzt.
Zubereitungsdauer 1 Stunde.

10 Hn Rahmsuppe (saure)

6 Hn saurer Rahm.....	180	g
2 Hn Mehl...........	40	g
1 Hn Semmel	25	g
1 Hn Butter	8,5	g
Wasser	1400	g
Salz	15	g
Kümmel	1	g
einkochen auf 1500 g		

1 Hn 150 g 1 E 3 M

Man erhitzt Butter und Mehl, gießt mit Wasser, Salz und Kümmel auf und läßt 10 Minuten kochen. Die Semmeln werden kleinwürflig geschnitten und im Rohr gebäht. Knapp vor dem Anrichten gibt man den sauren Rahm dazu, läßt das Ganze noch einmal aufkochen und gibt die gebähten Semmeln als Einlage.

Zubereitungsdauer $^3/_4$ Stunden.

10 Hn Reibgerstlsuppe

1,5 Hn Fleischbrühe ..	1500	g
5 Hn Mehl	100	g
2 Hn Ei............	2	Eier
1,5 Hn Fett..........	10	g
Salz	10	g

1 Hn 150 g 2 E 5 M

Aus Mehl, Ei, Salz und Wasser wird ein fester Teig gemacht, der am Reibeisen in kleine Körner gerieben wird und den man etwas trocknen läßt. Dieses geriebene Gerstl wird in die kochende Fleischbrühe eingekocht und 10 Minuten gekocht.

Zubereitungsdauer 1 Stunde.

10 Hn Reissuppe

1,5 Hn Fleischbrühe	1500	g
5,5 Hn Reis	110	g
3 Hn Fett	22	g
Salz...........:..	5	g
einkochen auf 1500 g		

1 Hn 150 g 0,5 E 5 M

Der geklaubte, gewaschene Reis wird in heißem Fett und heißer Fleischbrühe weich gedünstet und mit der restlichen Fleischbrühe und Salz auf das Nahrungsgewicht von 1500 g gebracht.

Zubereitungsdauer $^3/_4$ Stunden.

10 Hn Rindsuppe mit Eierstich

1,5 Hn Fleischbrühe	1500	g
7,2 Hn Dotter	9	Dotter
1,3 Hn Milch.......	130	g
Salz........	5	g
Petersilie	1	g
Pfeffer......	0,5	g
einkochen auf 1500		g

1 Hn 150 g 2 E 0 M

Die Dotter werden mit Milch versprudelt, Salz, fein gewiegte Petersilie und Pfeffer hinzugefügt und in einer ausgefetteten Schale im Wasserbad 10 Minuten ziehen gelassen. Aus dem steif gewordenen Eierkoch werden mit einem Kaffeelöffel Nockerl gestochen und in die Suppe gegeben.

Zubereitungsdauer $^3/_4$ Stunden.

10 Hn Rollgerstlsuppe

7,8 Hn Rollgerstl........	156	g
2 Hn Fett	15	g
0,2 Hn Zwiebel..........	40	g
Wasser	1500	g
Salz	15	g
einkochen auf 1500 g		

1 Hn 150 g 1 E 6 M

Das Rollgerstl wird in Wasser und Salz weich gekocht, die Zwiebel in Fett angeröstet und vor dem Anrichten in die Suppe gegeben.

Zubereitungsdauer 2 Stunden.

10 Hn Schöberlsuppe

1,5 Hn	Fleischbrühe	. .	1500	g
4 Hn	Butter	. . . .	34	g
3 Hn	Ei	. . . .	3	Eier
1,5 Hn	Mehl	. . . .	30	g
	Salz	. . . .	5	g

1 Hn 150 g   2 E   1 M

Von Butter, Dotter, Mehl und Salz wird ein feiner Abtrieb gemacht, der Schnee von 3 Eiklar leicht untergemengt und in einer vorher gut geschmierten, länglichen Form bei mäßiger Hitze hellgelb gebacken. Ausgekühlt, schneidet man davon kleine würflige Stücke, gibt sie in die Suppenterrine und richtet die Suppe darüber an. Zubereitungsdauer 1 Stunde.

10 Hn Schwammerlsuppe

1,5 Hn	Fleischbrühe	. . . .	1500	g
2 Hn	trockene			
	Schwämme	. . .	60	g
3 Hn	Mehl	. . . .	60	g
3,5 Hn	Fett	. . . .	26	g
	Salz	. . . .	5	g
	Pfeffer	. . . .	0,5	g
einkochen auf 1500 g				

1 Hn 150 g   1 E   3 M

Von Mehl und Fett wird eine lichte Einbrenn gemacht. Die tagsvorher gut gewaschenen und geweichten Schwämme werden eine halbe Stunde in der Fleischbrühe gekocht und die lichte Einbrenn damit aufgegossen. Zubereitungsdauer $^3/_4$ Stunden.

10 Hn Schwammerlsuppe mit Ei

1,5 Hn	Fleischbrühe	. .	1500	g
1,5 Hn	frische			
	Schwämme	. .	375	g
2 Hn	Eier	. . . .	2	Eier
3,5 Hn	Butter	. . . .	30	g
1,5 Hn	Mehl	. . . .	30	g
	Salz	. . . .	5	g
	Pfeffer	. . . .	0,5	g
einkochen auf 1500 g				

1 Hn 150 g   2 E   2 M

Geputzte, blättrig geschnittene Schwämme werden mit Butter gedünstet, mit Mehl gestaubt, mit Salz und Pfeffer gewürzt, mit Fleischbrühe aufgegossen und 5 Minuten kochen gelassen. Knapp vor dem Anrichten wird die Suppe mit Eiern legiert. Zubereitungsdauer $^3/_4$ Stunden.

10 Hn Spargelsuppe

1,5 Hn	Fleischbrühe	. . . .	1500	g
1 Hn	Spargel	. . . .	500	g
4,5 Hn	Fett	. . . .	33,5	g
3 Hn	Mehl	. . . .	60	g
	Salz	. . . .	5	g
einkochen auf 1500 g				

1 Hn 150 g   1 E   3 M

Der gut gewaschene, geputzte und in kleine Stücke geschnittene Spargel wird in der Fleischbrühe weich gekocht. Von Fett und Mehl wird eine lichte Einbrenn gemacht, mit der Spargelbrühe aufgegossen und der Spargel kurz vor dem Anrichten hinzugefügt. Zubereitungsdauer ½ Stunde.

10 Hn Taubensuppe

1,5 Hn	Fleischbrühe		1500	g
3,6 Hn	Taubenfleisch		180	g
2 Hn	Butter	. . . .	17	g
2,4 Hn	Dotter	. . . . . .	3	Dotter
0,5 Hn	Mehl	. . . .	10	g
	Wurzelwerk	.	20	g
	Salz	. . . .	5	g
einkochen auf 1500 g				

1 Hn 150 g   3 E   0 M

180 g ausgelöstes Taubenfleisch wird mit Brühe und Salz gekocht und dann würflig geschnitten. Von Butter und Mehl wird eine lichte Einbrenn gemacht, mit der Taubensuppe aufgegossen, mit Salz gewürzt, das würflig geschnittene Taubenfleisch hinzugegeben und vor dem Anrichten mit den Dottern gut verquirlt. Zubereitungsdauer 1 Stunde.

Fleischspeisen

10 Hn Beefsteak (deutsches)

6 Hn faschiertes Fleisch..	300 g
2 Hn Fett..............	15 g
1 Hn Ei...............	1 Ei
1 Hn Speck	10 g
Salz	10 g
Pfeffer	2 g
1 Hn 35 g 3 E 0 M	

Das faschierte Fleisch wird mit kleinwürflig geschnittenem Speck und dem Ei gut vermengt, Salz und Pfeffer dazugetan, runde Schnitzel geformt und dieselben rasch auf beiden Seiten braun gebraten. Mit zartem Gemüse (Erbsen, Spargel, Sprossenkohl) serviert.

Zubereitungsdauer 30 Minuten.

10 Hn Bries (gebacken)

3 Hn Bries............	201 g
1 Hn Mehl............	20 g
4 Hn Fett	30 g
1,5 Hn Brösel..........	30 g
0,5 Hn Ei	½ Ei
Salz............	10 g
1 Hn 25 g 3 E 2 M	

Kalbsbries wird so lange gewaschen, bis es nicht mehr blutig ist, dann legt man es in kochendes Wasser und läßt es 10 Minuten ziehen. Hierauf enthäutet man das Bries, läßt es nochmals in Fleischbrühe dünsten, bis es ganz weiß ist. Nach dem Erkalten schneidet man es in flache Schnitzel, paniert sie mit Mehl, Ei und Brösel und bäckt sie in heißem Fett.

Zubereitungsdauer 1 Stunde.

10 Hn Bries (eingemacht)

5 Hn Bries	335	g
3,5 Hn Butter	29	g
1,5 Hn Mehl	30	g
Salz	10	g
Fleischbrühe ...	200	g
Pfeffer	1,5 g	
Saft einer Zitrone		
1 Hn 40 g 3 E 1 M		

Das Bries wird so lange gewaschen, bis es nicht mehr blutig ist, dann in Salzwasser gelegt und 10 Minuten ziehen gelassen. Dann häutet man es gut und dünstet mit Fleischbrühe weich. Von Butter und Mehl wird eine lichte Einbrenn gemacht, mit Fleischbrühe aufgegossen, das würflig geschnittene Bries hinzugegeben und mit Zitronensaft und Pfeffer schmackhaft gemacht.

Zubereitungsdauer 1 Stunde.

10 Hn Fleischkrapferl aus Bratenresten

7 Hn gebratenes Fleisch	280	g
1 Hn Ei	1 Ei	
1 Hn Fett	7,5 g	
1 Hn Semmel	25	g
Salz	10	g
Pfeffer	0,5 g	
1 Hn 30 g 3 E 1 M		

Die Bratenreste werden faschiert, mit gut durchweichter, fest ausgedrückter Semmel oder Weißbrot, Ei, Salz und Pfeffer gut durchmengt, kleine Krapferl geformt und in heißem Fett rasch auf beiden Seiten braun gebraten. Man serviert dieselben zu Kartoffelpüree oder Hülsenfrüchten.

Zubereitungsdauer $^3/_4$ Stunden.

10 Hn Fleischpudding

4	Hn Rindfleisch	 200	g
2	Hn Schweinefleisch	80	g
0,5	Hn Weißbrot	 12,5	g
0,25	Hn Milch	 25	g
2	Hn Ei	....	2 Eier
1	Hn Fett	 7,5	g
0,25	Hn Sardellen	 16,5	g
	Salz	 10	g

1 Hn 30 g 3 E 1 M

Rindfleisch und Schweinefleisch wird fein faschiert und durch ein Drahtsieb getrieben. Fett, Dotter und in Milch gut geweichtes Weißbrot werden ebenfalls passiert, mit dem Fleisch gut vermengt, Schnee von 2 Eiklar daruntergemischt, in eine gut bepinselte Form gegeben und im Wasserbad ½ Stunde gekocht. Man gibt Dillen- oder Champignonsauce dazu.

Zubereitungsdauer 1 Stunde.

10 Hn Gullasch

6	Hn Fleisch	 300	g
2	Hn Fett	 15	g
1	Hn Mehl	 20	g
0,5	Hn Zwiebel	 100	g
0,5	Hn Fleischbrühe	 500	g
	Salz	 10	g
	Paprika	 2	g

1 Hn 40 g 3 E 1 M

Fein gewiegte Zwiebel wird in heißem Fett goldgelb geröstet, das würflig geschnittene Fleisch mit Salz und Paprika hinzugefügt und unter Zugießen von Fleischbrühe langsam weich gedünstet, mit Mehl gestaubt und gut verkocht.

Zubereitungsdauer 1½ Stunden.

10 Hn Gurkenbraten

5	Hn Rindfleisch	 250	g
2	Hn Speck	 20	g
2	Hn Rahm	 60	g
0,5	Hn Mehl	 10	g
0,25	Hn Pfeffergurken	.. 125	g
0,25	Hn Wurzelwerk	... 50	g
	Fleischbrühe	... 50	g
	Salz	 10	g
	Pfeffer	 0,5	g
	Muskatnuß	 0,25	g
	Thymian	 0,25	g
	Lorbeerblatt	... 0,25	g
	Ingwer	 0,25	g

1 Hn 35 g 2 E 1 M

Speck und Pfeffergurken werden in gleiche nudlige Streifen geschnitten. Ein zartes Stück Rindfleisch (Lendenstück) wird enthäutet, geklopft, gesalzen, gepfeffert und mit Gurken und Speck gespickt. Fett wird heiß gemacht, klein geschnittene Zwiebel und Wurzelwerk wird mit den übrigen Gewürzen angeröstet und das Fleisch unter öfterem Begießen mit heißer Fleischbrühe gebraten, dann aus der Sauce genommen und in Schnitten geschnitten. Mehl und Rahm wird verquirlt, der Bratensauce beigemengt, gut verkocht und über das Fleisch passiert. Als Beilage wird Kohl oder Kohlrüben serviert.

Zubereitungsdauer 1½ Stunden.

10 Hn Gurken (gefüllt)

1	Hn Gurken	 500	g
4,5	Hn Kalbfleisch	 225	g
1	Hn Ei	 1	Ei
3	Hn Speck	 30	g
0,25	Hn Sardellen	 17	g
0,25	Hn Zwiebel	 50	g
	Salz	 10	g
	Fleischbrühe	... 50	g
	Pfeffer	 0,5	g

1 Hn 40 g 3 E 1 M

Das Fleisch wird faschiert und mit Ei, Salz, Sardellen, Pfeffer und fein geriebener Zwiebel zu einer Farce verarbeitet. Gewaschene Gurken werden geschält, innen ausgehöhlt und mit der Fleischfarce gefüllt. In dünne Scheiben geschnittenen Speck läßt man anbraten, legt die gefüllten Gurken darauf, begießt sie mit heißem Fett, belegt sie mit den restlichen Speckschnitten und bratet das Ganze im Rohr unter öfterem Begießen gar.

Zubereitungsdauer 1 Stunde.

10 Hn Hammelfleisch mit Kraut und Kartoffel

7 Hn Hammelfleisch	350 g
2 Hn Kartoffel	160 g
1 Hn Kraut	300 g
Salz	10 g
Pfeffer	1 g
Wasser	50 g

1 Hn 60 g 3 E 2 M

Die gewaschenen, geschälten Kartoffel werden roh in Scheiben geschnitten, zarte Krautblätter gewaschen und das magere Hammelfleisch in Schnitzel geschnitten. In einen Topf legt man eine Schicht Krautblätter, eine Schicht Kartoffelscheiben, die eingesalzenen und gepfefferten Schnitzel, bedeckt sie wieder mit Kartoffel und Kraut und gibt den Rest von Salz und Pfeffer in die 50 g Wasser, die darübergegossen werden. Der Topf wird gut zugedeckt und das Ganze bei mäßiger Hitze durch 2 Stunden gedünstet.

Zubereitungsdauer 2½ Stunden.

10 Hn Hase (falscher)

2 Hn Rindfleisch	100 g
2 Hn Schweinefleisch	80 g
1 Hn Ei	1 Ei
2 Hn Fett	15 g
0,5 Hn Speck	5 g
0,5 Hn Semmel	12,5 g
2 Hn Rahm	60 g
Salz	10 g
Zwiebel	10 g
Pfeffer	0,5 g

1 Hn 35 g 2 E 0 M

Rind- und Schweinefleisch wird zweimal durch die Fleischmaschine getrieben. Eingeweichte Semmel und fein geriebene Zwiebel wird mit Salz und Pfeffer durch ein Sieb gestrichen und der Fleischfarce beigemengt. Speck wird kleinwürflig geschnitten, goldgelb angeröstet, in die Farce gemengt, das Ganze zu einer länglichen Form (Hasenrücken) mit in Wasser getauchten Händen gebracht, mit heißem Fett übergossen und im Rohr unter öfterem Begießen gebraten. Knapp vor dem Anrichten gießt man Rahm über den Braten, schneidet denselben in Scheiben, begießt die angerichtete Schüssel mit der Rahmsauce und gibt als Beilage Kartoffelpüree oder Blaukraut.

Zubereitungsdauer 1 Stunde.

10 Hn Hirn (gebacken)

3,5 Hn Hirn	235 g
2 Hn Brösel	40 g
0,5 Hn Mehl	10 g
3 Hn Fett	22,5 g
1 Hn Ei	1 Ei
Salz	10 g

1 Hn 25 g 2 E 2 M

Gut abgehäutetes Hirn wird in flache Stücke geschnitten, gesalzen, in Mehl, Ei und Brösel eingedreht und in heißem Fett gebacken.

Zubereitungsdauer $^3/_4$ Stunden.

10 Hn Hirn (geröstet)

5 Hn Hirn	335 g
4,5 Hn Fett	34 g
0,5 Hn Zwiebel	100 g
Salz	10 g
Pfeffer	0,5 g

1 Hn 35 g 1 E 0 M

Gut abgehäutetes Hirn wird fein gehackt, in heißem Fett mit gelb gerösteter Zwiebel vermengt und unter ständigem Rühren geröstet, gesalzen und gepfeffert.

Zubereitungsdauer ½ Stunde.

10 Hn Hirn mit Ei

5 Hn Hirn ....335 g	
3 Hn Fett .... 22,5 g	
2 Hn Ei............. 2 Eier	
Salz .... 10 g	
1 Hn 30 g 2 E 0 M	

Das Hirn wird mit kochendem Wasser übergossen, enthäutet und mit reinem Tuch getrocknet, hierauf in heißem Fett weich gedünstet. Die Eier werden mit Salz verquirlt, dem weich gedünsteten Hirn zugefügt und sofort serviert. Zubereitungsdauer ½ Stunde.

10 Hn Huhn

7 Hn Huhn 469 g(ohne Knochen)
3 Hn Butter 25 g
Brühe 100 g
Salz .. 10 g

1 Hn 30 g 4 E 0 M

Ein junges Huhn im Gewichte von 1 kg wird dressiert, mit heißer Butter begossen und unter öfterem Begießen im Rohr braun gebraten. Das transchierte Huhn wird mit Reis, zartem Gemüse oder Kompott serviert. Zubereitungsdauer 1 Stunde.

10 Hn Huhn (gebacken)

4 Hn Huhn .268 g
2 Hn Brösel 40 g
0,5 Hn Mehl.. 10 g
0,5 Hn Ei .... ½ Ei
3 Hn Fett .. 22 g
Salz .. 10 g
Fett ..200 g (z. Backen)

1 Hn 18 g 3 E 2 M

Ein halbes junges Huhn im Gewichte von 500 g wird entsprechend vorbereitet, in zwei Teile zerlegt, eingesalzen, in Mehl, zerquirltem Ei und Brösel paniert, in heißem Fett gebacken (von 222 g Fett werden 22 g vom Fleisch aufgenommen). Man gibt als Beilage grüne Salate oder Kompotte. Zubereitungsdauer ½ Stunde.

10 Hn Irish Stew

5 Hn Schöpsenfleisch .250 g
2,5 Hn Kartoffel ....200 g
2 Hn Fett............ 15 g
0,3 Hn Kohl .... 75 g
0,2 Hn Zwiebel .... 40 g
Salz .... 10 g
Wasser ....100 g
Pfeffer.......... 0,5 g
Petersilie........ 0,5 g

1 Hn 45 g 2 E 2 M

Mageres, würflig geschnittenes Schöpsenfleisch wird mit fein gehackter, in Fett gerösteter Zwiebel, fein gewiegter Petersilie, Salz und Pfeffer und wenig Wasser weich gedünstet. Dann wird gewaschener, nudlig geschnittener Kohl und geviertelte Kartoffel bis zum völligen Garsein des Fleisches mitgedünstet. Zubereitungsdauer 2½ Stunden.

10 Hn Jägerbraten

2 Hn Rindfleisch. ....100 g
2,5 Hn Schweinefleisch .100 g
2,25 Hn Fett........... 17 g
1 Hn Rahm .... 30 g
1 Hn Speck.......... 10 g
0,5 Hn Ei............. ½ Ei
0,5 Hn Mehl .... 10 g
0,25 Hn Zwiebel .... 50 g
Salz .... 10 g
Petersilie....... 5 g
Pfeffer......... 0,5 g
Majoran .... 0,5 g

1 Hn 30 g 2 E 0 M

Mageres Rindfleisch und Schweinefleisch wird gehackt, mit Ei, kleinwürflig geschnittenem Speck und Salz, Pfeffer, Majoran, Petersilie und in Fett gerösteter Zwiebel vermengt, gut verarbeitet und zu einer Rolle geformt. Diese wird mit heißem Fett übergossen und im Rohr bei öfterem Zugießen von Brühe gebraten. Vor dem Anrichten noch einmal begießen. Zubereitungsdauer 1½ Stunden.

10 Hn Kalbfleisch (eingemacht)

5 Hn	Kalbfleisch	250 g
4 Hn	Butter	34 g
1 Hn	Mehl	20 g
	Brühe	100 g
	Salz	10 g
	1 Hn 35 g 3 E 1 M	

Ein zartes Stück Kalbfleisch wird enthäutet, leicht geklopft, mit feuchtem Tuch gewischt, gesalzen, in kleine Würfel geschnitten, in Butter gedünstet, mit Mehl gestaubt, mit Knochenbrühe verrührt und das Ganze noch ¹/₄ Stunde langsam gedünstet. Zubereitungsdauer ³/₄ Stunden.

10 Hn Kalbfleisch (gedünstet)

6 Hn	Kalbfleisch	300 g
4 Hn	Butter	34 g
	Salz	10 g
	Brühe	30 g
	1 Hn 30 g 4 E 0 M	

Ein Stück Kalbfleisch wird enthäutet, zart geklopft, gesalzen, in heißer Butter angebraten, mit Fleischbrühe fertiggedünstet und zu jungen Erbsen oder Karotten serviert. Zubereitungsdauer ½ Stunde.

10 Hn Kalbskoteletten (gebacken)

3 Hn	Kalbfleisch	150 g
1 Hn	Ei	1 Ei
0,5 Hn	Mehl	10 g
1 Hn	Brösel	20 g
4,5 Hn	Fett	34 g
	Salz	8 g
	1 Hn 20 g 2 E 1 M	

190 g Kalbskoteletten, mit den Rippen gewogen, werden dressiert, geklopft, gesalzen, mit Mehl, Ei und Brösel paniert, in heißem Fett gebacken und zu Salaten serviert. Zubereitungsdauer ¹/₄ Stunde.

10 Hn Kalbskoteletten (gebraten)

6 Hn	Kalbskoteletten mit den Knochen	380 g
4 Hn	Butter	34 g
	Salz	10 g
	Zitronensaft	10 g
	1 Hn 25 g 4 E 0 M	

Die Kalbskoteletten werden dressiert, geklopft, gesalzen, in heißer Butter rasch gebraten, mit Zitronensaft pikant gemacht und zu Spinat oder jungen grünen Gemüsen serviert. Zubereitungsdauer ¹/₄ Stunde.

10 Hn Kalbsnuß (gefüllt)

1 Hn	faschiertes Kalbfleisch	50 g
4 Hn	Kalbsnuß	200 g
2 Hn	Fett	15 g
1,2 Hn	Butter	10 g
0,8 Hn	Dotter	1 Dotter
1 Hn	Semmel	25 g
	Salz	10 g
	Pfeffer	0,5g
	1 Hn 30 g 3 E 1 M	

Die Kalbsnuß wird abgehäutet, ein breiter Querschnitt gemacht und mit folgender Fülle gefüllt: Dotter und Butter werden abgetrieben, die geweichte Semmel und das faschierte Fleisch beigemengt, gesalzen und gepfeffert. Nach dem Füllen wird das Fleisch zugenäht, mit heißem Fett übergossen und gebraten. Zubereitungsdauer 1½ Stunden.

10 Hn Kalbsvogerl mit Rahmsauce

5	Hn Kalbfleisch (Schulter) 250	g
3,25	Hn Speck..........	32,5 g
1,5	Hn Rahm	45 g
0,25	Hn Zwiebel	50 g
	Salz	10 g
	Fleischbrühe....	50 g
	Schale einer Viertelzitrone	

1 Hn 30 g 3 E 0 M

Aus einem zarten Stück Kalbfleisch werden Schnitzel geschnitten, enthäutet und zart geklopft. Den restlichen Teil des Fleisches faschiert man, schneidet den Speck in kleine Würfel und bratet ihn goldgelb, mischt die Speckwürfel unter die Fleischfarce, verrührt das Ganze mit Salz und fein geriebener Zitronenschale. Die gesalzenen Schnitzel werden mit der Fleischfarce gefüllt, im Speckfett rasch braun gebraten, Fleischbrühe hinzugegeben und das Ganze gedünstet, bis es gar ist. Kurz vor dem Anrichten gießt man Rahm auf und serviert die Kalbsvogerl mit jungen Gemüsen (Schoten, Karotten) garniert. Zubereitungsdauer 1½ Stunden.

10 Hn Krautfleisch

4	Hn Fleisch	200 g
1,5	Hn Sauerkraut.......	450 g
2,5	Hn Fett	19 g
2	Hn Mehl...........	40 g
	Salz...........	5 g
	Fleischbrühe	100 g

1 Hn 60 g 2 E 3 M

Mageres Fleisch wird würflig geschnitten, in Fett angeröstet und mit der Fleischbrühe eine halbe Stunde gedünstet. Hierauf wird das Sauerkraut hinzugefügt und abermals eine halbe Stunde gedünstet. Dann staubt man das Ganze, fügt, wenn nötig, Salz und Fleischbrühe hinzu und läßt noch ¹/₄ Stunde dünsten.
Zubereitungsdauer 1³/₄ Stunden.

10 Hn Krautfleisch mit Paprika

1 Hn	Sauerkraut	300 g
5 Hn	Schweinefleisch	200 g
4 Hn	Fett..............	30 g
	Salz	5 g
	Paprika...........	1 g

1 Hn 45 g 2 E 1 M

Schweinefleisch wird mit feuchtem Tuch gewischt, würflig geschnitten, in heißem Fett angeröstet, das Sauerkraut hinzugefügt, Paprika und, wenn nötig, Salz dazugetan und das Ganze gedünstet, bis es weich ist.
Zubereitungsdauer 1 Stunde.

10 Hn Leber (gebacken)

4	Hn Leber...........	200 g
0,5	Hn Mehl	10 g
1	Hn Ei..............	1 Ei
2	Hn Brösel	40 g
2,5	Hn Fett...........	19 g
	Salz	10 g
	Pfeffer..........	0,5 g

1 Hn 20 g 3 E 3 M

Die gut enthäutete Leber wird mit feuchtem Tuch gewischt und in Stücke geschnitten, mit Ei, Mehl und Brösel paniert, in heißem Fett auf beiden Seiten goldgelb gebacken, mit Salz und Pfeffer bestreut und rasch serviert.
Zubereitungsdauer ³/₄ Stunden.

10 Hn Leber (geröstet)

5 Hn	Leber	250 g
1 Hn	Zwiebel...........	200 g
4 Hn	Fett	30 g
	Salz..............	10 g
	Essig.............	50 g
	Pfeffer	0,5 g

1 Hn 30 g 3 E 1 M

Die enthäutete Leber wird feinblättrig geschnitten. Zwiebel wird in Fett goldgelb geröstet, die Leber hinzugefügt und unter stetem Wenden 10 Minuten geröstet, mit Salz, Pfeffer und Essig gewürzt und rasch serviert.
Zubereitungsdauer ½ Stunde.

10 Hn Leber (gespickt)

4 Hn Leber	200 g
2 Hn Fett	15 g
2 Hn Speck	20 g
2 Hn Sahne	60 g
Salz	4 g
1 Hn 35 g 3 E 0 M	

Die Leber wird feucht gewischt, enthäutet, in Scheiben geschnitten, mit Speck gespickt, in heißem Fett rasch auf beiden Seiten gebraten, die Sahne hinzugefügt und knapp vor dem Anrichten gesalzen, da sie sonst hart wird.

Zubereitungsdauer ½ Stunde.

10 Hn Lungenbraten (englisch)

5 Hn Lungenbraten	250 g
3 Hn Speck	30 g
2 Hn Fett	15 g
Salz	2 g
Pfeffer	0,5 g
1 Hn 25 g 2 E 0 M	

Ein Stück Lungenbraten wird enthäutet, gesalzen, mit Speck gespickt, mit heißem Fett übergossen und bei jäher Hitze rasch gar gebraten.

Zubereitungsdauer 20 Minuten.

10 Hn Majoranfleisch

4,5 Hn Rindfleisch	225 g
3 Hn Fett	22,5 g
0,5 Hn Zwiebel	100 g
2 Hn Rahm	60 g
Salz	10 g
Majoran	1 g
Rindsuppe	100 g
1 Hn 30 g 2 E 0 M	

Ein Stück schwarzes Scherzel wird würflig geschnitten, in heißem Fett mit Zwiebel angeröstet, Salz, Majoran, Rahm und ein wenig Brühe hinzugefügt und fertig weich gedünstet.

Zubereitungsdauer 1 Stunde.

10 Hn Münchner Pickelsteine

5 Hn Lungenbraten-fleisch	250 g
2,5 Hn Fett	19 g
0,25 Hn Zwiebel	50 g
0,5 Hn Mehl	10 g
0,25 Hn Karotten	50 g
0,25 Hn Kohlrübe	50 g
1,25 Hn Kartoffel	100 g
Salz	10 g
Pfeffer	0,5 g
Majoran	0,5 g
Petersilie	0,5 g
Knoblauch	0,25 g
1 Hn 50 g 2 E 2 M	

Das Fleisch wird abgehäutet und großwürflig geschnitten, in heißem Fett mit gehackter Zwiebel angeröstet, mit Salz, Knoblauch, Majoran und Petersilie gewürzt. Sobald es weich gedämpft ist, wird es mit Mehl bestaubt, aufgekocht, mit dressierten Károtten, Kohlrüben und Kartoffelschnitten vermischt, gut verkocht und heiß serviert.

Zubereitungsdauer 2½ Stunden.

10 Hn Naturschnitzel

6 Hn Kalbfleisch	300 g
1 Hn Mehl	20 g
3 Hn Butter	25,5 g
Salz	10 g
Fleischbrühe	50 g
1 Hn 30 g 4 E 1 M	

Zartes Kalbfleisch wird in flache Stücke geschnitten, geklopft, gesalzen, mit Mehl bestaubt, in heißer Butter auf beiden Seiten braun gebraten, etwas Fleischbrühe hinzugefügt und mit dem Saft rasch serviert.

Zubereitungsdauer ½ Stunde.

10 Hn Nieren mit Hirn (geröstet)

3 Hn Nieren	200	g
3 Hn Hirn	200	g
0,5 Hn Zwiebel	100	g
2,5 Hn Fett	19	g
1 Hn Ei	1	Ei
Salz	10	g
Essig	15	g
Pfeffer	0,5	g

1 Hn 40 g 3 E 0 M

Die gereinigten Nieren werden in sehr dünne Blättchen geschnitten. Das Hirn wird blanchiert, die Zwiebel in Fett goldgelb geröstet, die Nieren hinzugefügt und noch 10 Minuten geröstet. Das gut getrocknete Hirn wird klein gewiegt, mit Ei verquirlt und noch 5 Minuten mit den Nieren geröstet, mit Essig, Salz und Pfeffer gewürzt und rasch serviert. Zubereitungsdauer ³/₄ Stunden.

10 Hn Paradeisbraten

6 Hn Rindfleisch	300	g
2,5 Hn Fett	19	g
1 Hn Mehl	20	g
0,5 Hn Paradeis	200	g
Salz	10	g
Zwiebel	50	g
Pfeffer	0,5	g

1 Hn 35 g 3 E 1 M

Ein zartes Stück Rindfleisch wird enthäutet, mit feuchtem Tuch abgewischt, geklopft und gepfeffert. In heißem Fett läßt man geschnittene Zwiebel goldgelb rösten, legt das vorbereitete Fleisch hinein und läßt es unter öfterem Begießen braten. Gewaschene, halbierte Paradeis werden eine halbe Stunde vor dem Anrichten zugefügt und mitgedünstet. Nun passiert man die Sauce, schneidet den Braten in Scheiben und gießt die passierte Sauce darüber. Als Beilage gibt man Reis, Makkaroni oder gebratene Kartoffel. Zubereitungsdauer 2 Stunden.

10 Hn Paprikaschnitzel

4,5 Hn Kalbfleisch	225	g
2 Hn Sahne	60	g
0,5 Hn Zwiebel	100	g
3 Hn Fett	22,5	g
Salz	10	g
Paprika	1	g

1 Hn 30 g 3 E 0 M

Ein zartes Stück Kalbfleisch (Schlögel) wird enthäutet, geklopft, mit feuchtem Tuch gewischt, gesalzen, mit Paprika bestreut, in heißem Fett rasch gebraten, die Sahne hinzugefügt, noch einmal aufgekocht und rasch angerichtet. Zubereitungsdauer ³/₄ Stunden.

10 Hn Pariser Schnitzel

3 Hn Kalbfleisch	150	g
6 Hn Fett	45	g
0,5 Hn Mehl	10	g
0,5 Hn Ei	½	Ei
Salz	15	g

1 Hn 18 g 2 E 0 M

Kalbsschnitzel werden geklopft, gesalzen, in Mehl und Ei paniert, in heißem Fett gebacken. Zubereitungsdauer ½ Stunde.

10 Hn Rehfilet

5 Hn Rehfleisch	335	g
1 Hn Speck	10	g
0,5 Hn Mehl	10	g
2 Hn Fett	15	g
1,5 Hn Rahm	45	g
Salz	10	g
Brühe	50	g
Zitronensaft	15	g
Pfeffer	0,5	g

1 Hn 40 g 3 E 0 M

Ein gut abgelegenes zartes Stück Rehfleisch (Schlögel) wird enthäutet, zart geklopft, gesalzen, gepfeffert, in Mehl gedreht und in heißem Fett braun gebraten; nun zieht man es vom Feuer und läßt unter Zugießen von Wildbrühe weich dünsten. Rahm wird mit dem restlichen Mehl verrührt, 10 Minuten vor dem Anrichten dem Fleisch zugefügt, mit dem Saft einer halben Zitrone pikant gemacht, in kleine Scheiben geschnitten, mit Makkaroni oder Nudeln garniert und mit Preiselbeerkompott serviert. Zubereitungsdauer ³/₄ Stunden.

10 Hn Reisfleisch

3,5 Hn Reis............	70	g
4 Hn Fleisch.........	200	g
0,5 Hn Speck...........	5	g
0,5 Hn Parmesan.......	10	g
0,5 Hn Brühe..........	500	g
1 Hn Fett............	7,5	g
Zwiebel.........	30	g
Salz............	10	g
Pfeffer..........	0,5	g
1 Hn 40 g 2 E 3 M		

Mageres Fleisch wird würflig geschnitten und mit fein gewiegter Zwiebel und Speck in heißem Fett angeröstet. Hierauf wird der geklaubte, gewaschene Reis, Fleischbrühe, Salz und Pfeffer hinzugefügt und das Ganze eine Stunde langsam gedünstet. Vor dem Anrichten wird der fein geriebene Parmesankäse darüber gestreut. Zubereitungsdauer 1 Stunde.

10 Hn Rindfleisch (gedämpft)

5 Hn Rindfleisch......	250	g
3,5 Hn Fett............	26	g
0,5 Hn Wurzelwerk.....	100	g
1 Hn Rahm..........	30	g
Brühe..........	100	g
Salz............	10	g
Pfeffer..........	0,5	g
1 Hn 30 g 2 E 0 M		

Ein Stück gut abgelegenes Rindfleisch (Scherzel) wird geklopft, mit Pfeffer und Salz eingerieben, auf das in Scheiben geschnittene, in Fett angeröstete Wurzelwerk gelegt und bei jäher Hitze an allen Seiten bei stetem Wenden braun gebraten. Nun gießt man Brühe hinzu und dämpft bei mäßiger Hitze unter oftem Begießen das Fleisch gar und schneidet es in Scheiben. Die Sauce wird samt dem Wurzelwerk mit Rahm pikant gemacht, passiert und über das Fleisch angerichtet. Zubereitungsdauer 2 Stunden.

10 Hn Rindsroulade

3 Hn Rindfleisch......	150	g
6 Hn Fett............	45	g
0,2 Hn Sardellen........	6	g
0,8 Hn Sahne..........	24	g
Salz............	3	g
Pfeffer..........	0,5	g
1 Hn 23 g 1 E 0 M		

Von einem Stück Rindfleisch (schwarzes Scherzel) werden flache Schnitzel geschnitten, leicht geklopft, gesalzen, gepfeffert, mit geputzten, passierten Sardellen bestrichen, zu Rollen gebunden, mit Sahne und Fett weich gedünstet. Zubereitungsdauer 1 Stunde.

10 Hn Rindsschnitzel (gedünstet) mit Zwiebel

4 Hn Rindsschnitzel.....	200	g
3 Hn Fett.............	22,5	g
3 Hn Sahne..........	90	g
Salz	10	g
Zwiebel..........	50	g
Pfeffer...........	0,5	g
1 Hn 30 g 2 E 0 M		

Ein zartes Stück Rindfleisch wird enthäutet, feucht abgewischt und leicht geklopft. In heißem Fett wird Zwiebel goldgelb gedünstet. Das vorbereitete Schnitzel wird gesalzen, gepfeffert und in Fett und Zwiebel bei jäher Hitze rasch gargebraten. Knapp vor dem Anrichten wird die Sahne hinzugefügt. Zubereitungsdauer $^3/_4$ Stunden.

10 Hn Roastbeef

8 Hn Roastbeef mit den Knochen.......	500	g
1 Hn Fett	7,5	g
1 Hn Sahne...........	30	g
Salz.............	10	g
Zwiebel..........	10	g
Pfeffer	0,5	g
Fleischbrühe.......	50	g
1 Hn 40 g 3 E 0 M		

Ein gut abgelegenes Stück Rinderrücken wird enthäutet, die Sehnen durchschnitten, geklopft, mit heißer Fleischbrühe übergossen und in sehr heißem Rohr 10 Minuten mit Fett und Zwiebel rasch gebraten. Knapp vor dem Anrichten gibt man Sahne in die Sauce und serviert Salate oder englische Saucen dazu. Zubereitungsdauer $^1/_4$ Stunde.

10 Hn Rostbraten mit Zwiebel

6 Hn Lungenbraten ..300 g	Vom Rippenstück oder Lendenzapfen
3,5 Hn Fett............. 25 g	wird ein fingerdickes, rundes Stück
0,5 Hn Zwiebel.........100 g	geschnitten, gut geklopft, gesalzen,
Salz .... 10 g	gepfeffert, in heißem Fett mit Zwiebel
Fleischbrühe..... 50 g	rasch auf beiden Seiten goldgelb ge-
Pfeffer.......... 0,5 g	braten, mit ganz wenig Fleischbrühe
1 Hn 30 g 3 E 0 M	begossen und rasch serviert.

Zubereitungsdauer 1 Stunde.

10 Hn Schinken mit Ei

5 Hn Schinken ....100 g	Magerer Schinken wird in heißem Fett
3 Hn Ei.............. 3 Eier	goldgelb angebraten, die Eier werden
2 Hn Fett .... 15 g	vorsichtig daraufgeschlagen und in
Salz............. 3 g	heißem Rohr das Ganze fertigge-
1 Hn 20 g 2 E 0 M	braten.

Zubereitungsdauer $^1/_4$ Stunde.

10 Hn Schwäbisches Fleisch

4 Hn Lungenbraten .....200 g	Vom Fleisch werden Schnitzel geschnitten,
2 Hn Speck .... 20 g	die man salzt, klopft, pfeffert und
2 Hn Rahm........... 60 g	spickt, auf einer Seite in Mehl taucht
1,5 Hn Fett .... 12 g	und in heißem Fett anbratet. Im
0,5 Hn Mehl........... 10 g	übrigen Fett wird Mehl geröstet, fein
Salz............. 10 g	gehackte Zwiebel, Sardellen, Rahm,
Kapern.......... 5 g	Kapern und Fleisch beigemengt und
Zwiebel.......... 10 g	weich gedünstet.
Sardellen .... ½ Stück	
1 Hn 30 g 2 E 0 M	

Zubereitungsdauer ½ Stunde.

10 Hn Schweinebraten

5 Hn mageres Schweine-	Mageres Schweinefleisch (Lendenstück)
fleisch..........250 g	wird mit einem feuchten Tuch ge-
5 Hn Fett .... 37 g	reinigt, sanft geklopft, mit Salz und
Salz............. 5 g	Kümmel bestreut und in heißem Fett
Kümmel.......... 0,5 g	rasch gargebraten.
1 Hn 20 g 2 E 0 M	

Zubereitungsdauer ½ Stunde.

10 Hn Schweinskoteletten

6 Hn Schweinefleisch,	380 g Schweinskoteletten, mit den Ripp-
mager..........300 g	chen gewogen, werden dressiert, ge-
4 Hn Fett .... 30 g	klopft, gesalzen, in heißem Fett rasch
Salz............. 10 g	gargebraten und zu Sauerkraut oder
Kümmel.......... 0,5 g	Kartoffelsalat serviert.
1 Hn 25 g 2 E 0 M	

Zubereitungsdauer $^1/_4$ Stunde.

10 Hn Taube (gedünstet)

8 Hn Taube ....536 g	Zwei vorbereitete Tauben im Gewichte
2 Hn Butter........... 17 g	von 680 g werden mit heißer Butter
Brühe .... 50 g	übergossen und mit wenig Brühe
Salz .... 10 g	unter öfterem Begießen in einem
1 Hn 40 g 6 E 0 M	Schmortopf weich gedünstet. Als Bei-

lage gibt man Reis oder zarte Gemüse.

Zubereitungsdauer $^3/_4$ Stunden.

7*

10 Hn Taube (gefüllte)

2 Hn	Taube........	134 g
4,6 Hn	Butter	39 g
1 Hn	Semmel.......	25 g
2,4 Hn	Dotter	3 Dotter
zur Vorbereitung	Milch........	20 g
	Brühe	50 g
	Salz.........	5 g
	Petersilie	1 g

1 Hn 30 g 2 E 1 M

Die vorbereitete Taube im Gewichte von 340 g wird eingesalzen, die Butter wird schaumig gerührt, die in Milch eingeweichte, gut ausgepreßte, passierte Semmel und die Dotter hinzugefügt, damit die Taube gefüllt und mit dem Rest der Butter im Rohr eine halbe Stunde gebraten.

Zubereitungsdauer 1 Stunde.

10 Hn Wiener Schnitzel

4 Hn	Kalbfleisch......	200 g
1 Hn	Mehl	20 g
3 Hn	Fett...........	22,5 g
1,5 Hn	Brösel	30 g
0,5 Hn	Ei.............	½ Ei
	Salz	10 g

1 Hn 20 g 3 E 2 M

250 g Kalbfleisch werden sanft geklopft, eingesalzen, mit Mehl, Ei und Brösel paniert und in Fett gebacken.

Zubereitungsdauer ½ Stunde.

10 Hn Zungenragout

5 Hn	Zunge...........	250 g
2 Hn	Butter	17 g
0,5 Hn	Mehl............	10 g
2 Hn	Rahm...........	60 g
0,5 Hn	Champignon	125 g
	Petersilie	1 g
	Salz.............	10 g
	Brühe...........	100 g
	Zitronensaft.......	15 g

1 Hn 35 g 2 E 1 M

Die gewaschene Kalbszunge wird in Salzwasser 1 Stunde gekocht. Man nimmt sie aus dem Sud, legt sie für 1 Minute in kaltes Wasser, zieht die Haut ab und schneidet sie in kleine Würfel. Die geputzten Champignons werden in etwas Butter kurz gedünstet. Von der restlichen Butter und dem Mehl macht man eine lichte Einbrenn, gibt Fleischbrühe, Rahm und Zitronensaft hinzu und läßt einmal aufkochen, passiert die Sauce über die würflig geschnittene Zunge und die Champignons und serviert rasch. Zubereitungsdauer 2 Stunden.

10 Hn Zwiebelfleisch

7 Hn	Lungenbraten ..	350 g
0,25 Hn	Zwiebel........	50 g
2,75 Hn	Fett..........	20 g
	Salz..........	10 g
	Fleischbrühe....	50 g
	Pfeffer.........	0,5 g
	Majoran	0,5 g

1 Hn 40 g 3 E 0 M

Sehr gut abgelegener Lungenbraten wird blättrig geschnitten, auf in heißem Fett gerösteten Zwiebel rasch abgebraten, gesalzen, gepfeffert, mit Majoran und Brühe vermischt, rasch aufgekocht und gleich angerichtet.

Zubereitungsdauer 20 Minuten.

Fische

10 Hn Aal in Petersilien- oder Dillensauce

5 Hn Aal, mager	25,5	g
3 Hn Butter	250	g
2 Hn Mehl	40	g
Petersilien oder-		
Dillenkraut	100	g
Wasser	300	g
Essig	100	g
Salz	30	g
Zwiebel..........	100	g
Wurzelwerk	100	g
Gewürzkörner....	1	g
Pfefferkörner	1	g
Lorbeerblatt	1	St

1 Hn 50 g 3 E 2 M

Von Wurzelwerk, Gewürzen, Essig, Wasser und Salz stellt man einen Sud her, der eine halbe Stunde zu kochen hat. Der entsprechend vorbereitete Aal wird in diesem Sud 20 Minuten gekocht, herausgenommen und warmgestellt. Von Mehl und Butter wird eine Einbrenn gemacht, fein gewiegte grüne Petersilie, Dillenkraut oder auch Kapern hinzugefügt, mit etwas Sud aufgegossen und über die Aalstücke angerichtet. Beilagen: Salzkartoffeln. Zubereitungsdauer 1½ Stunden.

10 Hn Aal (gekocht)

7 Hn Aal, mager	350	g
3 Hn Butter	25,5	g
Suppengrün	100	g
Zwiebel..........	100	g
Essig	100	g
Salz	10	g
Pfefferkörner	2	g

1 Hn 35 g 4 E 0 M

Der entsprechend richtig vorbereitete Fisch wird mit dem kochenden Sud übergossen und 20 Minuten ziehen gelassen. Die Butter läßt man braun werden, übergießt damit den gekochten Aal und serviert denselben mit Mayonnaise oder anderen pikanten Saucen.
Zubereitungsdauer 1 Stunde.

10 Hn Fisch (gebraten) mit Zwiebel

5,5 Hn Fisch..............	275	g
3 Hn Fett	22	g
0,5 Hn Zwiebel...........	100	g
1 Hn Paradeismark	150	g
Salz	3	g

1 Hn 30 g 4 E 1 M

Entgrätete Fischstücke werden mit heißem Fett und Zwiebel angeröstet, Paradeismark und Salz hinzugefügt und noch 15 Minuten dünsten gelassen.
Zubereitungsdauer ½ Stunde.

10 Hn Fischgullasch

	4 Hn Schellfisch	400	g
	3 Hn Mehl	60	g
	1 Hn Fett	7,5	g
	1 Hn Speck	10	g
	1 Hn saurer Rahm	30	g
	Zwiebel..........	50	g
	Paradeismark	50	g
zur Vorbereitung	Paprika	2	g
	Salz	30	g
	Milch	200	g
	Wasser	300	g
	Zitronensaft......	30	g

1 Hn 40 g 4 E 3 M

Der in Milchwasser durch ½ Stunde gelegte Fisch wird entgrätet, abgehäutet, ausgenommen, mit einem reinen Tuch getrocknet, mit Zitronensaft eingeträufelt und eingesalzen. Nach ¼ Stunde trocknet man nochmals ab, schneidet viereckige Filets, bestreut sie mit Mehl und bratet dieselben rasch schön braun. Speck und Zwiebel wird kleinwürflig geschnitten und hellgelb geröstet, mit Mehl gestaubt, Paradeismark, saurer Rahm, Paprika und wenn notwendig etwas Fleischbrühe dazugegeben, gut verkocht und über die gebratenen Fischstücke angerichtet.
Beilage: Salzkartoffeln. Zubereitungsdauer 1½ Stunden.

10 Hn Fische (mariniert)

8 Hn	gekochter Fisch	....400 g
2 Hn	Öl	15 g
	Essig	20 g
	Kapern	30 g
	Salz	10 g
	Zwiebel	20 g
	Senf	20 g
	Pfeffer	2 g
	1 Hn 55 g 6 E 0 M	

Reste von gekochten, gebackenen oder gebratenen Fischen gibt man in ein Porzellangeschirr und gibt fein gehackte Zwiebel, Kapern, Salz und Pfeffer, Essig und Öl darüber, läßt einige Stunden stehen, richtet dann an und garniert die Schüssel mit grünen Salaten oder Mayonnaise. Zubereitungsdauer ½ Stunde.

• 10 Hn Fischpudding

3 Hn	Fisch	200 g
2,5 Hn	Butter	21 g
1 Hn	Mehl	20 g
0,5 Hn	Milch	50 g
2 Hn	Ei	2 Eier
1 Hn	Parmesan	20 g
	Salz	10 g
	Kapern	5 g
	Pfeffer	1 g
	1 Hn 40 g 3 E 1 M	

Zu diesem Fischgericht eignen sich Schill, Hecht, Karpfen u. a. Die Hälfte der Fischmenge wird entgrätet und fein gehackt. Von Butter, Mehl und Milch wird ein Bechamel gemacht, mit Eidotter glatt verrührt und der fein gehackte Fisch und Parmesan daruntergerührt. Von der zweiten Hälfte des Fisches werden würflige Stücke geschnitten, mit den Kapern zu der Masse gemengt und mit Salz und Kapern gewürzt. Von Eiklar wird steifer Schnee geschlagen, rasch in die ganze Masse eingerührt, in eine gut ausgeschmierte Form gefüllt und eine Stunde in Dunst gekocht. Beigabe: Sardellensauce. Zubereitungsdauer 1³/₄ Stunden.

10 Hn Forellen (blau gekocht)

6 Hn	Forellen	402 g
4 Hn	Butter	34 g
	Essig	10 g
	Salz	10 g
	Gewürzkörner	1 g
	Pfeffer	1 g
	1 Hn 30 g 5 E 0 M	

Die geputzte und ausgeweidete Forelle wird in kochendes Salz- und Essigwasser gelegt, sofort vom Feuer gezogen und 20 Minuten ziehen gelassen. Hierauf wird sie vorsichtig auf eine angewärmte Schüssel gelegt, mit heißer Butter übergossen und sofort serviert. Zubereitungsdauer ½ Stunde.

10 Hn Hecht (gebraten)

8 Hn	Fisch (mager)	..640 g
2 Hn	Butter	17 g
zur Vorbereitung {	Fett	30 g
	Salz	10 g
	Sardellen	3 Stück
	1 Hn 30 g 6 E 0 M	

Ein kleiner Hecht von ³/₄ kg Gewicht wird geschuppt, gewaschen, ausgeweidet, eingesalzen und ¹/₄ Stunde stehen gelassen. 3 Stück Sardellen werden geschabt und der eingesalzene, gut abgetrocknete Fisch, besonders innen, damit gut eingerieben. Nun dressiert man den ganzen Fisch in der Art, daß man durch den Kopf des Fisches eine lange Dressiernadel steckt, die bis zum Schwanz reicht. Dann übergießt man den Fisch mit heißem Fett und bratet ihn bei guter Hitze unter fleißigem Begießen. Nun legt man den Fisch auf eine Platte, entfernt die Dressiernadel und übergießt ihn mit heißer Butter. Beilagen: Salzkartoffel oder pikante Saucen. Zubereitungsdauer 1 Stunde.

10 Hn Heringe (eingemacht)

5	Hn Heringe	250 g
1,5	Hn Mehl	30 g
3	Hn Butter	25,5 g
0,5	Hn Zucker	8,5 g

zur Vorbereitung:
Essig	200 g
Wasser	100 g
Salz	5 g
Pfefferkörner	1 g
Gewürzkörner	1 g
Milch	200 g
Zwiebel	100 g
Kapern	100 g
Sellerie	50 g
Petersilie	50 g
Lorbeerblätter	2 St.

1 Hn 45 g 2 E 2 M

150 g geschuppter und ausgeweideter Hering wird über Nacht in Milchwasser gelegt. In 200 g Essig und 100 g Wasser kocht man Gewürze und Wurzelwerk ½ Stunde und läßt es auskühlen. Von Mehl und Butter macht man eine Einbrenn und gießt sie mit der geseihten Beize auf. Den über Nacht geweichten Hering zerteilt man in kleine Stückchen, vermengt sie mit Kapern und der ausgekühlten Einbrenn, gibt 8,5 g Zucker hinzu und stellt das Ganze zum Stocken aufs Eis. Beilagen: Salzkartoffel.
Zubereitungsdauer 1 Stunde.

10 Hn Heringskartoffel

5	Hn Matjeshering	250 g
1	Hn Kipflerkartoffel	80 g
1	Hn Rahm	30 g
0,8	Hn Dotter	1 Dotter
2,2	Hn Butter	19 g

1 Hn 40 g 2 E 1 M

Die Kipflerkartoffel werden in Salzwasser gekocht, geschält und blättrig geschnitten. Matjesheringe werden geputzt und würflig geschnitten. Nun schichtet man in eine feuerfeste, ausgeschmierte Auflaufform Kartoffel und Heringe, sprudelt Rahm, Dotter und Butter darüber und bäckt das Ganze in gut heißem Rohr.
Zubereitungsdauer 1½ Stunden.

10 Hn Heringe (mariniert)

4,5	Hn Heringe	225 g
1,5	Hn Öl	12 g
4	Hn saurer Rahm	120 g
	Zwiebel	100 g
	Essig	100 g
	Lorbeerblätter	2 Stück
	Gewürzkörner	1 g

1 Hn 40 g 2 E 0 M

Geputzte Heringe werden 24 Stunden in Essigwasser gegeben. Dann werden die Heringe halbiert, gerollt und durch mehrere Tage in eine Beize von Zwiebel, Essig und Lorbeerblättern gelegt. Am Tage der Verwendung legt man die Heringe in eine Glasschüssel, verrührt Öl und sauren Rahm zu einer Sauce und begießt damit die Heringe.
Zubereitungsdauer 1 Stunde.

10 Hn Heringe mit Äpfel (mariniert)

6	Hn Heringe	300 g
3	Hn Öl	23,5 g
0,5	Hn saurer Rahm	15 g
0,5	Hn Äpfel	75 g
	Kapern	20 g
	Zwiebel	50 g
	Senf	15 g
	Essig	20 g

1 Hn 40 g 2 E 0 M

Milchnerheringe werden 10 Stunden gewässert, dann geschuppt, entgrätet, in kleine Streifen geschnitten und zusammengerollt. Die Kapern und Zwiebel werden kleinwürflig geschnitten, desgleichen die Äpfel und über die gerollten Heringe gestreut. Die Heringsmilch wird passiert, mit Öl, saurem Rahm, ganz wenig Essig und Senf zu einer Sauce gerührt und über den Hering gegeben.
Zubereitungsdauer 1 Stunde.

10 Hn Heringssalat

5	Hn Hering	250 g
0,25	Hn Zwiebel.	50 g
4,75	Hn Öl	36 g
	Essig	100 g

1 Hn 40 g 2 E 0 M

Gewässerte Heringe werden geputzt und würflig geschnitten, die Zwiebel werden fein gewiegt und mit Essig und Öl vermengt über die Heringe gegeben. Zubereitungsdauer $^3/_4$ Stunden.

10 Hn Heringssalat mit Kartoffeln

4	Hn Hering	200 g
2	Hn Öl	15 g
1	Hn Rahm.	30 g
1,5	Hn Kartoffel	120 g
1,5	Hn Äpfel	225 g
	Kapern	50 g
	Essig	30 g
	Salz	10 g
	Senf	50 g

1 Hn 60 g 2 E 2 M

Milchheringe werden 10 Stunden gewässert. Kipflerkartoffel werden gekocht, geschält und fein würflig geschnitten. Der gewässerte Hering wird geschuppt, entgrätet, mit einem reinen Tuch getrocknet und ebenfalls würflig geschnitten. Die Milch des Herings wird passiert, mit Essig, Öl, saurem Rahm, Senf und fein gewiegten Kapern zu einer dicken Masse gerührt und Hering, Kartoffel und Äpfel gut gemengt. Zubereitungsdauer $^3/_4$ Stunden.

10 Hn Karpfen (gebacken)

5 Hn Karpfen	335 g
1 Hn Mehl.	20 g
1 Hn Ei	1 Ei
1 Hn Brösel	20 g
2 Hn Fett	15 g
Salz	10 g
Fett zum Backen. .	400 g

1 Hn 25 g 3 E 2 M

Gewaschener, geschuppter und entgräteter Karpfen wird in Stücke geschnitten, eingesalzen, ½ Stunde stehen gelassen, mit reinem Tuch getrocknet, in Mehl, Ei und Brösel paniert, in heißem Fett hellgelb gebacken und rasch serviert. Beilagen: Sellerie-, Fisolen- und Kartoffelsalate. Zubereitungsdauer 1 Stunde.

10 Hn Karpfen (gebraten)

6 Hn Karpfen	400 g
4 Hn Butter.	34 g
Fett.	100 g (bleibt
Salz	10 g zurück)

1 Hn 30 g 3 E 0 M

Man läßt den gut geschuppten Fisch gesalzen eine Weile liegen, bratet ihn dann im Rohr unter fleißigem Begießen mit heißem Fett (100 g), gießt dieses Fett dann ab, richtet den Fisch an und gibt braune Butter darüber. Beilagen: Salzkartoffel oder pikante Sauce. Zubereitungsdauer 1 Stunde.

10 Hn Karpfen (gefüllt)

5	Hn Karpfen	335 g
0,5	Hn Semmel	13 g
3,7	Hn Butter	31 g
0,8	Hn Dotter	1 Dotter
	Sardellen	2 Stück
	Salz.	10 g
	Pfeffer.	2 g
	Zwiebel	50 g
	Champignons .	50 g
	Petersilie.	50 g

1 Hn 30 g 3 E 0 M

Ein Stück Karpfen schneidet man längs des Rückens auf und entfernt die Gräten. Karpfenmilch, Leber und das eventuell an den Gräten haftende Fleisch wird mit in Milch geweichter und fest ausgedrückter Semmel, Sardellen und in Butter gerösteten Zwiebeln passiert und der Dotter dazugegeben. Die Champignons werden in Stücke geschnitten, das Ganze gut durchmengt und in den gut eingesalzenen, vorbereiteten Fisch gefüllt.

Der Fisch wird zugenäht und bei guter Hitze gargebraten. Beilagen: Salzkartoffel. Zubereitungsdauer 1½ Stunden.

10 Hn Karpfen (gekocht)

6 Hn	Karpfen	400 g
4 Hn	Butter	34 g
	Suppengrün	100 g
	Zwiebel	100 g
	Salz	15 g
	Pfefferkörner	2 g
	Lorbeerblätter	1 St.
	Essig	200 g
	Wasser	300 g

1 Hn 35 g 3 E 0 M

Der gewaschene, gut geschuppte Fisch wird eingesalzen. Von Wasser, Essig, Gewürzen und Suppengrün wird ein Sud gekocht, mit diesem kochenden Sud der eingesalzene Fisch übergossen und durch $^1/_4$ Stunde ziehen gelassen. Der gut abgetropfte Fisch wird mit heißer Butter serviert. Als Beilage gibt man Salzkartoffel.

Zubereitungsdauer 1 Stunde.

10 Hn Karpfen (gesotten)

6 Hn	Karpfen	400 g
4 Hn	Butter	34 g
	Petersilie	10 g
	Sellerie	10 g
	Zwiebel	10 g
	Essig	10 g
	Gewürzkörner	1 g
	Pfeffer	1 g
	Salz	10 g
	Thymian	1 g
	Lorbeerblätter	2 Stück

1 Hn 30 g 3 E 0 M

Von Essig und allen übrigen Zutaten stellt man eine Brühe her, in der man den ausgeweideten, gewaschenen und dressierten Fisch 20 Minuten ziehen läßt. Hierauf legt man ihn vorsichtig auf eine angewärmte Schüssel und übergießt ihn mit heißer Butter.

Zubereitungsdauer 30 Minuten.

10 Hn Karpfen (gesulzt)

10 Hn	Karpfen	670 g
	Sellerie	100 g
	Gelbe Rüben	50 g
	Petersilie	50 g
	Zwiebel	100 g
	Lorbeerblätter	2 Stück
	Gewürzkörner	1 g
	Essig	300 g
	Salz	30 g
	Wasser	200 g

1 Hn 70 g 5 E 0 M

Wasser, Essig, Gewürzkörner, 15 g Salz und das blättrig geschnittene Suppengrün läßt man $^3/_4$ Stunden langsam kochen. Der Fisch wird geschuppt und so weit es möglich ist entgrätet, in Streifen geschnitten und eingesalzen. Man läßt den Fisch ½ Stunde stehen, legt ihn dann so vorbereitet in die kochende Brühe und läßt alles am Herdrand ganz leise ziehen. Nun nimmt man die gekochten Fischstücke vorsichtig heraus und legt sie in eine mit Öl gut ausgeschmierte Porzellanschüssel. Die Fischbrühe läßt man noch $^1/_4$ Stunde weiterkochen, seiht das Ganze, etwas ausgekühlt, durch ein Filtertuch über den Fisch und stellt es aufs Eis zum Stocken. Man serviert kalte Salate oder Mayonnaisen dazu. Das blättrig geschnittene Grün kann eventuell als Garnierung Verwendung finden. Zubereitungsdauer 3 Stunden.

10 Hn Rotzunge (gebacken)

5 Hn	Rotzunge	400 g
2 Hn	Fett	15 g
1 Hn	Mehl	20 g
1 Hn	Ei	1 Ei
1 Hn	Brösel	20 g
zur Vorbereitung	Fett zum Backen	400 g
	Milch	200 g
	Wasser	300 g
	Salz	10 g
	Zitronensaft	30 g

1 Hn 25 g 4 E 2 M

Der Fisch wird ½ Stunde in Milchwasser gelegt, dann entgrätet, geputzt und in Filets geschnitten, getrocknet und eingesalzen. Hierauf läßt man ihn $^1/_4$ Stunde stehen, trocknet abermals gut ab, reibt mit Zitronensaft ein und paniert mit Mehl, Ei und Brösel, bäckt in Fett hellgelb heraus und serviert rasch. Als Beilagen gibt man grüne Salate oder Kartoffelsalat.

Zubereitungsdauer 1½ Stunden.

10 Hn Schellfisch (gebacken)

3 Hn	Schellfisch (mager)	300 g
1 Hn	Mehl	20 g
1 Hn	Ei	1 Ei
2 Hn	Brösel	40 g
3 Hn	Fett	22 g
	Fett zum Backen .	400 g
	Milch zur Vorbereitung	200 g
	Salz	20 g
	Zitronensaft	15 g

1 Hn 25 g 3 E 3 M

Der geschuppte, enthäutete und entgrätete Fisch wird ½ Stunde in Milchwasser gelegt, dann gut mit reinem Tuch getrocknet und eingesalzen, abermals getrocknet, mit dem Saft einer halben Zitrone eingerieben, in Mehl, Ei und Brösel paniert und in heißem Fett hellgelb gebacken. Als Beilage können alle Arten Salate gegeben werden.

Zubereitungsdauer 1 Stunde.

10 Hn Schellfisch (gebraten)

7 Hn	Schellfisch (mager)	700 g
3 Hn	Butter...........	25,5 g
zur Vorbereitung.	Milch	200 g
	Salz.........	30 g
	Fett	30 g

1 Hn 70 g 6 E 0 M

Der enthäutete, von den meisten Gräten befreite Fisch wird 1 Stunde in Milchwasser gelegt, dann abgetrocknet, eingesalzen und mit heißem Fett übergossen, im Rohr bei guter Hitze ¼ Stunde gebraten. Der gebratene Fisch wird nun auf eine angewärmte Schüssel gelegt, mit zerlassener Butter übergossen und mit Salzkartoffeln oder einer pikanten Sauce serviert.

Zubereitungsdauer 1 Stunde.

10 Hn Schill mit Butter

5 Hn	Schill	250 g
5 Hn	Butter	42 g
	Salz	3 g

1 Hn 20 g 4 E 0 M

Der gewaschene, ausgeweidete Fisch wird dressiert, in eine Pfanne gelegt, mit heißer Butter begossen und bei guter Hitze im Rohr 15 Minuten gebraten.

Zubereitungsdauer ¾ Stunden.

10 Hn Weißfische (gebacken)

5 Hn	Weißfische	250 g
1 Hn	Mehl	20 g
1 Hn	Ei	1 Ei
1 Hn	Brösel	20 g
2 Hn	Fett	15 g
	Fett zum Backen .	400 g
	Salz	10 g

1 Hn 25 g 4 E 2 M

Geschuppte, ausgenommene und entgrätete Weißfische salzt man ein, läßt sie ½ Stunde liegen, trocknet dann mit einem reinen Tuch und paniert in Mehl, Ei und Brösel. In heißem Fett bäckt man hellgelb heraus und serviert rasch. Beilagen: Grüne Salate.

Zubereitungsdauer 1 Stunde.

Saucen

10 Hn Bechamelsauce

2 Hn	mageren Schinken	40 g
3 Hn	Butter	25 g
3,75 Hn	Mehl	75 g
0,5 Hn	Milch	50 g
0,5 Hn	Parmesankäse ...	10 g
0,25 Hn	Fleischbrühe	250 g
	Salz	10 g
	Pfeffer	1 g

1 Hn 40 g 1 E 4 M

Der in Würfel geschnittene Schinken wird mit fein gewiegter Zwiebel in heißer Butter gedünstet, mit Mehl verrührt, mit Milch und Fleischbrühe aufgegossen, Parmesankäse, Salz und Pfeffer hinzugefügt, eingekocht und durch ein Haarsieb passiert. Wird zu Geflügel oder Kalbsbraten serviert.

Zubereitungsdauer ¾ Stunden.

10 Hn Braune Sauce

5,5 Hn Fett	42 g	
3 Hn Mehl	60 g	
0,5 Hn Wurzelwerk .	100 g	
1 Hn Paradeismark	150 g	
Essig oder Rot		
wein	200 g	
Salz	10 g	
Pfefferkörner	1 g	
Lorberrblatt .	1 Stück	
1 Hn 50 g 0,5 E 4 M		

In heißem Fett werden zerhackte Rinderknochen, blättrig geschnittenes Wurzelwerk, Pfefferkörner und Lorbeerblatt geröstet, dann Mehl dazugegeben und das Ganze braun geröstet. Dann wird mit Wasser aufgegossen, das Paradeismark zur Sauce gegeben, eine halbe Stunde die Sauce verkocht, passiert und zu beliebigen Fleischsorten (dunkles Fleisch) serviert.
Zubereitungsdauer 1 Stunde.

10 Hn Buttersauce

5 Hn Butter ...	42,5 g	
3,4 Hn Mehl	68 g	
1,6 Hn Dotter	2 Dotter	
Wasser ...	360 g	
Zitronensaft	10 g	
Salz	5 g	
1 Hn 70 g 0,5 E 3 M		

Butter und Mehl wird langsam durchgeknetet, auf dem Feuer langsam Wasser dazugerührt, ohne das Ganze zu kochen. Wenn die Sauce nahe am Kochen ist, schlägt man zwei Dotter dazu und würzt sie mit Zitronensaft, Salz und Pfeffer. Serviert wird die Sauce zu Kalbfleisch oder Fischen.
Zubereitungsdauer ½ Stunde.

10 Hn Dillensauce

5 Hn Fett	37 g	
2,5 Hn Mehl	50 g	
2 Hn Rahm	60 g	
0,25 Hn Zwiebel	50 g	
0,25 Hn Dillenkraut	62 g	
Knochenbrühe ..	250 g	
Salz	10 g	
Zitronensaft	15 g	
1 Hn 50 g 0,5 E 2 M		

Eine hellgelbe Einbrenn, in der man Zwiebel und Petersilie anlaufen läßt, wird mit Knochenbrühe aufgegossen, dann fein gehacktes Dillenkraut dazugegeben und die Sauce mit saurem Rahm gut verkocht.
Zubereitungsdauer ³/₄ Stunden.

10 Hn Diplomatensauce

6 Hn Butter......	51 g	
1 Hn Mehl	20 g	
0,5 Hn Tomaten ...	200 g	
0,5 Hn Schwämme .	125 g	
2 Hn Dotter	3 Dotter	
Zitronensaft	30 g	
Salz	10 g	
Pfeffer	1 g	
Wasser	50 g	
1 Hn 40 g 1 E 1 M		

Die Eidotter werden mit 5 g Butter, Mehl und 50 g Wasser so lange im Wasserbad gerührt, bis das Ganze anfängt, dick zu werden. Dann wird nach und nach die übrige Butter hinzugeschlagen, die passierten Tomaten und die gedünsteten Schwämme hinzugegeben, mit Salz, Zitronensaft und Pfeffer gewürzt und zu Fisch oder Geflügel serviert. Zubereitungsdauer ½ Stunde.

10 Hn Gurkensauce

2 Hn Gurken	1000 g	
4 Hn Fett.............	30 g	
3 Hn Mehl	60 g	
1 Hn Rahm	30 g	
Knochenbrühe ...	100 g	
Essig	100 g	
Salz	15 g	
1 Hn 60 g 0,5 E 4 M		

Man schneidet große, frische, geschälte Gurken in sehr dünne Scheiben und salzt sie. Dann macht man eine lichtgelbe Einbrenn, gießt sie mit Knochenbrühe auf, fügt Salz und Essig dazu und läßt sie gut verkochen. Eine ¹/₄ Stunde vor dem Anrichten mengt man die gut ausgedrückten Gurken und den Rahm dazu, läßt einmal aufkochen und serviert als Beilage zu gekochtem Rindfleisch. Zubereitungsdauer 1½ Stunden.

10 Hn Heringsauce

1 Hn Hering	67 g	
3 Hn Butter	25 g	
3,5 Hn Mehl	70 g	
1,6 Hn Dotter......	2 Dotter	
0,5 Hn Zwiebel	100 g	
0,4 Hn Fleischbrühe	400 g	
einkochen auf 500 g		

1 Hn 50 g 1 E 3 M

67 g entgräteter, fein passierter Hering werden in eine aus Butter, Mehl, Zwiebel, Essig, Pfeffer und Fleischbrühe hergestellte, lichte Einbrenn gegeben, mit Dotter verrührt und heiß serviert. (Die Sauce soll mit dem Hering nicht kochen.)
Zubereitungsdauer 1 Stunde.

10 Hn Holländische Sauce

4 Hn Dotter	5 Dotter
6 Hn Öl	54 g
Essig	10 g
Salz	5 g
Senf	5 g
Pfeffer	0,5 g

1 Hn 15 g 1 E 0 M

Aus Dotter und Öl wird eine Mayonnaise gerührt, mit Salz, Senf, Pfeffer und Essig gewürzt, kaltgestellt und zu englisch gebratenem Fleisch serviert.
Zubereitungsdauer ½ Stunde.

10 Hn Holländische Sauce (falsch)

4 Hn Dotter	5 Dotter
4 Hn Butter	34 g
2 Hn Mehl	40 g
Salz	10 g
Senf	30 g
Essig	100 g

1 Hn 40 g 1 E 2 M

Aus Mehl und Butter macht man eine dünne Einbrenn, die mit 3 gekochten, passierten Dottern, etwas Salz, Essig und Senf vermengt, aufgekocht und mit einem rohen Dotter legiert wird. Die Sauce wird als Beilage zu jungen Gemüsen serviert.
Zubereitungsdauer ½ Stunde.

10 Hn Kapernsauce

Kapern ...	100 g
4 Hn Butter	34 g
4 Hn Mehl.......	80 g
1,5 Hn Dotter	2 Dotter
0,25 Hn Zwiebel ...	25 g
0,25 Hn Fleischbrühe	250 g
Essig	10 g
Salz	20 g
Pfeffer	1 g
Wasser ...	800 g
einkochen auf 1000 g	

1 Hn 100 g 1 E 3 M

Sehr fein gewiegte Kapern und Zwiebel werden in die von Fett und Mehl gemachte Einbrenn gegeben, mit Fleischbrühe, Essig, Salz und Pfeffer gut verrührt und knapp vor dem Anrichten mit Dotter legiert.
Zubereitungsdauer ½ Stunde.

10 Hn Kräutersauce

0,5 Hn Champignon	125 g
0,5 Hn Zwiebel	100 g
4,5 Hn Fett	38 g
4 Hn Mehl	80 g
0,5 Hn Milch	50 g
Kräuter	100 g
Wasser	100 g
Zitronensaft	15 g
Salz	10 g
Pfeffer	1 g

1 Hn 50 g 1 E 4 M

Gewaschene Champignons, Kräuter und Zwiebel werden sehr fein gewiegt, in heißem Fett leicht geschwitzt, Mehl hinzugefügt, mit Milch und Wasser aufgegossen, Salz und Pfeffer dazugegeben und gut aufgekocht. Knapp vor dem Anrichten kann man einige Tropfen Zitronensaft hinzugeben, um die Sauce pikanter zu machen.
Zubereitungsdauer ½ Stunde.

10 Hn Meerrettichsauce

1 Hn Meerrettich	100 g
4,5 Hn Butter	38 g
4 Hn Mehl...........	80 g
0,5 Hn Fleischbrühe	500 g
Zwiebel..........	10 g
Salz	10 g

1 Hn 80 g 0,5 E 4 M

100 g gut geputzten, gewaschenen und geriebenen Meerrettich übergießt man mit kochender Fleischbrühe und läßt ihn eine halbe Stunde langsam ziehen. Von Butter und Mehl wird eine lichte Einbrenn gemacht, der Meerrettich mit der Fleischbrühe hinzugegeben, auch Salz und Pfeffer, gut verrührt und auf 800 g eingekocht. Wird zu gekochtem Rindfleisch serviert. Zubereitungsdauer $^3/_4$ Stunden.

10 Hn Milzsauce

2 Hn Milz	100 g
3,75 Hn Fett	28 g
3 Hn Mehl	60 g
1 Hn Rahm	30 g
0,25 Hn Zwiebel	50 g
Salz	10 g
Pfeffer	1 g
Knochenbrühe ..	700 g

1 Hn 70 g 2 E 3 M

Aus Fett und Mehl wird eine dunkle Einbrenn gemacht, in der man fein gehackte Zwiebel anlaufen läßt. Dann wird Rahm, die ausgestreifte Milz, Salz, Pfeffer und Knochenbrühe dazugemengt und gut verkocht. Zubereitungsdauer $^3/_4$ Stunden.

10 Hn Möhrensauce

2 Hn Möhren	400 g
4 Hn Butter	34 g
2 Hn Mehl	40 g
2 Hn Zucker	34 g
Salz	10 g

1 Hn 60 g 0,5 E 5 M

Geputzte, klein geschnittene Karotten werden weich gedünstet, mit einer Einbrenn von Butter und Mehl, mit Zucker vermengt und gut verkocht und das Ganze durch ein Drahtsieb passiert. Zubereitungsdauer 1½ Stunden.

10 Hn Musselinsauce

4,2 Hn Dotter	4 Dotter
3 Hn Öl	30 g
2,8 Hn Schlagobers .	84 g
Salz........	3 g
Essig.......	5 g
Pfeffer	0,5 g

1 Hn 21 g 1 E 0 M

Aus Dotter, Öl, Salz, Pfeffer und Essig wird eine Mayonnaise gemacht, mit geschlagenem Obers gut verrührt und aufs Eis kaltgestellt. Zubereitungsdauer 1 Stunde.

10 Hn Paradeissauce

2 Hn Paradeisäpfel	800 g
4 Hn Fett	30 g
3 Hn Mehl	60 g
1 Hn Zucker	17 g
Knochenbrühe	50 g
Salz	10 g

1 Hn 70 g 0,5 E 7 M

Die Paradeisäpfel werden gewaschen, zerteilt, in Fett weich gedünstet, mit Mehl gestaubt, mit Wasser aufgegossen, gesalzen, gezuckert, verkocht und passiert. Zubereitungsdauer ½ Stunde.

10 Hn Paradeissauce mit Essig

4 Hn Paradeis	1600 g
3 Hn Fett	22,5 g
2 Hn Mehl	40 g
1 Hn Zucker	17 g
Salz	10 g
Knochenbrühe ..	100 g
Essig	10 g

1 Hn 80 g 1 E 6 M

Halbierte Paradeisäpfel werden weich gedünstet, mit einer Einbrenn von Fett, Mehl, Zucker, Salz und Knochenbrühe aufgegossen und gut verkocht. Zubereitungsdauer $^3/_4$ Stunden.

10 Hn Pikante Sauce

5 Hn Butter	42,5	g
5 Hn Dotter	6	Dotter
Zitronensaft	20	g
Senf	50	g
Essig	15	g
Pfeffer	2	g
Fleischbrühe	50	g
Salz	5	g

1 Hn 25 g 1 E 0 M

Alle Zutaten werden gut vermengt und am Feuer langsam unter beständigem Sprudeln fast bis zum Kochen gebracht. Bis die Sauce dick ist, wird bis zum Auskühlen weitergesprudelt und dann kaltgestellt. Serviert zu kalten Braten oder Fischen.

Zubereitungsdauer 1 Stunde.

10 Hn Preiselbeersauce

3 Hn Preiselbeerkompott	150	g
5 Hn Butter	42	g
2 Hn Mehl	40	g
Rotwein	100	g
einkochen auf	600	g

1 Hn 60 g 0,5 E 7 M

Eine lichte Einbrenn von Butter und Mehl wird mit Preiselbeerkompott und Rotwein gut verkocht und dann passiert. Wird als Beilage zu Wild serviert.

Zubereitungsdauer $^3/_4$ Stunden.

10 Hn Remouladensauce

1 Hn Kaviar	25	g
3 Hn Dotter	4	Dotter
2,4 Hn Dotter zur Mamaise	3	Dotter
3,6 Hn Öl zur Mayonnaise	27	
Kerbelkraut	5	g
Gurke	20	g
Sardelle	10	g
Kapern	5	g
Zwiebel	10	g
Petersilie	2	g
Zitronensaft	25	g
Essig	50	g
Salz	5	g

1 Hn 20 g 2 E 0 M

Von 3 Dottern und Öl wird eine Mayonnaise gerührt. Würflig geschnittene Gurke, geputzte Sardelle, Kapern, Zwiebel und Petersilie, fein gehacktes Kerbelkraut, gekochte passierte vier Dotter und Kaviar wird mit der Mayonnaise gut verrührt und auf Eis kaltgestellt.

Zubereitungsdauer 1 Stunde.

10 Hn Sardellensauce

1 Hn Sardellen	67	g
6 Hn Fett	45	g
3 Hn Mehl	60	g
Salz und Wasser	350	g
einkochen auf	500	g

1 Hn 50 g 1 E 3 M

In eine dunkle, mit Wasser aufgegossene Einbrenn werden gut geputzte, passierte Sardellen gegeben, das Ganze gut verkocht und nach Bedarf gesalzen.

Zubereitungsdauer $^3/_4$ Stunden.

10 Hn Sardellensauce mit Gewürzen

1,5 Hn Sardellen	100	g
5,5 Hn Fett	42	g
3 Hn Mehl	60	g
Zwiebel	20	g
Petersilie	20	g
Pfeffer	2	g
Zitronensaft	15	g
Wasser	200	g

1 Hn 50 g 1 E 3 M

Fett wird mit Mehl leicht geröstet; fein gewiegte Petersilie und Zwiebel wird hinzugefügt und gut aufgekocht. Knapp vor dem Anrichten gibt man die sehr fein gewiegten Sardellen hinzu und würzt die Sauce mit Salz, Pfeffer und Zitronensaft.

Zubereitungsdauer ½ Stunde.

10 Hn Sauerampfersauce

0,25 Hn	Sauerampfer	62 g
5,5 Hn	Fett	41 g
2,25 Hn	Mehl	45 g
2 Hn	Rahm	60 g
	Knochenbrühe ..	300 g
	Salz	10 g

1 Hn 50 g 0,5 E 2 M

Fein gehackten Sauerampfer dünstet man in Fett mit etwas Knochenbrühe. Nach dem Eindämpfen der Flüssigkeit gibt man Mehl dazu, läßt es ein wenig anrösten, gießt mit Brühe auf, salzt und läßt die Sauce mit saurem Rahm gut verkochen. Zubereitungsdauer $^3/_4$ Stunden.

10 Hn Schnittlauchsauce

2,4 Hn	Dotter	3 Dotter
1 Hn	Ei	1 g
3 Hn	Semmel	75 g
3,6 Hn	Öl	27 g
	Salz	15 g
	Senf	15 g
	Essig	100 g
	Schnittlauch	50 g
	mit Wasser auf	500 g

1 Hn 50 g 1 E 3 M

Dotter und etwas Salz werden mit der Rute gerührt, dann wird tropfenweise das Öl eingerührt; ist das Ganze flaumig, wird eine geweichte, passierte Semmel, Ei, Essig, Senf, Salz und Wasser und fein geschnittener Schnittlauch vermengt.
Zubereitungsdauer ½ Stunde.

10 Hn Schwammerlsauce

2 Hn	Schwämme......	500 g
1 Hn	Schinken	20 g
4,75 Hn	Butter	40 g
2 Hn	Mehl	40 g
0,25 Hn	Zwiebel	50 g
	Petersilie	100 g
	Salz	10 g
	Essig	100 g
	Pfeffer	1 g
	Fleischbrühe	100 g

1 Hn 70 g 1 E 2 M

Gut geputzte, fein gewiegte Schwämme werden in Butter gedünstet, mit Mehl gestaubt, Zwiebel, Petersilie und Schinken fein geschnitten hinzugefügt, mit Fleischbrühe und Essig aufgegossen, mit Salz und Pfeffer gewürzt und zu gekochtem Rindfleisch serviert.
Zubereitungsdauer 1 Stunde.

10 Hn Senfsauce

	Senf	20 g
5 Hn	Butter	42 g
3 Hn	Mehl	60 g
1 Hn	Zucker	17 g
1 Hn	Milch	100 g
	Knochenbrühe ...	100 g
	Essig	10 g
	Salz	10 g
	Pfeffer	0,5 g
	einkochen auf	1000 g

1 Hn 100 g 0,5 E 4 M

Eine lichte Einbrenn wird mit Senf, Zucker, Essig, Knochenbrühe und Pfeffer glatt verrührt und gut verkocht. Serviert zu gekochtem Rindfleisch.
Zubereitungsdauer ½ Stunde.

10 Hn Tartarensauce

3,2 Hn	Dotter	4 Dotter
6,5 Hn	Öl	50 g
0,3 Hn	Sardelle	20 g
	Kapern	20 g
	Salz	10 g
	Essig	100 g
	Senf	10 g
	Pfeffer	1 g

1 Hn 25 g 1 E 0 M

Die Dotter werden verrührt, das Öl tropfenweise beigemengt, bis es zu ballen beginnt, dann mit fein geschnittenen Kapern, Sardellen, Senf, Salz und Pfeffer vermischt und kaltgestellt. Man gibt die Sauce zu Fisch oder Wild.
Zubereitungsdauer 1 Stunde.

10 Hn Zwiebelsauce

0,5 Hn Zwiebel	100	g
0,5 Hn Zucker	8,5	g
5 Hn Fett	37,5	g
4 Hn Mehl	80	g
Knochenbrühe	400	g
Essig	100	g
Salz	10	g
Pfeffer	0,5	g

1 Hn 70 g 0,5 E 4 M

Zucker wird in heißem Fett gebräunt, dann werden blättrig geschnittene Zwiebel gelb angeröstet und mit Mehl gestäubt. Nachdem das Ganze braun angelaufen ist, wird es mit Knochenbrühe aufgegossen und gut verkocht. Die Sauce wird passiert, gesalzen und mit Essig gesäuert.

Zubereitungsdauer $^3/_4$ Stunden.

Salate

10 Hn Bohnensalat

6 Hn Bohnen	150	g
4 Hn Öl	30	g
Essig	100	g
Salz	10	g

1 Hn 30 g 1 E 4 M

Geklaubte Bohnen werden am Tage vorher eingeweicht. Weich gekocht, werden sie mit Öl, Essig, Salz vermengt.

Zubereitungsdauer 2 Stunden.

10 Hn Fleischsalat

4,5 Hn Braten-reste	180	g
4 Hn Öl	30	g
0,5 Hn Essig-gurke	250	g
1 Hn gekoch-tes Ei	40	g (= 1 Ei)
Salz	10	g
Essig	10	g
Pfeffer	0,5	g

1 Hn 50 g 2 E 0 M

Das Fleisch wird nudlig geschnitten, mit sehr fein gewiegter Zwiebel, Salz, Pfeffer und Essig eine Weile stehen gelassen. Ein frisches Ei wird hartgekocht und erkaltet das Eiweiß vom Dotter getrennt, fein gewiegt und die Essiggurke ebenfalls fein gewiegt. Das nudlig geschnittene Fleisch wird in einer Glasschüssel bergartig angerichtet und mit Weiß, Gelb und Grün (Ei und Gurke) garniert und das Öl darübergegossen.

Zubereitungsdauer $^3/_4$ Stunden.

10 Hn Fischsalat

3 Hn gekochter Fisch	200	g
3 Hn Öl	22,5	g
2 Hn gekochtes Ei	80	g
		(= 2 Eier)
1,5 Hn Dotter, roh	2	Dotter
0,5 Hn Essiggurke	250	g
Zwiebel	50	g
Essig	50	g
Salz	10	g
Pfeffer	0,5	g

1 Hn 70 g 3 E 0 M

200 g gekochter, gut entgräteter Fisch (eventuell Reste) werden in kleine Stücke zerpflückt und mit Salz und Essig befeuchtet. Zwei frische Eier werden hartgekocht und klein geschnitten, die Essiggurke wird ebenfalls klein geschnitten. Von Eidotter, Öl, Salz, Pfeffer und Essig wird eine schaumige Masse gerührt und das Ganze über den in einer kleinen Glasschüssel zierlich mit Ei und Gurken verzierten Fisch gegeben. Der Salat wird sehr kalt serviert.

Zubereitungsdauer $^3/_4$ Stunden.

10 Hn Fisolensalat

3 Hn grüne Fisolen	600	g
7 Hn Öl	52	g
Essig	200	g
Salz	10	g
Pfeffer	2	g

1 Hn 70 g 0,5 E 2 M

Die von den Fäden befreiten, grünen Fisolen werden gewaschen, schief nudlig geschnitten, in Salzwasser weich gekocht, abgeseiht, mit kaltem Wasser übergossen, mit Salz, Essig und Pfeffer vermischt

Zubereitungsdauer 1 Stunde.

10 Hn Französischer Salat

3,5 Hn	Kartoffel ..	280	g
3 Hn	Öl........	22,5	g
1,5 Hn	Dotter	2	Dotter
0,5 Hn	Sellerie ...	75	g
0,5 Hn	gelbe Rübe	100	g
0,5 Hn	Petersilien-		
	wurzel	100	g
0,5 Hn	Äpfel	75	g
	Gurke	50	g
	Essig	50	g
	Senf	20	g
	Salz	10	g

1 Hn 70 g 1 E 4 M

Sellerie, gelbe Rüben, Petersilie, Essiggurke, Äpfel und Kartoffeln werden kleinwürflig geschnitten und zu einer Mayonnaise gemischt. Mayonnaise: Die Dotter werden mit etwas Salz gerührt, dann wird das Öl tropfenweise eingerührt, bis es sich zu ballen beginnt, hierauf wird noch etwas Salz, Senf und Essig nach Geschmack verrührt. Der mit der Mayonnaise vermischte Salat wird entweder auf einer Schüssel angerichtet oder, um ihm ein schöneres Aussehen zu geben, in eine Puddingform gegeben und kurz vor dem Anrichten gestürzt.
Zubereitungsdauer 2 Stunden.

10 Hn Gemüsesalat

1 Hn	Blumenkohl	250 g
1 Hn	Karotten u. Zwiebel	200 g
1 Hn	Schoten	100 g
1 Hn	Sellerie	150 g
1 Hn	Kartoffel	80 g
4 Hn	Öl..............	30 g
0,5 Hn	Vogerlsalat	250 g
0,5 Hn	Gurke	250 g
	Essig	300 g
	Salz	30 g
	Pfeffer	2 g

1 Hn 100 g 1 E 4 M

Die einzelnen gewaschenen Gemüse werden in Salzwasser und Essig weich gekocht. Ausgekühlt, richtet man die einzelnen Gemüse, zierlich geschnitten oder ganz klein zerpflückt, in einer Glasschüssel kranzartig an, so daß die Farben der Gemüse hübsch zur Geltung kommen und gibt Öl, Essig und Pfeffer, gut vermengt, darüber.
Zubereitungsdauer 1 Stunde.

10 Hn Gurkensalat

3 Hn	Gurken	1500 g
7 Hn	Öl..............	52 g
	Essig	200 g
	Salz	10 g
	Pfeffer	2 g

1 Hn 100 g 0,5 E 2 M

Geschälte, fein geschnittene Gurken werden eingesalzen, stehen gelassen, dann ausgedrückt, mit Essig, Salz und Öl vermengt und mit Pfeffer oder Paprika bestreut.
Zubereitungsdauer ½ Stunde.

10 Hn Gurkensalat mit Rahm

2 Hn	Gurken	1000	g
7,5 Hn	Rahm	225	g
0,5 Hn	Zucker	8,5	g
	Essig	50	g
	Salz	10	g
	Pfeffer	0,5	g

1 Hn 70 g 1E 2 M

Gewaschene, geschälte Gurken werden auf dem Gurkenmesser fein geschnitten, mit Salz gut vermengt, dann gut ausgedrückt in eine Glasschüssel gegeben, mit Essig, Zucker und Rahm gut vermengt und mit Pfeffer bestreut.
Zubereitungsdauer 1 Stunde.

10 Hn Häuptelsalat

2 Hn	Salat	1000 g
8 Hn	Öl	60 g
	Essig	300 g
	Salz	20 g

1 Hn 100 g 0,5 E 1 M

Gut geputzter Salat wird in öfter gewechseltem Wasser gewaschen, nach dem Abtropfen, kurz vor dem Anrichten gesalzen und zuerst mit Öl, dann mit Essig vermengt.
Zubereitungsdauer ½ Stunde.

10 Hn Heringsalat

3	Hn Hering	90 g
2	Hn Äpfel	300 g
1	Hn Kartoffel	80 g
2	Hn Öl	15 g
1	Hn Rauchfleisch ...	40 g
0,5	Hn Zwiebel	100 g
0,25	Hn Pfeffergurke	125 g
0,25	Hn Zucker	4 g
	Essig	50 g
	Salz	20 g

1 Hn 70 2 g E 3 M

Der gut gewässerte Hering, Äpfel, Kartoffel, Rauchfleisch, Pfeffergurke und Zwiebel werden kleinwürflig geschnitten, mit Senf, Öl und Essig gut vermengt und bergartig angerichtet. Zubereitungsdauer 1 Stunde.

10 Hn Karfiolsalat

3 Hn Karfiol	750	g
7 Hn Öl	52	g
Essig	200	g
Salz	10	g
Pfeffer	0,5 g

1 Hn 80 g 0,5 E 2 M

Geputzter, in zierliche Stückchen zerpflückter Karfiol wird für eine Stunde in Salzwasser gelegt, um die Insekten zum Auskriechen zu bringen, dann in Salz- und Essigwasser gut weich gekocht. Man läßt den Karfiol dann abtropfen, mengt Essig, Öl, Salz und Pfeffer unter und serviert den Salat zu dunklen Braten. Zubereitungsdauer 1 Stunde.

10 Hn Kartoffelsalat

5 Hn Kartoffel	400	g
5 Hn Öl	37	g
Essig	50	g
Salz	20	g
Pfeffer	0,5 g

1 Hn 45 g 0,5 E 4 M

Ausgekühlte Kartoffeln werden fein blättrig geschnitten und mit Öl, Essig, Salz und Pfeffer vermengt. Zubereitungsdauer ½ Stunde.

10 Hn Kartoffelsalat mit Zwiebel

6 Hn Kartoffel	480	g
3,75 Hn Öl	28	g
0,25 Hn Zwiebel	50	g
Essig	50	g
Salz	10	g
Pfeffer	0,5 g

1 Hn 60 g 0,5 E 5 M

Weich gekochte Kartoffel (Kipfler) werden geschält, blättrig geschnitten, dann mit Öl übergossen und mit fein gehackter Zwiebel, Essig, Pfeffer und Salz gut vermengt. Zubereitungsdauer $^3/_4$ Stunden.

10 Hn Kartoffelsalat mit Senf

5 Hn Kartoffel ..	400	g
3,4 Hn Öl	25,5	g
1,6 Hn Dotter	2	Dotter
Essig	50	g
Senf	10	g
Salz	20	g
Pfeffer	0,5 g

1 Hn 45 g 0,5 E 4 M

Die gekochten Kartoffel werden in Scheiben geschnitten, der Senf wird mit den Dottern, Öl und Essig glatt verrührt und unter die gesalzenen Kartoffel gemengt. Zubereitungsdauer $^3/_4$ Stunden.

10 Hn Kartoffelsalat (bayrisch)

4 Hn	Kartoffel	320 g
3,5 Hn	Öl	26 g
0,5 Hn	Essiggurke . . .	250 g
2 Hn	Eier	2 Eier
	Essig	20 g
	Senf	30 g
	Salz	10 g
	Pfeffer	1 g
	Fleischbrühe . .	20 g

1 Hn 70 g 1 E 4 M

320 g gekochte geschälte Kartoffel werden heiß in sehr günne Scheiben geschnitten und mit Salz, Pfeffer und 20 g sehr starkem Essig übergossen. 20 g Fleischbrühe werden zum Kochen gebracht und den Kartoffeln beigefügt. Die hartgekochten Eier und die Gurke werden würflig geschnitten, unter die Kartoffeln gemischt und zuletzt Öl und Senf dazugemengt und der Salat zu Augsburger oder Wiener Würstel serviert.

Zubereitungsdauer $^3/_4$ Stunden.

10 Hn Krautsalat

3 Hn	Kraut	900 g
6,5 Hn	Öl	49 g
0,5 Hn	Zucker	8,5 g
	Essig	200 g
	Salz	15 g
	Pfeffer	0,5 g
	Kümmel	0,5 g

1 Hn 100 g 0,5 E 2 M

Fein geschnittenes Kraut wird eingesalzen, mit heißem Wasser überbrüht, stehen gelassen durch $^1/_2$ Stunde, dann ausgedrückt und mit Essig, Öl, Salz, Zucker und Kümmel gut verrührt, mit Pfeffer bestreut und stehen gelassen.

Zubereitungsdauer ½ Stunde.

10 Hn Krautsalat mit Speck

3 Hn	Kraut	900 g
7 Hn	Speck	70 g
	Essig	200 g
	Salz	20 g
	Kümmel	0,5 g

1 Hn 70 g 1 E 2 M

Das fein geschnittene Kraut wird mit kochendem Wasser überbrüht und wieder abgeseiht. Dann wird Essig mit Wasser, Salz und Kümmel kochend über das Kraut gegossen. Vor dem Auftragen wird kleinwürflig geschnittener Speck zerlassen und mit den Grammeln über das angerichtete Kraut gegeben.

Zubereitungsdauer $^3/_4$ Stunden.

10 Hn Krautsalat (kalt)

3 Hn	Kraut	900 g
7 Hn	Öl	52 g
	Essig	200 g
	Salz	20 g
	Kümmel	0,5 g

1 Hn 70 g 0,5 E 2 M

Geputztes Kraut wird fein geschnitten, mit siedendem Wasser überbrüht, abgeseiht, mit Essig, Salz, Öl und Kümmel vermengt.

Zubereitungsdauer $^3/_4$ Stunden.

10 Hn Kürbissalat

2 Hn	Kürbis	500 g
6 Hn	Öl	45 g
2 Hn	Zucker	34 g
	Essig	200 g
	Salz	10 g
	Pfeffer	0,5 g

1 Hn 70 g 0 E 3 M

Gewaschene, geschälte, entkernte Kürbisse werden in fingerlange, gleichmäßige Spalten geschnitten und in Essig- und Salzwasser weich gekocht. Gut abgetropft, werden sie mit Essig, Öl, Zucker und Salz gut vermengt, mit Pfeffer bestreut und in einer Glasschüssel angerichtet.

Zubereitungsdauer 1 Stunde.

8*

10 Hn Linsensalat

6 Hn Linsen .... 150 g	Geklaubte Linsen werden weich gekocht,
4 Hn Öl .... 30 g	mit Öl, Essig, Salz und Wasser ver-
Essig .... 50 g	mischt.
Zwiebel .... 50 g	Zubereitungsdauer 2 Stunden.
Salz .... 10 g	

1 Hn 50 g 1 E 4 M

10 Hn Möhrensalat

3 Hn Möhren .... 600 g	Möhren werden gewaschen, geschabt, in
7 Hn Öl .... 51 g	Salzwasser gekocht, in dünne Scheiben
Essig .... 200 g	geschnitten und mit Essig, Öl und
Salz .... 10 g	Pfeffer angemacht.
Pfeffer .... 0,5 g	Zubereitungsdauer 1 Stunde.

1 Hn 70 g 0,5 E 2 M

10 Hn Radieschensalat

2 Hn Radieschen 800 g	Ein Teil der gewaschenen Radieschen
1 Hn Kartoffel 80 g	wird in zarte dünne Scheiben ge-
2 Hn Ei ...... 80 g (=2 Eier)	schnitten, mit den ebenfalls dünn ge-
3 Hn Öl ...... 22,5 g	schnittenen Kartoffelscheiben, Salz,
2 Hn Sahne ... 60 g	Pfeffer und Essig vermengt. Zwei Eier
Essig .... 50 g	werden hartgekocht, Eiklar und Dotter
Salz ..... 10 g	getrennt und fein gehackt. Den rest-
Pfeffer .. 0,5 g	lichen Teil der Radieschen schneidet

1 Hn 100 g 1 E 2 M

man fächer- oder rosenartig und garniert den Salat hübsch mit Ei und
Radieschen. Knapp vor dem Anrichten gibt man Sahne, mit Öl und Essig gut
verquirlt, darüber und serviert zu Braten. Zubereitungsdauer $^3/_4$ Stunden.

10 Hn Roter Rübensalat

4 Hn rote Rüben ... 1000 g	Rote, gewaschene Rüben werden in Salz-
5 Hn Zucker .... 85 g	wasser weich gekocht, in dünne
1 Hn Kren .... 100 g	Scheiben geschnitten, mit Krenscheiben
Essig .... 300 g	belegt und mit kochendem Essig,
Salz .... 10 g	Zucker und Kümmel übergossen und
Kümmel .... 0,5 g	2 Tage stehen gelassen.

1 Hn 120 g 0,5 E 8 M
Zubereitungsdauer 2 Stunden.

10 Hn Salzgurkensalat

2 Hn Salzgurken ... 1000 g	Salzgurken werden fein blättrig ge-
7,5 Hn Öl .... 58 g	schnitten, mit Essig, Zucker und Öl
0,5 Hn Zucker ...... 8,5 g	gut vermengt und als Garnierung zu
Essig .... 100 g	anderen Salaten verwendet.

1 Hn 100 g 0,5 E 2 M
Zubereitungsdauer ½ Stunde.

10 Hn Schwarzwurzelsalat

5 Hn Schwarzwurzel ... 500 g	Geputzte Schwarzwurzel werden in
4 Hn Öl .... 30 g	fingerlange Spalten geschnitten und
1 Hn Zucker .... 17 g	sofort in Essig gelegt, da sie sonst
Essig .... 250 g	schwarz werden; in Salzwasser, dem
Salz .... 20 g	man auch Essig zusetzt, werden sie
Pfeffer .... 0,5 g	weich gekocht, dann zum Abtropfen

1 Hn 60 g 0,5 E 4 M

auf ein Sieb gelegt. Essig, Öl, Zucker,
Pfeffer und Salz wird $^1/_2$ Stunde
vor dem Servieren darübergegeben. Man serviert den Salat zu schwarzem
Braten. Zubereitungsdauer 1 Stunde.

10 Hn Selleriesalat

3	Hn	Sellerie	450 g
5,5	Hn	Öl	42 g
1,5	Hn	Zucker	25 g
		Essig	100 g
		Salz	10 g

1 Hn 60 g 0,5 E 3 M

Gewaschene Sellerie wird geschält, in Scheiben geschnitten, in Salzwasser weich gedünstet und mit gezuckertem Essig und Öl übergossen.
Zubereitungsdauer 1 Stunde.

10 Hn Spargelsalat

3 Hn	Spargel	1200		g
3 Hn	Eidotter ...	4		Dotter
4 Hn	Öl	30		g
	Essig	20		g
	Salz	20		g
	Pfeffer	0,5		g

1 Hn 120 g 2 E 1 M

In Salz- und Essigwasser weich gekochte Spargelstücke werden auf ein Sieb zum Abtropfen gelegt. Dann legt man sie in eine Glasschüssel und gibt die zu Schaum gerührte Mayonnaisesauce von Eidotter, Essig, Pfeffer und einige Löffel Spargelwasser darüber.
Zubereitungsdauer $^3/_4$ Stunden.

10 Hn Specksalat

2 Hn	Salat	1000 g
8 Hn	Speck	80 g
	Essig	200 g
	Salz	10 g

1 Hn 100 g 1 E 1 M

Zarter, junger Häuptelsalat wird in der üblichen Art vorbereitet und mit Essig und Salz vermengt. 80 g Speck wird würflig geschnitten, goldgelb geröstet, über den Salat gegossen und der Salat zu Schweinebraten oder Knödel serviert.
Zubereitungsdauer ½ Stunde.

10 Hn Tomatensalat

3	Hn	Tomaten	1200	g
5	Hn	Öl	37	g
1,5	Hn	Zucker	25	g
0,5	Hn	Zwiebel	100	g
		Essig	20	g
		Salz	10	g
		Pfeffer	0,5	g

1 Hn 130 g 0,5 E 4 M

Gewaschene, gleichmäßig große, feste Tomaten werden mehrere Stunden auf das Eis gelegt. Dann werden sie mit einem sehr scharfen Messer in Scheiben geschnitten, mit Salz, Pfeffer und fein geriebener Zwiebel bestreut, mit Öl, Zucker und Essig übergossen und zu Braten serviert.
Zubereitungsdauer ½ Stunde.

10 Hn Vogerlsalat

2	Hn	Vogerlsalat ...	1000	g
7,5	Hn	Öl	56	g
0,5	Hn	Zucker	8,5	g
		Essig	100	g
		Salz	10	g

1 Hn 100 g 0,5 E 1 M

Vogerlsalat wird geputzt, gewaschen, mit Essig, Salz, Zucker und Öl gut vermengt und zu Geflügel oder Kalbsbraten oder auch als Garnierung anderer Salate gegeben.
Zubereitungsdauer 1 Stunde.

Gemüse

10 Hn Blaukohl

2 Hn Blaukohl	500 g
2 Hn Mehl	40 g
4 Hn Fett	30 g
2 Hn Kastanien	80 g
Salz	15 g
1 Hn 60 g 1 E 4 M	

Geputzter Blaukohl wird in Salzwasser gekocht und die eingeschnittenen Kastanien werden im Rohr gebraten. In einer Einbrenn aus Fett und Mehl wird der klein gewiegte, weich gekochte Kohl und die geschälten Kastanien verrührt, mit Kohlbrühe aufgegossen und gut verkocht. Zubereitungsdauer 1½ Stunden.

10 Hn Blaukraut

2 Hn Blaukraut	600 g
2 Hn Mehl	40 g
1 Hn Zucker	17 g
0,5 Hn Äpfel	75 g
4,5 Hn Fett	34 g
Essig	50 g
Salz	15 g
1 Hn 60 g 0,5 E 4 M	

Das Kraut wird geputzt und geschnitten. Der Zucker wird in heißem Fett gebräunt, die würflig geschnittenen Äpfel und das Kraut beigemengt, mit Essig und Salz weich gedünstet, mit Mehl gestaubt und mit Wasser aufgegossen. Zubereitungsdauer 1 Stunde.

10 Hn Bohnen

5 Hn Bohnen	125 g
1 Hn Mehl	20 g
1 Hn Speck...........	10 g
2,5 Hn Fett...........	19 g
0,5 Hn Zucker	8,5 g
Essig	30 g
Salz	10 g
Pfeffer..........	2 g
Selchfleischbrühe	100 g
1 Hn 40 g 1 E 4 M	

Die tagsvorher geklaubten und geweichten Bohnen werden weich gekocht und auf ein Sieb geschüttet. Der Speck wird kleinwürflig geschnitten, ausgebraten, die Grieben herausgenommen und warmgestellt. Nun wird in Speck und Schweinefett das Mehl geröstet, mit Selchfleischbrühe aufgegossen, die gut abgetropften Bohnen hinzugefügt, mit Zucker, Salz, Pfeffer und Essig gewürzt und noch ¼ Stunde verkocht. Bohnen müssen pikant schmecken und können zu Selchfleisch, Würsten oder auch zu Knödeln als Beilage gegeben werden. Zubereitungsdauer 3 Stunden.

10 Hn Bohnen (grün) mit Butter und Brösel

1 Hn grüne Bohnen	250 g
7 Hn Butter	59 g
2 Hn Brösel	40 g
Salz	10 g
1 Hn 25 g 0,5 E 2 M	

Noch junge, zarte, grüne Bohnen werden geputzt und gewaschen, in Salzwasser weich gekocht und abgetropft. Man schwenkt sie in mit Butter gerösteten Bröseln und gibt sie als Beilage zu Kalbsbraten. Zubereitungsdauer 1 Stunde.

10 Hn Erbsen (grün)

2 Hn Erbsen (aus den Schoten gelöst) ...	200 g
7 Hn Butter	60 g
1 Hn Zucker	17 g
Salz	3 g
1 Hn 20 g 0,5 E 2 M	

Grüne Erbsen werden aus den Schoten gelöst und mit wenig Salzwasser, dem man etwas Zucker zusetzt, in kurzer Zeit weich gedünstet. Die Erbsen werden dann gut abgetropft, in 7 Hn heißer Butter durchgeschwenkt, bergartig angerichtet und als Beilage zu Geflügel serviert. Zubereitungsdauer ¾ Stunden.

10 Hn Erbsen (grün) mit Petersilie

3 Hn Erbsen	300	g
5 Hn Butter	42	g
1,5 Hn Mehl	30	g
0,5 Hn Zucker	8,5	g
Salz	5	g
Petersilie	3	g
1 Hn 50 g 1 E 3 M		

Aus den Schoten gelöste grüne Erbsen werden in heißer Butter und ganz wenig Zuckerwasser gedünstet, die Petersilie wird fein gewiegt und hinzugefügt. Nun gießt man Brühe ab, staubt die Erbsen mit Mehl, fügt die Brühe wieder hinzu und kocht das Ganze einmal auf.
Zubereitungsdauer $^3/_4$ Stunden.

10 Hn Erbsenpüree

5 Hn Erbsen	125	g
1 Hn Mehl	20	g
3,5 Hn Butter	30	g
0,5 Hn Zwiebel	100	g
Selchfleischbrühe	100	g
Salz	10	g
Pfeffer	2	g
1 Hn 40 g 1 E 4 M		

Die tagsvorher geklaubten und geweichten Erbsen werden weich gekocht und auf ein Sieb gelegt, nach dem Abtropfen passiert. Fein gewiegte Zwiebel wird in Butter goldgelb geröstet, mit dem Schaumlöffel herausgenommen und warmgestellt. Das Mehl wird in der Butter leicht geröstet, die passierten Erbsen hinzugefügt und mit der Selchfleischbrühe glatt verrührt, nachher in einer Schüssel bergartig angerichtet und mit der gerösteten Zwiebel bestreut. Als Beilage zu Schinken, Selchfleisch oder Würsteln serviert. Zubereitungsdauer 3 Stunden.

10 Hn Erbsenpüree mit Speck

4 Hn Erbsen (trocken)	100	g
3 Hn Speck	30	g
1 Hn Mehl	20	g
1 Hn Butter	8,5	g
1 Hn Semmelbrösel	20	g
Salz	10	g
1 Hn 35 g 1 E 4 M		

Tagsvorher geklaubte und eingeweichte Erbsen werden weich gekocht, gesalzen und passiert. Würflig geschnittener Speck wird ausgelassen, die Grieben herausgenommen, das Mehl in Fett geröstet und mit dem Erbsenbrei aufgegossen. In heißer Butter werden Semmelbrösel geröstet, die Grieben untergemengt. Das gut verkochte Püree wird bergartig angerichtet und mit Brösel und Grieben bestreut. Zubereitungsdauer 2½ Stunden.

10 Hn Gurken (geschmort)

1 Hn Gurken	500	g
3 Hn Speck	30	g
2 Hn Mehl	40	g
1 Hn Butter	8,5	g
3 Hn Dotter	4	Dotter
Essig	100	g
Salz	10	g
Pfeffer	0,5	g
1 Hn 50 g 1 E 2 M		

500 g geschälte, entkernte Gurken werden in Stücke geschnitten, mit Essig übergossen und stehen gelassen. Speck wird würflig geschnitten, goldgelb geröstet und die Grieben herausgenommen, im Fett wird Mehl hellgelb angeröstet. Unterdessen dünstet man die im Essig liegenden Gurken und gießt mit dieser Essigbrühe die lichte Einbrenn auf, fügt die gedünsteten Gurken und Grieben hinzu und läßt alles gut aufkochen. Knapp vor dem Anrichten legiert man das Gericht mit den Dottern. Zubereitungsdauer 1 Stunde.

10 Hn Karotten

2 Hn Karotten	400 g
1 Hn Mehl	20 g
1 Hn Zucker	17 g
5 Hn Butter	42 g
1 Hn Milch	100 g

1 Hn 50 g 0,5 E 3 M

Die Karotten werden gewaschen, abgeschabt, nochmals gewaschen und in Scheiben geschnitten. Aus Butter und Mehl macht man eine helle Einbrenn, gießt sie mit kalter Milch auf, vermengt sie mit den weichgekochten Karotten und dem Zucker und läßt alles auf 500 g einkochen.

Zubereitungsdauer 1 Stunde.

10 Hn Karotten mit Butter

2 Hn Karotten	400 g
1 Hn Zucker	17 g
7 Hn Butter	60 g
Salz	2 g

1 Hn 40 g 0 E 2 M

Die Karotten werden geputzt, in wenig Wasser mit 17 g Zucker weich gedünstet, mit heißer Butter übergossen, bergartig angerichtet und als Beilage serviert.

Zubereitungsdauer 1 Stunde.

10 Hn Karotten mit grünen Erbsen

2 Hn Karotten	400 g
2 Hn Mehl	40 g
4,5 Hn Butter	40 g
1 Hn Erbsen	100 g
0,5 Hn Zucker	8,5 g
Salz	10 g

1 Hn 50 g 0,5 E 4 M

Geputzte, nudlig geschnittene Karotten und ausgelöste Erbsen werden mit in Fett angelaufener grüner Petersilie und Brühe weich gedünstet, mit Mehl gestaubt, mit Zucker, Salz und der nötigen Flüssigkeit gut verkocht.

Zubereitungsdauer 1 Stunde.

10 Hn Karfiol mit Butter und Brösel

1 Hn Karfiol	250 g
7 Hn Butter	60 g
2 Hn Brösel	40 g
Salz	20 g

1 Hn 30 g 0,5 E 2 M

Der geputzte Karfiol wird 1 Stunde vor dem Kochen in starkes Salzwasser gegeben, um alle Insekten zum Auskriechen zu bringen. In Salzwasser weich gekocht und abgetropft, wird der Karfiol mit in Butter gerösteten Semmelbrösel bestreut und als Beilage zu Lungenbraten oder Roastbeef gegeben. Zubereitungsdauer 1½ Stunden.

10 Hn Karfiolauflauf

1,5 Hn Karfiol	375 g
5,6 Hn Butter	48 g
2 Hn Ei	2 Eier
0,4 Hn Käse	8 g
0,2 Hn Mehl	4 g
0,3 Hn Rahm	10 g
Salz	10 g

1 Hn 35 g 1 E 1 M

Der geputzte und gewaschene Karfiol wird in Salzwasser halbweich gekocht. Aus Butter, Dotter, Mehl und Rahm wird ein Abtrieb gemacht, dem man zuletzt den Schnee der 2 Eiklar beimengt. Ein Teil dieser Masse wird in eine befettete Auflaufschüssel gegossen, der halbweich gekochte Karfiol daraufgelegt, dann der Rest der Teigmasse darübergegossen und im mäßig heißen Rohr eine halbe Stunde gebacken. Zubereitungsdauer 1½ Stunden.

10 Hn Karfiol (eingemacht)

1 Hn Karfiol	250	g
5 Hn Butter	42	g
2 Hn Mehl	40	g
1 Hn Milch	100	g
1 Hn Ei	1	Ei
Salz	15	g
Pfeffer	0,5	g

1 Hn 40 g 1 E 3 M

250 g zerpflückter Karfiol wird eine Stunde in Salzwasser gelegt, um die Insekten zum Auskriechen zu bringen. Hierauf in Salzwasser weich gekocht, gut abgetropft, wird er mit einer Bechamelsauce von Butter, Mehl und Milch übergossen, dann· läßt man ihn noch 10 Minuten ziehen. Knapp vor dem Anrichten wird die Sauce mit dem Ei legiert.

Zubereitungsdauer 1 Stunde.

10 Hn Karfiol (gebacken)

1 Hn Karfiol	250	g
3 Hn Brösel	60	g
1 Hn Ei	1	Ei
5 Hn Fett	37	g
Salz	10	g

1 Hn 25 g 1 E 3 M

Geputzter und gewaschener Karfiol wird in Salzwasser weich gekocht, abgetropft, in Ei und Brösel eingedreht und aus heißem Fett gebacken.

Zubereitungsdauer 1 Stunde.

10 Hn Karfiol (gebacken) mit Milch

1,5 Hn Karfiol	375	g
1 Hn Mehl	20	g
1,5 Hn Ei	1½	Ei
1,5 Hn Milch	150	g
4,5 Hn Fett	34	g
Salz	15	g

1 Hn 33 g 1 E 2 M

Geputzter und gewaschener Karfiol wird in Salzwasser halbweich gekocht, abgeseiht und in eine ausgefettete Auflaufschüssel eingelegt, hierauf mit dem Abtrieb von Fett, Ei, Mehl und Milch übergossen und in mäßig heißem Rohr $^3/_4$ Stunden gebacken.

Zubereitungsdauer 1½ Stunden.

10 Hn Kartoffel (eingebrannt)

3 Hn Kartoffeln	240	g
5 Hn Fett	37	g
2 Hn Mehl	40	g
Salz	15	g
Essig	100	g
Gewürze	3	g
Pfeffer	0,5	g

1 Hn 60 g 0,5 E 4 M

Die Kartoffeln werden in Salzwasser weich gekocht, geschält und in dünne Scheiben geschnitten. Essig, Pfefferkörner, Lorbeerblatt und Thymian werden aufgekocht. Von Fett und Mehl wird eine dunkelbraune Einbrenn gemacht, mit Gewürzessig und etwas Fleischbrühe aufgegossen, glatt verrührt, die Kartoffel und Pfeffer hinzugefügt und gut verkocht.

Zubereitungsdauer 1 Stunde.

10 Hn Kartoffel (polnisch)

5 Hn Kartoffeln	400	g
5 Hn Speck	50	g
Salz	20	g

1 Hn 40 g 0,5 E 4 M

Geschälte und gewaschene Kartoffel werden in gleichmäßige Stücke geschnitten und in Salzwasser gekocht. Der Speck wird kleinwürflig geschnitten, goldgelb geröstet und knapp vor dem Anrichten über die Kartoffel gegeben. Zubereitungsdauer ½ Stunde.

10 Hn Kartoffelpüree

5 Hn Kartoffel............400 g	
1 Hn Milch..............100 g	
4 Hn Butter............ 34 g	
Salz.............. 15 g	
Zwiebel............ 10 g	
1 Hn 50 g 0,5 E 4 M	

400 g Kartoffel werden geschält, mit Salz bestreut und im Kartoffelkocher (Dunsttopf) weich gekocht, noch heiß durch ein Sieb passiert und mit kochender Milch und einem Teil der Butter zu einem geschmeidigen, dicken Brei verrührt. Im Rest der Butter läßt man 10 g fein gewiegte Zwiebel lichtbraun anrösten und gibt sie über das Kartoffelpüree. Zubereitungsdauer $^3/_4$ Stunden.

10 Hn Kastanienpüree

4 Hn Kastanie.........160 g	
1 Hn Milch............100 g	
1 Hn Zucker........... 17 g	
2,5 Hn Butter.......... 21 g	
1,5 Hn Mehl............. 30 g	
Salz............. 3 g	
Weißwein.........150 g	
1 Hn 50 g 1 E 5 M	

Die Kastanien werden eingeschnitten, im heißen Rohr gebraten, heiß geschält, in Milch und Zucker gedünstet und dann passiert. Von Butter und Mehl wird eine lichte Einbrenn gemacht, mit Weißwein aufgegossen, die passierten Kastanien hinzugefügt und mit Salz und Zucker pikantgemacht. Man gibt dieses Püree zu Wild oder Filet als Beilage. Zubereitungsdauer 1½ Stunden.

10 Hn Kochsalat als Gleichnahrung

4 Hn Kochsalat.........1000 g	
2 Hn Milch............. 200 g	
2 Hn Mehl............. 40 g	
2 Hn Butter........... 17 g	
Salz.............. 4 g	
1 Hn 100 g 2 E 4 M	

Der Kochsalat wird geputzt, in trockenem Zustand gewogen und gut durchgewaschen, hierauf in kochendes Salzwasser gegeben und durch 20 bis 25 Minuten gekocht, dann abgeseiht, ausgedrückt und passiert. Aus Butter und Mehl wird eine goldgelbe Einbrenn gemacht, die, ausgekühlt, mit kalter Milch verrührt wird. In diesem Mehlbrei wird der Kochsalat auf 1000 g eingekocht. Zubereitungsdauer 1 Stunde.

10 Hn Kochsalat als Doppelnahrung

2 Hn Kochsalat..........500 g	
1 Hn Milch............. 100 g	
1 Hn Mehl............. 20 g	
6 Hn Butter............ 51 g	
Salz.............. 3 g	
1 Hn 50 g 1 E 2 M	

Der Kochsalat wird geputzt, in trockenem Zustand gewogen und gut durchgewaschen, hierauf in kochendes Salzwasser gegeben und durch 20 bis 25 Minuten gekocht, dann abgeseiht, ausgedrückt und passiert. Aus Butter und Mehl wird eine goldgelbe Einbrenn gemacht, die, ausgekühlt, mit kalter Milch verrührt wird. In diesem Mehlbrei wird der Kochsalat auf 500 g eingekocht. Zubereitungsdauer 1 Stunde.

10 Hn Kohl als Gleichnahrung

4 Hn Kohl.............1000 g	
2 Hn Butter........... 17 g	
2 Hn Mehl............. 40 g	
2 Hn Milch............. 200 g	
Salz............. 3 g	
1 Hn 100 g 1 E 4 M	

Der Kohl wird geputzt, in trockenem Zustand gewogen und gut durchgewaschen, hierauf in kochendem Salzwasser 1 Stunde gekocht, dann abgeseiht, ausgedrückt und passiert. Aus Butter und Mehl wird eine lichtgelbe Einbrenn gemacht, die, ausgekühlt, mit kalter Milch verrührt wird. In diesem Mehlbrei wird der Kohl auf 1000 g eingekocht. Zubereitungsdauer 1 Stunde.

10 Hn Kohl als Doppelnahrung

2 Hn Kohl	....	500 g
6 Hn Butter	....	51 g
1 Hn Mehl	....	20 g
1 Hn Milch	....	100 g
Salz	....	3 g

1 Hn 50 g 0,5 E 2 M

Der Kohl wird geputzt, in trockenem Zustand gewogen, gut durchgewaschen, hierauf in kochendem Salzwasser eine halbe Stunde gekocht, dann abgeseiht, ausgedrückt und passiert. Aus Butter und Mehl wird eine lichtgelbe Einbrenn gemacht, die, ausgekühlt, mit kalter Milch verrührt wird. In diesem Mehlbrei wird der Kohl auf 500 g eingekocht. Zubereitungsdauer 1 Stunde.

10 Hn Kohl mit Butter und Brösel

1 Hn Kohl	....	250 g
7 Hn Butter	....	59 g
2 Hn Brösel	....	40 g
Salz	....	10 g

1 Hn 25 g 0,5 E 2 M

Nur die zarten, inneren Blätter von jungem Kohl werden in Salzwasser weich gekocht, in Butter und Brösel gut durchgeschwenkt und zu Schweinsbraten als Gemüse serviert. Zubereitungsdauer $^3/_4$ Stunden.

10 Hn Kohlrüben

2 Hn Kohlrüben	......	500 g
2,5 Hn Mehl	....	50 g
5 Hn Butter	....	42,5 g
0,5 Hn Zucker	....	8,5 g
Salz	....	15 g
Pfeffer	....	1 g

1 Hn 60 g 0,5 E 4 M

Gewaschene Kohlrüben werden geschält, würflig geschnitten, in heißer Butter, wenig Wasser, Salz und Zucker weich gedünstet, mit Mehl gestaubt, Wasser nach Bedarf hinzugegeben und mit Pfeffer gewürzt. Zubereitungsdauer $^3/_4$ Stunden.

10 Hn Kohlsprossen

2 Hn Kohlsprossen	......	500 g
5 Hn Butter	....	42,5 g
3 Hn Mehl	....	60 g
Salz	....	15 g
Pfeffer	....	1 g

1 Hn 60 g 0,5 E 4 M

Die Kohlsprossen werden geputzt, im Salzwasser 10 Minuten liegen gelassen, dann gut gewaschen. 1 Liter Wasser bringt man mit 15 g Salz zum Kochen, gibt die gewaschenen Kohlsprossen hinein, kocht sie weich und läßt sie gut abtropfen. Von Butter und Mehl wird eine helle Einbrenn gemacht, mit etwas Kochwasser von den Kohlsprossen aufgegossen, die Kohlsprossen mit Pfeffer hinzugetan und alles nochmals gut verkocht. Zubereitungsdauer $^3/_4$ Stunden.

10 Hn Kohlsprossen mit Butter und Brösel

1 Hn Kohlsprossen	....	250 g
7 Hn Butter	....	60 g
2 Hn Brösel	....	40 g
Salz	....	10 g

1 Hn 30 g 0,5 E 2 M

Die sauber geputzten, gut gewaschenen Sprossen werden eine Stunde vor dem Kochen in starkes Salzwasser gelegt, um eventuelle Insekten zum Auskriechen zu bringen. In Salzwasser weichgekocht und gut abgetropft, werden sie mit in Butter gerösteten Bröseln bestreut und als Beilage zu Kalbsschnitzeln serviert. Zubereitungsdauer 1½ Stunden.

10 Hn Kürbis (eingebrannt)

3	Hn Kürbis	750	g
3	Hn Fett	22,5	g
2	Hn Mehl	40	g
1,75	Hn Rahm	52	g
0,25	Hn Dille	62	g
	Salz	15	g
	Essig	50	g
	Pfeffer	1	g

1 Hn 60 g 0,5 E 4 M

Geschälte, länglich geschnittene Kürbisse werden mit wenig Wasser und Essig weich gedünstet. In einer hellen Einbrenn von Fett und Mehl läßt man fein gewiegtes Dillenkraut anlaufen, gießt mit etwas Kürbiswasser auf, würzt mit Salz und Pfeffer und Rahm, legt die gut abgetropften Kürbisschnitten in diese Einmachsauce.
Zubereitungsdauer $^3/_4$ Stunden.

10 Hn Linsen

5	Hn Linsen	125	g
1	Hn Mehl	20	g
3	Hn Speck	30	g
0,5	Hn Zucker	8,5	g
0,5	Hn Zwiebel	100	g
	Essig	30	g
	Suppe	100	g
	Salz	10	g
	Pfeffer	2	g

1 Hn 40 g 1 E 5 M

Die tagsvorher geklaubten und eingeweichten Linsen werden weich gekocht und auf ein Sieb geschüttet. Der Speck wird würflig geschnitten und ausgebraten, die Grieben herausgenommen und warmgestellt. Im Fett wird die fein gewiegte Zwiebel goldgelb geröstet, mit Suppe aufgegossen, mit Salz, Essig und Pfeffer gewürzt, die gut abgetropften Linsen in die Sauce getan und aufgekocht. Nachdem das Gericht in einer vertieften Schüssel angerichtet ist, werden die Grieben darübergestreut. Zubereitungsdauer 3 Stunden (ohne Einweichen).

10 Hn Mohrrüben

2 Hn Mohrrüben	400	g
1 Hn Zucker	17	g
5 Hn Fett	37,5	g
2 Hn Mehl	40	g
Salz	10	g
Brühe	100	g
Pfeffer	0,5	g

1 Hn 50 g 0,5 E 4 M

Die geputzten und gewaschenen Mohrrüben werden nudlig geschnitten, in Salz- und Zuckerwasser weich gedünstet. Von Fett und Mehl macht man eine helle Einbrenn, gießt sie mit Fleischbrühe auf, gibt auch etwas vom Kochwasser zur Einbrenn, mengt die gut abgetropften Mohrrüben hinzu, würzt mit Salz, Pfeffer und Zucker und läßt das Ganze gut verkochen. Zubereitungsdauer 1 Stunde.

10 Hn Sauerkraut

2	Hn Sauerkraut	600	g
5,75	Hn Fett	43	g
2	Hn Mehl	40	g
0,25	Hn Zwiebel	50	g
	Salz	10	g

1 Hn 60 g 0,5 E 3 M

Das Sauerkraut wird weich gekocht. Aus Fett, Mehl und Zwiebel wird eine helle Einbrenn gemacht, mit dem Sauerkraut gut verrührt, gut aufgekocht und, wenn nötig, noch gesalzen.
Zubereitungsdauer 1 Stunde.

10 Hn Sauerkraut mit Speck

2 Hn Sauerkraut	600	g
4 Hn Speck	40	g
1 Hn Kartoffel	80	g
3 Hn Schweinefett	22,5	g
Weißwein	200	g

1 Hn 60 g 0,5 E 2 M

Das Sauerkraut wird gewaschen, mit etwas Wasser zum Kochen gebracht und dann abgeseiht. Schweinefett wird heißgemacht, das überkochte Sauerkraut, geschälte, rohe, in dünne Scheiben geschnittene Kartoffel zugefügt und mit Weißwein fertiggedünstet, würflig geschnittener Speck wird hellgelb geröstet und vor dem Anrichten über das Kraut gegeben. Zubereitungsdauer 1 Stunde.

10 Hn Sauerkraut (gestürzt)

1	Hn Sauerkraut	300	g
4	Hn Selchfleisch	100	g
2	Hn Speck	20	g
1,25	Hn Rahm	38	g
1	Hn Kartoffel	80	g
0,5	Hn Zucker	8,5	g
0,25	Hn Zwiebel	50	g
	Salz	10	g

1 Hn 60 g 2 E 2 M

In einer Kasserolle wird zunächst kleinwürflig geschnittener Speck und kleingehackte Zwiebel angeröstet, hierauf gibt man Sauerkraut, Zucker, Salz, Essig und Brühe dazu und läßt es weich dämpfen. Darauf wird in eine ausgefettete Auflaufschüssel eine Schichte gedünstetes Sauerkraut gelegt, darüber eine Schicht gekochte, in Scheiben geschnittene Kartoffel, dann eine Schicht kleinblättrig geschnittenes Selchfleisch, hierauf wieder Sauerkraut usw., bis man mit einer Schicht Sauerkraut schließt. Dann mit Rahm übergießen und eine Stunde im Rohr backen. Zubereitungsdauer 2½ Stunden.

10 Hn Schnittbohnen (eingebrannt)

2 Hn grüne Fisolen	400	g
6 Hn Fett	45	g
2 Hn Mehl	40	g
Fleischbrühe	100	g
Salz	15	g
Essig	100	g
Zwiebel	20	g
Pfeffer	0,5	g

1 Hn 50 g 0,5 E 3 M

Geputzte, nudlig geschnittene Fisolen werden in Salzwasser weich gekocht und auf ein Sieb zum Abtropfen gelegt. Von Fett, Mehl und Zwiebel wird eine hellgelbe Einbrenn gemacht, mit Essig und Fleischbrühe aufgegossen, die Fisolen gut mit der Einbrenn verrührt, mit Salz, Pfeffer und Essig pikant gewürzt.
Zubereitungsdauer 1 Stunde.

10 Hn Schwarzwurzel

2 Hn Schwarzwurzel	200	g
3 Hn Mehl	60	g
3 Hn Ei	3	Eier
1 Hn Öl	7,5	g
1 Hn Fett	7,5	g
Salz	10	g
Essig	50	g
Wein	100	g
Salz	1	g
Fett zum Backen (bleibt zurück)	200	g

1 Hn 30 g 1 E 4 M

Die Schwarzwurzel werden gewaschen, geputzt, in gleichmäßige Stücke geschnitten und in Essigwasser gelegt, um das „Schwarzwerden" zu verhindern. In Salz und Essigwasser weich gekocht und abgetropft, werden sie in dem aus Wein, Dottern, Mehl, Öl und Schnee bereiteten Tropfteig getaucht und in heißem Fett goldgelb gebacken. Auf diese Weise gebackene Schwarzwurzel geben eine wohlschmeckende Beilage zu Geflügel.
Zubereitungsdauer ¾ Stunden.

10 Hn Schwarzwurzel mit Brösel

2 Hn Schwarzwurzel	200	g
7 Hn Butter	60	g
1 Hn Brösel	20	g
Salz	3	g
Milch	100	g

1 Hn 30 g 0 E 2 M

Die Schwarzwurzel werden gewaschen, geputzt, in fingerlange Stücke geschnitten und sofort in gewässerte Milch gelegt, um das „Schwarzwerden" zu verhindern. Dann werden dieselben in Salzwasser weich gekocht, mit Bröseln, die in Butter geröstet sind, bestreut und als Beilage zu deutschem Beefsteak oder Rostbraten serviert.
Zubereitungsdauer ¾ Stunden.

10 Hn Schwarzwurzel mit holländischer Sauce

1 Hn Schwarzwurzel . 100 g	
4 Hn Butter .... 34 g	
4 Hn Dotter .... 5 Dotter	
1 Hn Mehl.......... 20 g	
Salz .... 10 g	
Essig oder Milch 100 g	
(zum Einwässern)	
1 Hn 30 g 1 E 2 M	

Die Schwarzwurzel werden gewaschen, geputzt, in gleichmäßig lange Stücke geschnitten und sofort in gewässerte Milch oder auch Essigwasser gelegt, um das „Schwarzwerden" zu verhindern. Dann werden sie in Salzwasser, dem man einige Tropfen Essig zusetzt, weich gekocht. Unterdessen macht man von Butter, Mehl und einem Teil des Kochwassers eine Bechamelsauce, legiert diese mit den Dottern, gibt die abgetropften, weichgekochten Schwarzwurzel dazu, läßt sie im Wasserbad 10 Minuten ziehen und serviert sie zu Lungenbraten und Roastbeef.

Zubereitungsdauer $^3/_4$ Stunden.

10 Hn Schwarzwurzel (gebacken)

2 Hn Schwarzwurzel .... 200 g	
1 Hn Ei .... 1 Ei	
2 Hn Brösel........... 40 g	
1 Hn Mehl .... 20 g	
4 Hn Fett............. 30 g	
Salz .... 5 g	
Fett zum Backen	
(bleibt zurück)...200 g	
1 Hn 30 g 0,5 E 4 M	

Die Schwarzwurzel werden gewaschen, geputzt, in gleichmäßige Stücke geschnitten und in Milchwasser gelegt, um das „Schwarzwerden" zu verhindern. Nachdem man dieselben in Salzwasser weich gekocht hat, werden sie in Ei, Mehl und Brösel paniert, in Fett gebacken und als Beilage verwendet.

Zubereitungsdauer $^3/_4$ Stunden.

10 Hn Selleriegemüse

2 Hn Sellerie 300	g
5 Hn Butter 42	g
2 Hn Mehl........... 40	g
1 Hn Ei 1	Ei
Salz 10	g
Weißwein........ 150	g
Zucker 5	g
Pfeffer .... 0,5 g	
1 Hn 40 g 0,5 E 3 M	

Die geschälte Sellerie wird in gleichmäßige Würfel geschnitten und in Weißwein, Zucker und Wasser weich gedünstet. Von Butter und Mehl wird eine helle Einbrenn gemacht, mit der Selleriebrühe glatt verrührt, mit Salz und Pfeffer gewürzt und gut durchgekocht. Knapp vor dem Anrichten wird das Ganze mit dem Ei legiert.

Zubereitungsdauer 1½ Stunden.

10 Hn Spargel (eingemacht)

2 Hn Spargel .... 800 g	
6 Hn Butter .... 51 g	
2 Hn Mehl............... 40 g	
Salz .... 15 g	
1 Hn 80 g 1 E 2 M	

Der Spargel wird geputzt und in kleine Stücke geschnitten, in Salzwasser weich gekocht, abgeseiht und in eine Einmach aus Butter und Mehl, die gut verkocht sein muß, eingelegt und etwas verkocht.

Zubereitungsdauer 1 Stunde.

10 Hn Spargel mit Butter und Brösel

2 Hn Spargel .... 800 g	
6 Hn Butter .... 51 g	
2 Hn Brösel .... 40 g	
Salz .... 15 g	
1 Hn 80 g 1 E 2 M	

Geputzter Spargel wird in Salzwasser gekocht, gut abgetropft, mit Brösel bestreut und mit heißer Butter übergossen.

Zubereitungsdauer ½ Stunde.

10 Hn Spargel mit Milch und Ei

1 Hn Spargel	400	g
5 Hn Butter	42	g
2 Hn Mehl	40	g
1 Hn Milch	100	g
1 Hn Ei	40	Ei
Salz	15	g
Zucker	5	g
Pfeffer	0,5	g

1 Hn 50 g 1 E 2 M

Spargel wird in Salzwasser, dem man Zucker beifügt, weich gekocht und auf ein Sieb zum Abtropfen gelegt. Von Butter, Mehl und Milch wird eine weiße Sauce gemacht, die man einigemal aufkochen läßt und der man 3 Eßlöffel Spargelwasser zufügen kann. In diese Sauce legt man den gekochten Spargel und würzt ihn mit Salz und Pfeffer. Knapp vor dem Anrichten legiert man das Gericht mit dem Ei. Zubereitungsdauer 1 Stunde.

10 Hn Spargelbohnen

2 Hn Spargelbohnen	400	g
6 Hn Butter	51	g
2 Hn Brösel	40	g
Salz	15	g

1 Hn 40 g 0,5 E 3 M

Den Spargelbohnen werden die Spitzen abgeschnitten, die Fäden abgezogen, dann die ganzen Bohnen in Salzwasser gekocht, abgeseiht, in einer Kasserolle mit Butter und Brösel geröstet, gut durcheinandergeschüttelt und serviert. Zubereitungsdauer $^3/_4$ Stunden.

10 Hn Spinat

4 Hn Spinat	1000	g
4 Hn Fett	30	g
2 Hn Mehl	40	g
Salz	20	g
Pfeffer	2	g

1 Hn 100 g 1 E 3 M

Der geputzte und gewaschene Spinat wird in kochendem Salzwasser 15 Minuten gekocht, durch ein Sieb passiert, mit einer Einbrenn von Fett, Mehl, Salz und Pfeffer verrührt, mit Brühe aufgegossen und gut verkocht. Zubereitungsdauer 1 Stunde.

10 Hn Spinat mit Butter und Brösel

2 Hn Spinat	500	g
6 Hn Butter	51	g
2 Hn Brösel	40	g
Salz	10	g

1 Hn 30 g 1 E 2 M

Der sorgfältig geputzte und gewaschene Spinat wird in kochendem Salzwasser rasch gargekocht, abgetropft, in eine angewärmte Porzellanschüssel gegeben und mit in Butter gerösteten Semmelbröseln übergossen. Zubereitungsdauer 1 Stunde.

10 Hn Spinat mit Milch

4 Hn Spinat	1000	g
2 Hn Milch	200	g
2 Hn Mehl	40	g
2 Hn Butter	17	g
Salz	4	g

1 Hn 100 g 2 E 4 M

Der Spinat wird geputzt, in trockenem Zustand gewogen und gut durchgewaschen, hierauf in kochendes Salzwasser gegeben und ohne Deckel, damit die grüne Farbe erhalten bleibt, durch 20 Minuten gekocht, dann abgeseiht, ausgedrückt und passiert. Aus Butter und Mehl wird eine goldgelbe Einbrenn gemacht, die, ausgekühlt, mit kalter Milch verrührt wird. In diesem Mehlbrei wird der Spinat auf 100 g eingekocht. Zubereitungsdauer 1 Stunde.

10 Hn Spinatpudding

1,5 Hn Spinat	375	g
2 Hn Ei	2	Eier
3 Hn Butter	25,5	g
0,5 Hn Semmel	12,5	g
1 Hn Rahm	30	g
0,4 Hn Brösel........	8	g
0,8 Hn Butter	7	g
0,8 Hn Brösel........	16	g
Salz	2	g
Pfeffer	0,5	g
1 Hn 50 g 1 E 2 M		

Der Spinat wird geputzt, gewaschen, in Salzwasser gekocht, abgetropft und passiert. Die Semmel wird in Milch geweicht und ebenfalls passiert. Von Butter, Ei und Semmelbrösel wird ein flaumiger Abtrieb gemacht, passierter Spinat, Semmel, Rahm, Salz und Pfeffer hinzugefügt und der steifgeschlagene Schnee der Eiklar daruntergemengt. Das Ganze wird in eine mit Butter ausgefettete und mit Brösel bestreute Puddingform gefüllt und eine Stunde in Dunst gekocht. Zubereitungsdauer 2 Stunden.

10 Hn Wirsingkohl

2 Hn Wirsingkohl.......	500	g
5 Hn Fett	38	g
2 Hn Mehl	40	g
1 Hn Kartoffel	80	g
Salz	15	g
Zwiebel	10	g
Pfeffer	0,5	g
1 Hn 70 g 0,5 E 3 M		

Geputzter und gewaschener Wirsingkohl und geschälte, in dünne Scheiben geschnittene Kartoffel werden in Salzwasser weich gekocht. Von Fett, Mehl und Zwiebel wird eine helle Einbrenn gemacht, mit etwas Kohlwasser aufgegossen. Der abgeseihte Kohl wird nun klein gestampft und mit der Einbrenn glatt verrührt, mit Salz und Pfeffer gewürzt und gut aufgekocht. Zubereitungsdauer 1 Stunde.

10 Hn Zwiebel (gebraten)

2 Hn Zwiebel	400	g
1 Hn Äpfel..............	150	g
5,3 Hn Butter	46	g
1 Hn Zucker	17	g
0,5 Hn Mehl	10	g
1 Hn 40 g 0,5 E 3 M		

Große, geschälte, spanische Zwiebel werden in feine Scheiben geschnitten und mit Zucker, Salz und Mehl bestreut, desgleichen die Äpfel. Dann legt man die Zwiebel- und Apfelschnitten in heiße Butter, bratet sie auf beiden Seiten rasch braun, gibt ganz wenig Weißwein hinzu, legt Apfel- und Zwiebelspalten so aufeinander, daß die Zwiebel oben zu liegen kommt und passiert die Sauce darüber. Zubereitungsdauer $^3/_4$ Stunden.

Beilagen

Beilagen aus Ei

10 Hn Ei im Schlafrock

5 Hn Ei..............	5	Eier
2 Hn Weißbrot	50	g
3 Hn Butter........	25,5	g
Wasser 1000	1000	g
Salz	15	g
Essig	15	g
1 Hn 40 g 2 E 2 M		

Gute frische Eier werden vorsichtig einzeln in eine Tasse geschlagen und in einem Liter kochendes Wasser mit Salz und Essig langsam hineingegeben. Mit zwei Löffeln versucht man das sofort gerinnende Eiweiß über den Dotter zu halten, so daß der Dotter ganz von Eiweiß eingehüllt wird. Nun werden sie vorsichtig mit einem Schaumlöffel herausgenommen und warmgestellt. Das Weißbrot wird in fünf dünne, zierliche Schnitten zerlegt, diese Schnitten in starker Gluthitze gebacken, mit Butter bestrichen und nun die Eier auf dieselben gesetzt, mit grüner Petersilie garniert und zum Frühstück serviert. Zubereitungsdauer $^1/_4$ Stunde.

10 Hn Eier mit Speck

7 Hn Speck ....70 g
3 Hn Ei .... 3 Eier
    Salz............. 1 g
____
   1 Hn 18 g 1 E 0 M

In Scheiben geschnittener Speck wird rasch goldgelb gebraten, die ganzen Eier darübergeschlagen und ins heiße Rohr gestellt, bis das Eiweiß geronnen ist. Zubereitungsdauer $^1/_4$ Stunde.

10 Hn Eierstich

6 Hn Ei .... 6 Eier
3 Hn Butter .... 25,5 g
1 Hn Milch..........100 g
    Salz .... 5 g
____
  1 Hn 30 g 2 E 0 M

Ei und Milch wird gut verquirlt und durch ein Sieb in eine mit Butter gut ausgeschmierte Form gefüllt. Man läßt das Ganze nun ½ Stunde im Wasserbad ziehen (nicht kochen), schneidet dann Stückchen und gibt sie als Einlage in Suppen. Zubereitungsdauer $^3/_4$ Stunden.

10 Hn Eier (gefüllt)

5 Hn Ei .... 5 Eier
4,5 Hn Butter .... 39 g
0,5 Hn Sardellen....... 34 g
____
  1 Hn 27 g 2 E 0 M

Die Eier werden gewaschen, hartgekocht, geschält und der spitze Teil abgeflacht. Die Dotter werden herausgenommen, mit Butter, Sardellen, etwas Senf verrührt, mittels Spritzsack in die Eier gespritzt und mit grüner Petersilie verziert. Man gibt sie zu Salat oder mit Mayonnaise. Zubereitungsdauer ½ Stunde.

10 Hn Eier (hart)

10 Hn Ei .... 10 Eier
    Wasser........2000 g
    Salz........... 20 g
____
  1 Hn 40 g 3 E 0 M

Man bereitet die Eier vor wie bei den weichen Eiern, läßt 3 Minuten kochen und 8 Minuten ziehen. Nach dem Auskühlen werden die Eier geschält, in Scheiben geschnitten. Sie finden Verwendung als Garnierung für Salate oder zu kalten Saucen (Senf- oder Ölsaucen). Zubereitungsdauer $^1/_4$ Stunde.

10 Hn Hühnereistich

4 Hn Ei........... 4 Eier
2,5 Hn Hühnerfleisch
    (fett), passiert 100 g
3 Hn Butter .... 25,5 g
0,5 Hn Milch .... 50 g
    Salz .... 5 g
    Pfeffer .... 1 g
____
  1 Hn 30 g 3 E 0 M

Das passierte Hühnerfleisch wird mit Salz, Milch, Ei und Pfeffer gut verquirlt und in die mit Butter gut geschmierte Form gefüllt. Man läßt in heißem, aber nicht kochendem Wasser ziehen, schneidet Stücke, die man als Suppeneinlagen verwendet. Zubereitungsdauer $^3/_4$ Stunden.

10 Hn Eier (kernweich) in Essig und Öl

6 Hn Ei .... 6 Eier
4 Hn Öl .... 30 g
    Salz............. 3 g
    Essig........... 20 g
    Essiggurke .... 20 g
____
  1 Hn 30 g 2 E 0 M

5 Eier werden in Salzwasser kernweich gekocht, in kaltes Wasser gelegt, geschält und halbiert in eine Glasschüssel gelegt. Ein Ei wird hartgekocht, geschält, der Dotter mit Essig und Öl zu einer Sauce verrührt und über die in der Glasschüssel liegenden kernweichen Eier gegossen. Das Eiklar des hartgekochten Eies wird fein gehackt, ebenso die Essiggurke und kranzartig um die Eier als Verzierung gelegt. Zubereitungsdauer $^3/_4$ Stunden.

10 Hn Eier (pflaumenweich)

10 Hn Ei . . . . 10 Eier
Wasser . . . . 2000 g
Salz . . . . 20 g
____
1 Hn 40 g 3 E 0 M

Vorbereitung wie bei den weichen Eiern, nur läßt man statt 1 Minute 2 Minuten kochen. Dann gibt man die Eier aus dem heißen Wasser sofort in kaltes Wasser und schält sie nach dem Abkühlen vorsichtig. Hierauf werden sie der Länge nach in zwei Teile geteilt und als Garnierung für Gemüse oder Ragout verwendet. Zubereitungsdauer 12 Minuten.

10 Hn Eier (pikant, hart)

8 Hn Ei . . . . 8 Eier
2 Hn Sardellen . . . . 134 g
Kapern . . . . 100 g
weißer Pfeffer . . . 2 g
Zitronensaft . . . . . 15 g
Salz . . . . 10 g
____
1 Hn 50 g 4 E 0 M

Die gut vorbereiteten Eier werden 10 Minuten gekocht, in kaltes Wasser gelegt, abgeschält und in Hälften geteilt. Das Eigelb wird vorsichtig herausgenommen fein gehackt, mit Kapern, Pfeffer und Salz leicht gemengt und das Ganze in das Eiweiß gefüllt. Die Sardellen werden in Filets geteilt und die gefüllten Eier garniert, das Ganze mit Zitronensaft beträufelt und als Garnierung für belegte Brötchen verwendet. Zubereitungsdauer $^3/_4$ Stunden.

10 Hn Rührei

7 Hn Ei . . . . 7 Eier
2,7 Hn Butter . . . . 23 g
0,3 Hn Milch . . . . 30 g
Salz
Pfeffer
____
1 Hn 25 g 2 E 0 M

Die Eier werden mit Milch, Salz und Pfeffer gut verquirlt und in heiße Butter gerührt, sofort vom Feuer gezogen und zu einer gleichmäßigen breiigen Masse verrührt. Man verwendet Rührei als Frühstücksschüssel oder als Garnierung zu Reis, Spargelköpfen, Schinken oder geräucherten Fischen. Zubereitungsdauer 10 Minuten.

10 Hn Setzei

7 Hn Ei . . . . 7 Eier
3 Hn Butter . . . . 25,5 g
Salz
Pfeffer
____
1 Hn 30 g 2 E 0 M

In eine Pfanne mit eigroßen Vertiefungen gibt man wenig zerlassene Butter, läßt die vorsichtig aufgeschlagenen Eier in die heiße Butter gleiten und bäckt sie bei mäßiger Hitze, so daß das Weiße des Eies sich um das Gelbe legt, der Dotter aber nicht hart wird. Mit einem Löffel werden sie vorsichtig herausgenommen, auf eine erwärmte Platte gelegt, mit Salz und Pfeffer bestreut, die etwa noch vorhandene Butter darübergeträufelt und mit grüner Petersilie garniert, meist zum Frühstück serviert. Zubereitungsdauer 10 Minuten.

10 Hn Soolei

10 Hn Ei . . . . 10 Eier
Wasser . . . . 2000 g
Salz . . . . 20 g
Zwiebelschale
(gelb oder braun) 50 g
____
1 Hn 40 g 3 E 0 M

Die wie für weiche Eier vorbereiteten Eier werden 10 Minuten gekocht. braune oder gelbe Zwiebelschalen werden mit 20 g Salz so lange gekocht, bis es eine braune Brühe gibt, die man erkalten läßt und bereit hält, um die hart gekochten Eier für 1 bis 2 Tage in die Brühe zu geben. Man verwendet diese Eier zu Garnierungen bei kaltem Aufschnitt oder serviert sie, in Viertel geteilt, mit pikanten Saucen. Zubereitungsdauer $^1/_4$ Stunde.

10 Hn Spiegelei

5 Hn Ei .... 5 Eier	In der Vertiefung einer Spiegeleipfanne
5 Hn Fett .... 37 g	läßt man ein Stück Fett heiß werden,
Salz............. 3 g	schlägt ein Ei hinein, salzt es, bäckt
1 Hn 23 g 2 E 0 M	es, bis das Eiweiß geronnen ist und

serviert zu grünen Gemüsen oder Salaten.

Zubereitungsdauer $^1/_4$ Stunde.

10 Hn Weiches Ei

10 Hn Ei .... 10 Eier	Man gibt in 2 Töpfen je 1 l Wasser und
Wasser........2000 g	10 g Salz, bringt es zum Kochen und
Salz........... 20 g	hängt in ein Sieb je 5 Eier ins kochende
1 Hn 40 g 3 E 0 M	Wasser, läßt 1 Minute kochen, zieht

vom Feuer weg und läßt 5 Minuten ziehen. Man richtet solche Eier in einer angewärmten Serviette oder in einem Salzberg an. Diese Eier werden zum Frühstück gegeben oder mit einer pikanten Sauce (Senfsauce) als Vorspeise serviert

Zubereitungsdauer 9 Minuten.

Beilagen aus Kartoffeln

10 Hn Kartoffel (gefüllt)

5 Hn Kartoffel ....400 g	Gleich große, gewaschene Kartoffel
2 Hn Schweinefleisch ....100 g	werden mit dem Dressiermesser ge-
1 Hn Fett .... 7,5 g	schält, auf ein Blech gelegt, im Rohr
1 Hn Rahm............. 30 g	gebraten und dann ausgehöhlt. Ge-
1 Hn Ei .... 1 Ei	bratenes Schweinefleisch wird fein
Salz............. 20 g	gewiegt; das Ausgehöhlte der Kar-
1 Hn 30 g 1 E 4 M	toffel wird passiert. Das Fett wird

mit dem Rahm abgetrieben und mit den passierten Kartoffeln und dem fein gewiegten Schweinefleisch in die ausgehöhlten Kartoffeln gefüllt und das Ganze im heißen Rohr einige Minuten gebraten. Als Beilage zu Spinat· oder zarten Gemüsen serviert.

Zubereitungsdauer 1 Stunde.

10 Hn Kartoffelklöße

4 Hn Kartoffel ....320 g	In Salzwasser gekochte Kartoffel werden
1 Hn Grammeln .... 15 g	so heiß als möglich geschält, passiert,
4 Hn Mehl.............. 80 g	mit Ei, Mehl, Grammeln und Salz zu
1 Hn Ei .... 1 Ei	einer geschmeidigen Masse geknetet
Salz .... 10 g	und daraus kleine Klöße geformt, die
Wasser...........750 g	in Salzwasser gekocht und als Beilage
1 Hn 50 g 1 E 7 M	zu Schweinebraten gegeben werden.

Zubereitungsdauer $^3/_4$ Stunden.

10 Hn Kartoffelknödel

3 Hn Kartoffel ....240 g	Gekochte Kartoffel werden so heiß als
1 Hn Fett .... 7,5 g	möglich passiert, mit Mehl, Ei und
4 Hn Mehl .... 80 g	Salz zu einer geschmeidigen Teigmasse
1 Hn Brösel............ 20 g	vermengt. Man formt kleine Knödel,
1 Hn Ei .... 1 Ei	kocht sie 10 Minuten in Salzwasser und
Salz.............. 15 g	schmalzt sie mit Fett und Brösel ab,
Wasser...........750 g	serviert sie zu Saftbraten oder dgl.
1 Hn 30 g 1 E 7 M	Zubereitungsdauer $^3/_4$ Stunden.

10 Hn Kartoffellaibchen

3 Hn Kartoffel	240	g
3 Hn Fett	22,5	g
3 Hn Mehl	60	g
1 Hn Ei	1	Ei
Salz	15	g

1 Hn 25 g 1 E 5 M

In Salzwasser gekochte Kartoffel werden so heiß als möglich geschält und passiert, mit Mehl, Ei und 5 g Salz zu einer Teigmasse geknetet, aus dieser kleine Laibchen geformt, die in heißem Fett auf beiden Seiten goldgelb gebacken werden. Man serviert sie zu Saucen oder Salaten.

Zubereitungsdauer $^3/_4$ Stunden.

10 Hn Kartoffelnocken mit Käse

3 Hn Kartoffel	240 g
2 Hn Parmesankäse	40 g
2 Hn Butter	17 g
1 Hn Rahm	30 g
1 Hn Brösel	20 g
1 Hn Ei	1 Ei
Salz	15 g
Wasser	750 g

1 Hn 30 g 1 E 3 M

Von Butter, Ei, Käse, warm passierten Kartoffeln, Bröseln und Salz wird eine püreeartige Masse gerührt, die man in einer Serviette in kochendem Salzwasser $^1/_4$ Stunde kochen läßt; sticht mit einem kleinen Löffel Nocken und serviert dieselben zu Braten oder dgl.

Zubereitungsdauer ½ Stunde.

10 Hn Kartoffelnudeln

3 Hn Kartoffel	240	g
4 Hn Mehl	80	g
1 Hn Fett	7,5	g
1 Hn Brösel	20	g
1 Hn Ei	1	Ei
Salz	20	g
Wasser	750	g

1 Hn 30 g 1 E 7 M

In Salzwasser gekochte Kartoffel werden so heiß als möglich geschält und passiert, mit Mehl, Ei und 5 g Salz zu einer Teigmasse geknetet, die sich in kleinfingerdicke Nudeln formen läßt. Diese Nudeln werden in Salzwasser durch 10 Minuten gekocht, abgeseiht, mit kaltem Wasser abgeschwemmt und in Fett und Brösel abgeschmalzen; serviert als Beilage zu Paradeissauce.

Zubereitungsdauer $^3/_4$ Stunden.

10 Hn Kartoffelscheiben

6 Hn Kartoffel	480 g
4 Hn Fett	30 g
Salz	15 g

1 Hn 35 g 0,5 E 5 M

Geschälte, gleich große Kartoffel werden halbiert, in eine Bratpfanne mit heißem Fett gegeben, mit Salz bestreut und im Rohr goldgelb gebraten. Serviert zu Braten als Beilage.

Zubereitungsdauer ½ Stunde.

10 Hn Kartoffelschmarren

6 Hn Kartoffel	480 g
3,5 Hn Fett	26 g
0,5 Hn Zwiebel	100 g
Salz	20 g

1 Hn 50 g 0,5 E 5 M

In Salzwasser samt der Schale weich gekochte Kartoffel werden geschält und in dünne Scheiben geschnitten. Fein geschnittene Zwiebel wird in Fett goldgelb geröstet, die geschnittenen Kartoffel mitgeröstet und zu Rindfleisch mit Sauce serviert.

Zubereitungsdauer ½ Stunde.

10 Hn Kartoffelsterz

4 Hn Kartoffel . . . . 320 g	
4 Hn Fett . . . . 30 g	
2 Hn Mehl . . . . 40 g	
Salz . . . . 30 g	
Wasser . . . . 500 g	

1 Hn 30 g 0,5 E 5 M

In Salzwasser heiß gekochte Kartoffel werden so heiß als möglich geschält, mit dem Nudelwalker in Mehl und 15 g Salz zerdrückt und mit den Händen abgerebelt. Diese Kartoffelmasse wird in sehr heißes Fett gegeben und unter fortwährendem Umrühren mit der Schmarrenschaufel zu goldgelben Krusten geröstet, wenn nötig im Rohr ausgedünstet. Man gibt Kartoffelsterz als Beilage zu Salaten (rote Rüben, Krautsalat). Zubereitungsdauer $^3/_4$ Stunden.

10 Hn Kartoffelspäne

4 Hn Kartoffel . . . . 320 g
6 Hn Fett . . . . 45 g
Backfett (bleibt
zurück) . . . . 300 g
Salz . . . . 10 g

1 Hn 20 g 0 E 3 M

Geschälte, rohe, gewaschene Kartoffel werden nudlig geschnitten, in ein reines Tuch gehüllt und gut getrocknet. 150 g Fett werden heiß gemacht, die so vorbereiteten Kartoffel für einige Minuten in das Fett eingelegt, nur so lange, bis die Kartoffelspäne steif sind, dann rasch auf ein Sieb gelegt. Den Rest von 195 g Fett läßt man heiß werden, gibt die Kartoffelspäne zum zweitenmal in das gut heiße Fett und läßt sie nun goldgelb backen, was sehr rasch geschieht. Mit einem Schaumlöffel aus dem Fett genommen, auf einer Papierserviette angerichtet, mit feinem Salz bestreut, geben sie eine hübsche Beilage zu Geflügel. Zubereitungsdauer 1 Stunde.

10 Hn Prinzeßkartoffel

5 Hn Kartoffel . . . . 400 g
4 Hn Butter . . . . 34 g
1 Hn Ei . . . . 1 Ei
Salz . . . . 10 g
Fett zum Schmieren 3 g

1 Hn 40 g 0,5 E 4 M

400 g gekochte Kartoffel werden noch heiß passiert. Die Butter wird mit Ei und Salz abgetrieben und löffelweise den passierten Kartoffeln untergemengt, in einen Dressiersack gefüllt und auf ein geschmiertes Blech nette Formen gespritzt, die man bei mäßiger Hitze im Rohr goldgelb bäckt und als Beilage zu Filet oder Wild gibt. Zubereitungsdauer 1 Stunde.

10 Hn Salzkartoffel

8 Hn Kartoffel . . . . 640 g
2 Hn Butter . . . . 17 g
Salz . . . . 20 g
Petersilie . . . . 2 g
Wasser . . . . 1000 g

1 Hn 60 g 0,5 E 6 M

Kartoffel werden geschält, in Salzwasser weich gekocht, abgeseiht, mit heißer Butter und fein gewiegter Petersilie abgeschmalzen und zu Fischen serviert. Zubereitungsdauer ½ Stunde.

Beilagen aus Reis

10 Hn Reis

7 Hn Reis 140   g
3 Hn Fett . . . . 22,5 g
Salz 15   g
Wasser 200   g

1 Hn 30 g 0,5 E 6 M

Der Reis wird geklaubt, gewaschen, mit Fett, Salz und Wasser langsam weich gedünstet und als Beilage zu eingemachtem Kalbfleisch oder dgl. serviert. Zubereitungsdauer $^3/_4$ Stunden.

10 Hn Reis mit Käse

6 Hn Reis . . . . 120 g	
2 Hn Butter . . . . 17 g	
2 Hn Parmesankäse . . . . . . 40 g	
Wasser . . . . 200 g	
Salz . . . . 10 g	
1 Hn 30 g 1 E 5 M	

Geklaubter, gewaschener Reis wird mit Butter und Salz in Wasser weich gedünstet, mit Parmesan bestreut und kranzartig zu deutschem Beefsteak als Beilage gegeben.
Zubereitungsdauer ½ Stunde.

10 Hn Reis mit Schinken

7 Hn Reis . . . . 140 g	
2 Hn Schinken . . . . 40 g	
1 Hn Butter . . . . 8,5 g	
Wasser . . . . 250 g	
Salz . . . . 10 g	
1 Hn 30 g 1 E 6 M	

Dem wie oben zubereiteten Reis wird fein gewiegter Schinken knapp vor dem Anrichten beigemengt und als Beilage zu gefülltem Kohl serviert.
Zubereitungsdauer ½ Stunde.

10 Hn Reiscroquets

6 Hn Reis. . . . . 120 g	
1 Hn Bratenreste. . . . . 40 g	
2,5 Hn Fett. . . . . 22,5 g	
0,5 Hn Ei . . . . ½ Ei	
Fett zum Backen	
(bleibt zurück). 200 g	
Wasser . . . . 200 g	
1 Hn 20 g 1 E 5 M	

Der Reis wird weich gedünstet, fein gewiegte Bratenreste (Kalbfleisch) und ein halbes Ei dazugemengt, kleine Würstchen geformt und in heißem Fett goldgelb gebacken. Zu Schoten serviert.
Zubereitungsdauer ³/₄ Stunden.

10 Hn Reislaibchen

4 Hn Reis . . . . 80 g	
2 Hn Butter . . . . 17 g	
1 Hn Ei . . . . 1 Ei	
1 Hn Bratenreste . . . . 40 g	
2 Hn Fett . . . . 15 g	
Salz . . . . 10 g	
Wasser . . . . 100 g	
1 Hn 25 g 1 E 4 M	

Geklaubten, gut gewaschenen Reis läßt man in Salzwasser weich dünsten und auskühlen. Von Butter, Ei und fein gewiegten Bratenresten macht man einen Abtrieb, gibt den weich gekochten Reis hinzu, formt kleine Laibchen, die man in Fett goldgelb bäckt, mit fein geriebenem Salz bestreut und als Beilage zu Saftbraten verwendet.
Zubereitungsdauer 1 Stunde.

10 Hn Reisknödel

5 Hn Reis . . . . 100 g	
1 Hn Bratenreste . . . . . . 40 g	
1 Hn Butter . . . . 8,5 g	
1 Hn Mehl . . . . 20 g	
1 Hn Brösel . . . . 20 g	
1 Hn Ei . . . . 1 Ei	
Suppe. . . . . 400 g	
Wasser . . . . 150 g	
Salz . . . . 10 g	
1 Hn 30 g 1 E 6 M	

Der weich gedünstete Reis wird mit fein gewiegten Bratenresten, Ei, Mehl und Butter zu einer geschmeidigen Masse verrührt, kleine Knöderl geformt, in Suppe 10 Minuten gekocht, mit Butter und Brösel abgeschmalzen und zu Schwammerlsauce serviert.
Zubereitungsdauer ³/₄ Stunden.

10 Hn Risibisi

4 Hn Reis	80	g
1 Hn grüne Erbsen	100	g
1 Hn Champignon	250	g
1 Hn Parmesan	20	g
3 Hn Butter	25,5	g
Salz	20	g
Wasser	200	g
1 Hn 50 g 2 E 3 M		

Ausgesuchter Reis wird gewaschen, mit der Hälfte der Butter angeröstet, dann kochendes Wasser dazugegeben und das Ganze langsam gedünstet. Geputzte und geweichte Champignons und grüne Erbsen dünstet man rasch in der übrigen Butter, fügt dies dem Reis bei und läßt alles noch einige Minuten dünsten. Man gibt solchen Reis als Beilage zu gebratenem oder eingemachtem Kalbfleisch.

Zubereitungsdauer 1 Stunde.

Knödel, Nockerl, Nudeln

10 Hn Bröselknödel

5 Hn Brösel	100	g
1 Hn Ei	1	Ei
3,5 Hn Butter	30	g
0,5 Hn Milch	50	g
Petersilie	2	g
Salz	10	g
Wasser	500	g
1 Hn 25 g 1 E 5 M		

16 g Butter werden abgetrieben, das Ei, die fein geriebenen Brösel, 2 g Salz, fein gewiegte Petersilie und Milch zu einer geschmeidigen Masse verrührt, kleine Knödel geformt, in Salzwasser 10 Minuten gekocht und als Beilage zu Ragouts verwendet.

Zubereitungsdauer 1 Stunde.

10 Hn Blätterteigkrapferl

6 Hn Butter	51	g
1 Hn Mehl	20	g
2,5 Hn Mehl	50	g
0,5 Hn Ei	$^1/_2$	Ei
Weißwein	10	g
Wasser	10	g
Salz	5	g
1 Hn 15 g 0,5 E 3 M		

Butter wird aufs Eis gestellt, Mehl werden gesiebt und ebenfalls aufs Eis gestellt. Von Mehl, einem halben Ei, Salz und Weißwein wird ein weicher Strudelteig gemacht und aufs Eis zum Rasten gestellt. In einem kühlen Raum wird die kaltgestellte Butter mit dem kalten Mehl zu einem geschmeidigen Teig gewalkt und 1 Stunde aufs Eis zum Rasten gestellt. Nun wird der Strudelteig auf einem bemehlten Brett zu einem Viereck gewalkt, der Butterteig in den Strudelteig eingewalkt, ohne daß der Butterteig durch den Strudelteig durchschlägt und der Teig abermals rasten gelassen. Das wird vier- bis fünfmal wiederholt. Nach dieser Bearbeitung walkt man den Teig nicht zu dünn aus, sticht kleine Halbmonde aus, bäckt sie bei starker Hitze goldgelb. Sehr beliebt als Garnierung zu Wild. Zubereitungsdauer 5 Stunden.

10 Hn Halbmondkrapferl

5 Hn Butter	42	g
3 Hn Mehl	60	g
1 Hn Rahm	30	g
1 Hn Dotter, Eiklar zum Streichen	1	Ei
Zitronensaft	5	g
Salz	1	g
1 Hn 12 g 0,5 E 3 M		

Aus allen Zutaten macht man einen Mürbteig nach Vorschrift Nr. III. Man walkt nach dem Rasten den Teig messerrückendick aus, sticht halbmondförmige Krapferl aus und bestreicht sie wenig mit zerquirltem Eiweiß, bäckt sie bei guter Hitze goldgelb und verwendet sie als Garnierung zu Rehrücken und Saftbraten.

Zubereitungsdauer 1½ Stunden.

10 Hn Grießknödel

3 Hn	Grieß.....	60 g
1 Hn	Milch.....	100 g
3 Hn	Butter....	25,5 g
1 Hn	Ei	1 Ei
2 Hn	Semmeln .	50 g
	Salz......	20 g
	Wasser ...1000 g	
	1 Hn 30 g 1 E 5 M	

Milch bringt man mit der Hälfte der Butter zum Kochen, gibt den Grieß dazu und rührt am Feuer zu einem Knödel. Würflig geschnittene Semmeln werden in der restlichen Butter geröstet. Nach dem Auskühlen rührt man Grießkloß, Ei, Semmeln und Salz zusammen, formt Knödel daraus und kocht sie 10 Minuten in Salzwasser. Man gibt sie als Beilage zu Schweinsbraten oder Selchfleisch.
Zubereitungsdauer $^3/_4$ Stunden.

10 Hn Grießstrudel (gekocht)

2 Hn	Grieß	40 g
1 Hn	Rahm...........	30 g
3 Hn	Butter	25 g
2 Hn	Mehl...........	40 g
2 Hn	Ei	2 Eier
	Salz............	20 g
	Wasser........1000 g	
	1 Hn 30 g 1 E 4 M	

Das Mehl wird zu einem Strudelteig verarbeitet. Nach dem Rasten und Ausziehen wird der Teig mit einem Abtrieb von Butter, Dottern, Rahm, Grieß und dem festen Schnee der Eiklar bestrichen, zusammengerollt, in eine Serviette gebunden und in kochendem Salzwasser ½ Stunde gekocht.
Zubereitungsdauer 1 Stunde.

10 Hn Semmelknödel

5 Hn	Semmel	125 g
2 Hn	Fett	15 g
1 Hn	Milch ...	100 g
1 Hn	Ei.......	40 g (= 1 Ei)
1 Hn	Mehl	20 g
	Zwiebel ..	50 g
	Petersilie	50 g
	Salz	20 g
	Wasser .. 1000 g	
	1 Hn 30 g 1 E 6 M	

Semmeln werden klein würflig geschnitten und mit Zwiebel in heißem Fett geröstet. Milch, Ei und Salz sprudelt man darüber und läßt eine Weile stehen, mengt Mehl unter und formt kleine Knödel, die man in Salzwasser 10 Minuten kocht. Wird als Beilage zu Fleisch (Beuschel) und Gemüsen (Kraut, Salate) gegeben.
Zubereitungsdauer $^3/_4$ Stunden.

10 Hn Tirolerknödel

5	Hn	Semmel	125 g
1	Hn	Fett	7,5 g
2	Hn	Selchfleisch ..	80 g
1	Hn	Mehl	20 g
0,5	Hn	Milch	50 g
0,5	Hn	Ei	20 g
		Grüne Petersilie	50 g
		Salz	20 g
		Wasser	1000 g
		1 Hn 30 g 2 E 6 M	

Würflig geschnittene Semmeln werden mit heißem Fett übergossen. Ei, Milch und Salz wird gut versprudelt darübergegossen, Mehl und fein gewiegtes Selchfleisch untergemengt, kleine Knödel geformt, die man in Salzwasser kocht. Tirolerknödel werden als Beilage zu Fleisch (Beuschel) oder Gemüsen (Salate, Kraut) gegeben.
Zubereitungsdauer $^3/_4$ Stunden.

10 Hn Wasserspatzen

7 Hn Mehl	....	140 g
2 Hn Fett·	....	15 g
1 Hn Ei	....	1 Ei
Salz	....	10 g
Wasser	....	750 g

1 Hn 30 g 1 E 4 M

Von Mehl, Ei, Salz und 100 g kochendem Wasser wird eine geschmeidige Teigmasse abgeschlagen und durch ein großlochiges Spatzensieb in das Salzwasser ganz kleine Nockerl passiert. Man läßt einige Male aufkochen, seiht die Spatzen ab, schwenkt sie mit kaltem Wasser, läßt sie gut abtropfen, gibt sie in das heiße Fett, röstet sie gut und verwendet sie als beliebige Beilage. Zubereitungsdauer $^3/_4$ Stunden.

10 Hn Nockerl

7 Hn Mehl	....	140 g
2 Hn Fett	....	15 g
1 Hn Ei	....	1 Ei
Salz	....	10 .
Wasser	....	750 g

1 Hn 30 g 1 E 4 M

Von Mehl, Ei, Salz und kochendem Wasser wird eine geschmeidige Teigmasse abgeschlagen, von der man mit einem Teelöffel kleine Nocken in kochendes Salzwasser einlegt und 10 Minuten kochen läßt. Nach dem Abseihen werden die Nocken mit kaltem Wasser abgeschwemmt, in heißem Fett abgeschmalzen und als Beilage zu Gulasch serviert. Zubereitungsdauer $^3/_4$ Stunden.

10 Hn Polentanockerl

6 Hn Polenta	....	120 g
2 Hn Parmesankäse	....	40 g
2 Hn Butter	....	17 g
Salz	....	10 g
Wasser	....	240 g

1 Hn 30 g 1 E 5 M

Polenta kocht man in kochendem Salzwasser ein und läßt langsam 10 Minuten kochen, bis daraus ein dicker Brei wird, der sich vom Löffel löst. Davon sticht man kleine Nocken aus, übergießt sie mit heißer ·Butter und überstreut sie mit Käse.
Zubereitungsdauer ½ Stunde.

10 Hn Nudeln

8 Hn Nudeln	....	160 g
2 Hn Fett	....	15 g
Salz	....	30 g
Wasser	....	750 g

1 Hn 30 g 1 E 7 M

Fertige Nudeln werden in kochendes Salzwasser gegeben und durch zehn Minuten gekocht, dann abgeseiht, mit kaltem Wasser abgeschwemmt, in 15 g heißem Fett abgeschmalzen und zu Rinderbraten oder dgl. serviert. Zubereitungsdauer $^1/_4$ Stunde.

Anderweitige Beilagen

10 Hn Gefüllte Kohlrüben

3	Hn Kohlrüben	....	750 g
4	Hn Schweinefleisch	.	200 g
1	Hn Ei	....	1 Ei
1	Hn Butter	....	8,5 g
0,5	Hn Semmelbrösel	..	10 g
0,5	Hn Mehl	....	10 g
	Salz	....	20 g
	Pfeffer	....	2 g
	Fleischbrühe	...	200 g

1 Hn 35 g 2 E 3 M

Geschälte, gleich große Kohlrüben werden ausgehöhlt und in Salzwasser überkocht. Von Schweinefleisch, einem halben Ei, Salz und Brösel wird eine feine Farce gemacht und in die ausgehöhlten Kohlrüben gefüllt. Diese werden in einer Kasserolle mit heißer Butter und Fleischbrühe fertiggedünstet, mit Mehl gestaubt. Die mitgedünsteten Abfälle der ausgehöhlten Kohlrüben werden über die gefüllten Kohlrüben passiert. Zubereitungsdauer 2½ Stunden.

10 Hn Gefüllte Sellerie

3	Hn	Sellerie	. .450	g
4	Hn	Kalbfleisch	.200	g
1		Butter	8,5	g
0,2	Hn	Fleischbrühe	200	g
0,8	Hn	Dotter	1	Dotter
0,5	Hn	Mehl	10	g
0,5	Hn	Semmel	13	g
		Salz	15	g
		Wein	125	g

1 Hn 80 g 3 E g 3 M

Von geputzter Sellerie wird ein Deckel abgeschnitten, die Sellerie innen ausgehöhlt und in Salzwasser halbweich gekocht. Von Kalbfleisch, einem halben Eidotter, in Milch geweichter Semmel und Salz wird eine feine Farce gemacht, in die Sellerie gefüllt, der Deckel des Selleriekopfes darübergebunden, in einem Topf mit heißer Butter und Fleischbrühe weich gedünstet, mit Mehl gestaubt, der Wein hinzugefügt und mit Salz und Pfeffer gewürzt. Die ausgehöhlten Sellerieabfälle dünstet man mit und passiert sie mit dem Saft über die gefüllte Sellerie. Zubereitungsdauer 2 ½ Stunden.

10 Hn Gefüllte Tomaten

1,5	Hn	Tomaten	600	g
4	Hn	Butter	34	g
1	Hn	Sardellen	67	g
1	Hn	gebr. Kalbfl.	40	g
2,5	Hn	gekochtes Ei	2$^1/_2$	Eier
		Salz	20	g
		Pfeffer	2	g
		Essig, einige Tropfen		

1 Hn 40 g 2 E 1 M

Schöne, reife Tomaten legt man einige Stunden aufs Eis. Von gebratenem Kalbfleisch, Sardellen, Butter, Salz, Pfeffer, gekochten Eiern und einigen Tropfen Essig macht man eine feine Farce. Von den festen Tomaten wird mit einem sehr scharfen Messer ein Deckel abgeschnitten und die Tomaten mit einem kleinen Löffel ausgehöhlt. Nun salzt man sie, träufelt einige Tropfen Essig hinein und stellt sie abermals aufs Eis. Das Ausgehöhlte der Tomaten passiert man, mengt es unter die Fleischfarce, füllt die sehr pikant schmeckende Farce in die ausgehöhlten Tomaten, garniert sie mit zarten grünen Salaten oder gibt Mayonnaise dazu. Es muß alles sehr kalt serviert werden. Zubereitungsdauer 3 Stunden.

10 Hn Gemüse (gemischt)

2	Hn	Karotten	400 g
2	Hn	Blumenkohl	500 g
2	Hn	Kohlsprossen	500 g
4	Hn	Butter	34 g
		Zucker	5 g
		Salz	20 g
		Wasser	2000 g

1 Hn 140 g . 1 E 3 M

Die Karotten werden geputzt und in Salz- und Zuckerwasser weichgekocht. Der Blumenkohl und die Kohlsprossen werden zerpflückt, 1 Stunde vorher in Salzwasser gelegt, in Salzwasser weichgekocht und jedes Gemüse gesondert gut abgetropft, auf Fleischschüsseln als Garnierung gelegt und mit heißer Butter beträufelt. Zubereitungsdauer 1 ½ Stunden.

10 Hn Makkaroni mit Parmesankäse

6	Hn	Makkaroni	120 g
2	Hn	Butter	17 g
2	Hn	Parmesankäse	40 g
		Salz	15 g
		Wasser	750 g

1 Hn 20 g 1 E 5 M

Gleichmäßig gebrochene Makkaroni werden mit heißem Wasser überbrüht, in kochendes Salzwasser gegeben und weichgekocht. Hierauf gut abgeseiht, mit kaltem Wasser abgeschwemmt, in heißer Butter abgeschmalzt und mit fein geriebenem Parmesankäse überstreut. Serviert zu Rührei als Beilage. Zubereitungsdauer ½ Stunde.

10 Hn Parmesandalken

3 Hn Mehl	60 g
1 Hn Milch	100 g
1 Hn Butter	8,5 g
1 Hn Ei	1 Ei
1 Hn Rahm	30 g
2 Hn Parmesan	40 g
1 Hn Fett	7,5 g
Salz	10 g

.1 Hn 20 g 2 E 3 M

In siedende Milch gibt man Butter und Mehl und rührt so lange am Feuer, bis sich der Teig vom Löffel löst. Nach dem Erkalten wird der Dotter, saurer Rahm, 20 g geriebener Parmesan und der Schnee von einem Eiklar untergerührt. In eine Dalkenform gibt man heißes Fett, gießt mit einem kleinen Löffel von der Teigmasse ein, bäckt auf beiden Seiten goldgelb und bestreut mit den restlichen 20 g geriebenen Parmesankäses.
Zubereitungsdauer 1 Stunde.

10 Hn Specklinsen

5 Hn Linsen	125 g
5 Hn Speck	50 g
Salz	10 g
Wasser	200 g

1 Hn 20 g 1 E 3 M

Weichgekochte Linsen werden mit kleinwürflig geschnittenem und hellgelb geröstetem Speck vermengt, gesalzen und als Beilage zu Rebhühnern serviert.
Zubereitungsdauer 1½ Stunden (ohne Einweichen der Linsen).

Kompotte

10 Hn Apfelkompott

2 Hn Äpfel	300 g
8 Hn Zucker	136 g
Weißwein	100 g
Zitronensaft	15 g
Wasser	50 g

1 Hn 50 g 0 E 1 M

Geschälte Maschansker Äpfel werden in Weißwein, Zitronensaft, Wasser und Zucker weichgedünstet. Man nimmt die Äpfel aus dem Saft und legt sie in eine Kompottschüssel, läßt den Saft möglichst einkochen und gibt denselben über die Äpfel.
Zubereitungsdauer ½ Stunde.

10 Hn Apfelkompott

5 Hn Äpfel	750 g
5 Hn Zucker	85 g
Zitronensaft	100 g
Zitronenschale	5 g
Wasser	400 g

1 Hn 100 g 0 E 9 M

Gewaschene Borsdorfer Äpfel werden in 400 g kochendem Wasser mit Zitronensaft und -schale und 85 g Zucker weichgekocht. Den Saft läßt man möglichst einkochen, so daß das fertige Kompott 1000 g wiegt.
Zubereitungsdauer ½ Stunde.

10 Hn Birnenkompott

2 Hn Birnen	300 g
8 Hn Zucker	136 g
Wasser	300 g
Zitronensaft	15 g
einkochen auf 500 g	

1 Hn 50 g 0 E 9 M

Gewaschene, geschälte Birnen werden halbiert, das Kerngehäuse entfernt und in dem mit Wasser aufgekochten Zucker und Zitronensaft weichgedünstet.
Zubereitungsdauer ³/₄ Stunden.

10 Hn Birnen in Essig als Kompott

2 Hn Birnen .... 300 g	
8 Hn Zucker .... 136 g	
Gewürznelken .... 0,5 g	
Zimtrinde........ 1 g	
Essig .... 100 g	
Wasser .... 200 g	
einkochen auf 500 g	
1 Hn 50 g 0 E 9 M	

Unreife Birnen schält man mit einem Dressiermesser, halbiert oder viertelt dieselben je nach Größe. Essig, Wasser, Zucker, Gewürze (in einem Beutel) bringt man zum Kochen, gibt die Birnen dazu und läßt sie langsam schmoren, bis sie durchsichtig sind. Dieses Kompott wird zu Wild oder Rinderbraten, auch zu Semmelknödel gegeben.
Zubereitungsdauer 2½ Stunden.

10 Hn Brombeerkompott

3 Hn Brombeeren .... 600 g	
7 Hn Zucker .... 119 g	
Wasser .... 100 g	
Zimtrinde .... 2 g	
Zitronensaft .... 15 g	
einkochen auf 600 g	
1 Hn 60 g 0 E 9 M	

Wasser wird mit Zucker, Zimtrinde und Zitronensaft gekocht. Die gut geputzten Brombeeren werden aufgekocht, herausgenommen, angerichtet und mit dem dicklich eingekochten Saft übergossen.
Zubereitungsdauer $^3/_4$ Stunden.

10 Hn Erdbeerkompott

4 Hn Garten- oder Wald-	
Erdbeeren .... 600 g	
6 Hn Zucker .... 102 g	
Rotwein .... 15 g	
einkochen auf 500 g	
1 Hn 50 g 0 E 9 M	

Die geputzten Erdbeeren werden in dem mit Zucker gut verkochten Wasser einmal aufgekocht und mit dem Schaumlöffel in einer Glasschüssel angerichtet; der Saft wird dick eingekocht und geseiht über die Erdbeeren angerichtet.
Zubereitungsdauer $^3/_4$ Stunden.

10 Hn Feigenkompott

6 Hn Feigen (trocken) ... 180 g	
4 Hn Zucker .... 68 g	
Zitronensaft .... 20 g	
Zitronenschale .... 5 g	
Wein .... 125 g	
Wasser .... 125 g	
1 Hn 50 g 0,5 E 9 M	

Gut gewaschene Feigen läßt man über Nacht mit wenig Wasser stehen, kocht sie am nächsten Tag bei mäßiger Hitze weich durch 1½ Stunden, fügt zuletzt Zucker, Wein und Zitronensaft bei, läßt sie nochmals aufkochen, richtet sie in einer Glasschüssel an und seiht den eingekochten Saft darüber.
Zubereitungsdauer 1½ Stunden.

10 Hn Gurkenkompott

1,5 Hn Gurken .... 750 g	
8,5 Hn Zucker .... 144 g	
Zimtrinde ...... 1 g	
Gewürznelken .. 0,5 g	
Essig .... 100 g	
einkochen auf 700 g	
1 Hn 70 g 0,5 E 9 M	

Feste tadellose Gurken werden gewischt, geschält, entkernt, in gleiche Spalten geschnitten, in kochendem Essig mit Zucker und Gewürz einmal überkocht und kaltgestellt. Am nächsten Tage wird der Essig abgegossen, aufgekocht und ausgekühlt über die Gurken gegossen, die man über Nacht zugedeckt stehen läßt. Dann legt man die Spalten in eine Glasschüssel, gibt den nochmals aufgekochten Essig darüber und serviert das Kompott zur Geflügel oder Kalbsbraten. Zubereitungsdauer 2 Stunden.

10 Hn Heidelbeerkompott

3 Hn	Heidelbeeren	600 g
7 Hn	Zucker	119 g
	Zimtrinde	2 g
	Rotwein	125 g
	einkochen auf 500 g	
	1 Hn 50 g 0 E 9 M	

Rotwein wird mit Zucker und Zimt aufgekocht, die gut gewaschenen und geklaubten Heidelbeeren einmal aufgekocht, mit dem Schaumlöffel herausgenommen, der Saft eingekocht und über die Heidelbeeren geseiht.
Zubereitungsdauer ³/₄ Stunden.

10 Hn Himbeerkompott

3 Hn	Himbeeren	600 g
7 Hn	Zucker	119 g
	Zitronenschale	5 g
	Weißwein	125 g
	einkochen auf 500 g	
	1 Hn 50 g 0 E 9 M	

Weißwein wird mit Zucker und Zitronenschale zum Kochen gebracht, die rein geklaubten Himbeeren einmal aufgekocht und zu Vanillecreme serviert.
Zubereitungsdauer ³/₄ Stunden.

10 Hn Kirschenkompott

2 Hn	Kirschen ohne Kern	300 g
8 Hn	Zucker	136 g
	Wasser	100 g
	Zimtrinde	1 g
	einkochen auf 500 g	
	1 Hn 50 g 0 E 9 M	

Gewaschene Kirschen werden von den Stengeln gezupft und mit Wasser, Zucker und etwas Zimtrinde weichgedünstet.
Zubereitungsdauer ³/₄ Stunden.

10 Hn Kürbiskompott

3 Hn	Kürbis	750 g
7 Hn	Zucker	119 g
	Essig	200 g
	Wasser	100 g
	einkochen auf 700 g	
	1 Hn 70 g 0,5 E 9 M	

Essig, Wasser und Zucker wird gekocht. Die vorher geputzten und gewogenen Kürbisse werden in längliche Streifen geschnitten und in der Flüssigkeit so lange gedünstet, bis sie durchsichtig sind, dann auf einer Glasschüssel angerichtet, der Saft eingedickt und darübergegossen.
Zubereitungsdauer ³/₄ Stunden.

10 Hn Marillenkompott

2 Hn	Marillen	300 g
8 Hn	Zucker	136 g
	Wasser	100 g
	einkochen auf 500 g	
	1 Hn 50 g 0 E 9 M	

Gewaschene, entkernte Marillen werden mit Zucker und Wasser weichgedünstet.
Zubereitungsdauer ³/₄ Stunden.

10 Hn Marillenkompott von getrockneten Marillen

3 Hn	Marillen (trocken) .	90 g
7 Hn	Zucker	119 g
	Wasser	300 g
	Zitronenschale	2 g
	1 Hn 50 g 0 E 9 M	

Getrocknete Marillen werden gewaschen, in Wasser eingeweicht und in derselben Flüssigkeit mit Zucker und Zitronenschale weichgedünstet.
Zubereitungsdauer ³/₄ Stunden.

10 Hn Pfirsichkompott

4 Hn Pfirsiche	600 g
6 Hn Zucker	102 g
Wasser	100 g
einkochen auf 500 g	

1 Hn 50 g 0 E 9 M

Die entkernten, geschälten und halbierten Pfirsiche dünstet man mit Zucker, etwas Zitronensaft und -schale weich, nimmt die Früchte heraus, läßt den Saft einkochen und gießt den dick eingekochten Saft über das Obst.

Zubereitungsdauer $^3/_4$ Stunden.

10 Hn Pflaumenkompott

5 Hn Pflaumen ohne Kern	750 g
5 Hn Zucker	85 g
Rotwein	125 g
Zitronenschale	5 g
Zimtrinde	3 g
Wasser	100 g
einkochen auf 800 g	

1 Hn 80 g 0,5 E 9 M

Gewischte Pflaumen werden entkernt und in Rotwein, Wasser, Zucker, Zitronenschale und Zimtrinde weichgekocht, dann bergartig in einer Glasschüssel angerichtet und der abgeseihte Saft darübergegeben.

Zubereitungsdauer $^3/_4$ Stunden.

10 Hn Pflaumenkompott (Essigpflaumen)

3 Hn Pflaumen ohne Kern	450	g
7 Hn Zucker	119	g
Zimtrinde	1	g
Gewürznelken	0,5	g
Essig	100	g
Wasser	100	g
einkochen auf 500 g		

1 Hn 50 g 0 E 9 M

Zimtrinde und Gewürznelken gibt man in ein Organdinsackerl und bringt es zum Kochen. Feste Pflaumen schält man und kocht sie nacheinander in der Essigbrühe, richtet sie in einer Glasschüssel an und seiht den eingekochten Saft darüber.

Zubereitungsdauer $^3/_4$ Stunden.

10 Hn Pflaumenkompott von getrockneten Pflaumen

6 Hn getrocknete Pflaumen (ohne Kerne).	180 g
4 Hn Zucker	68 g
Wasser	300 g
Zimt	2 g
Zitronenschale von $^1/_2$ Zitrone	

1 Hn 50 g 0,5 E 8 M

Die getrockneten Pflaumen werden schnell gewaschen und am Tage vorher in Wasser eingeweicht, dann mit demselben Wasser, Zucker, Zimt und Zitronenschale weichgedünstet.

Zubereitungsdauer $^3/_4$ Stunden.

10 Hn Preiselbeerkompott

3 Hn Preiselbeeren	600 g
7 Hn Zucker	119 g
Wasser	100 g
einkochen auf 500 g	

1 Hn 50 g 0 E 9 M

Geklaubte und gewaschene Beeren dünstet man mit wenig Wasser, Zucker und etwas Zimt weich.

Zubereitungsdauer $^3/_4$ Stunden.

10 Hn Ribiselkompott

3 Hn Ribisel (Johannisbeeren)...........	450 g
7 Hn Zucker	119 g
Wasser	100 g
Zitronensaft	20 g
einkochen auf 500 g	

1 Hn 50 g 0 E 9 M

Geputzte Ribiseln werden mit Wasser, Zucker und Zitronensaft weichgedünstet, die Ribiseln dann herausgenommen und mit dem dick eingekochten Saft übergossen.

Zubereitungsdauer $^3/_4$ Stunden.

10 Hn Stachelbeerkompott

3 Hn Stachelbeeren	.....	450 g
7 Hn Zucker	....	119 g
Weißwein	....	100 g
Wasser	....	100 g
1 Hn 50 g 0 E 9 M		

Reife, geputzte Stachelbeeren werden in Zucker, Wein und Wasser weichgedünstet, mit dem Schaumlöffel in eine Kompottschüssel gegeben, der Saft dick eingekocht und über die Früchte gegossen.
Zubereitungsdauer 1 Stunde.

10 Hn Weichselkompott

3 Hn Weichseln mit Kernen		510 g
7 Hn Zucker	....	119 g
Wasser	....	100 g
Zimtrinde	....	1 g
eindünsten auf 500 g		
1 Hn 50 g 0 E 9 M		

Gewaschene und von den Stengeln gezupfte Weichseln werden in gesponnenem Zucker und etwas Zimtrinde weich gedünstet.
Zubereitungsdauer $^3/_4$ Stunden.

10 Hn Zwetschkenröster

4 Hn Zwetschken ohne		
Kerne	....	600 g
6 Hn Zucker	....	100 g
Wasser	....	100 g
Zimtrinde	....	1 g
eindünsten auf 500 g		
1 Hn 50 g 0 E 9 M		

Gewaschene, entkernte Zwetschken werden mit wenig Wasser und Zimtrinde weichgedünstet, bis sie dicklich eindünsten.
Zubereitungsdauer $^3/_4$ Stunden.

Mehlspeisen

Teigarten

50 Hn Blätterteig Nr. I

34 Hn Butter	....	290 g
7 Hn Mehl	....	140 g
8 Hn Mehl	....	160 g
1 Hn Ei	....	1 Ei
Zitronensaft	....	10 g
Weißwein	......	60 g
Wasser	....	30 g
Salz	....	15 g
1 Hn 12 g 0,5 E 3 M		

Die vorher auf dem Eis gelegene Butter wird in das gesiebte, ebenfalls kalte Mehl an einem kühlen Ort blättrig geschnitten, mit dem Nudelwalker zu einem Teig verarbeitet, ein Laibchen geformt und eine Stunde aufs Eis gelegt. Von 160 g Mehl (etwas zum Bestauben zurücklassen) wird ein weicher Teig bereitet, den man wie einen Strudelteig abarbeitet und ½ Stunde rasten läßt. Der Strudelteig wird auf einem bemehlten Brett zu einem Viereck ausgearbeitet, der Butterteig auf den Strudelteig gelegt, der Strudelteig über den Butterteig geschlagen und beide zu einem Teig ausgewalkt. Dieses Auswalken muß leicht vor sich gehen, der Butterteig soll nicht durch den Strudelteig getrieben werden. Das Übereinanderschlagen des Teiges wiederholt man 3- bis 4mal, zwischendurch soll der Teig immer ½ Stunde im Eiskasten rasten. Nach dieser Bearbeitung kann der Teig beliebig zu Torten, kleinem Backwerk oder Garnierungen geformt und bei sehr guter Hitze (150° C) goldgelb gebacken werden. Zubereitungsdauer 5 Stunden.

50 Hn Blätterteig Nr. II

35 Hn Butter	297,5 g
15 Hn Mehl	300 g
Wasser	125 g
Salz	15 g
½ Zitrone	
1 Hn 12 g 0,5 E 3 M	

Das Mehl wird gesiebt. Ein Drittel des Mehles wird mit der vorher auf dem Eis gelegenen Butter zu einem Teig verarbeitet, den man kaltstellt. Vom übrigen Mehl, Zitrone, Salz und Wasser wird ein weicher Strudelteig gemacht und zu einem Viereck ausgewalkt. Der auf dem Eis gelegene Butterteig wird in dieses Viereck vom Strudelteig eingeschlagen und 3- bis 4mal ausgewalkt und wieder zusammengeschlagen, ohne rasten zu lassen. Erst vor der Verwendung läßt man den fertigen Teig ½ Stunde rasten. Beliebige Torten, Pasteten, Schaumrollen usw, können geformt und bei guter Hitze (150⁰ C) goldgelb gebacken werden. Zubereitungsdauer 3 Stunden.

50 Hn Blätterteig Nr. III

32 Hn Butter	268 g
13 Hn Mehl	160 g
3,8 Hn Rahm	120 g
1,2 Hn Dotter	2 Dotter
Weißwein .	60 g
Salz	10 g
1 Hn 12 g 0,5 E 2 M	

Die kaltgestellte Butter wird in den vierten Teil des Mehles blättrig geschnitten, zu einem Laibchen geformt und aufs Eis gelegt. Vom übrigen Mehl, Rahm, Dotter, Wein und Salz wird ein zarter Strudelteig gemacht, den man ½ Stunde rasten läßt. Hierauf walkt man den Strudelteig zu einem Viereck aus, legt den Butterteig auf, schlägt den Strudelteig über und walkt nun die ganze Teigmasse leicht aus, so daß der Butterteig nicht durch den Strudelteig durchschlägt. Dies wiederholt man 5mal und läßt den Teig immer ½ Stunde zwischen jedem Auswalken rasten. Der Teig wird in beliebige Formen gestochen, mit Eiklar bestrichen und bei 150⁰ C goldgelb gebacken. Zubereitungsdauer 5 Stunden.

50 Hn Mürber Teig Nr. I

30 Hn Butter	255 g
17 Hn Mehl	340 g
3 Hn Dotter	4 Dotter
Wasser	15 g
Salz	5 g
1 Hn 15 g 0,5 E 3 M	

Die vorher auf dem Eis gelegene Butter wird dünnblättrig auf das vorher gesiebte Mehl geschnitten, mit kalten Händen abgerebelt, Dotter, ganz wenig kaltes Wasser und Salz leicht zum Teig geknetet und das Ganze für 1 Stunde aufs Eis gelegt. Man sticht beliebige Formen aus und bäckt sie bei guter Hitze (150⁰ C) goldgelb. Zubereitungsdauer 3 Stunden.

50 Hn Mürber Teig Nr. II

28 Hn Butter	238 g
16 Hn Mehl	320 g
3 Hn Zucker	51 g
3 Hn Dotter	4 Dotter
Wein	15 g
1 Hn 15 g 0,5 E 3 M	

Die vorher auf dem Eis gelegene Butter wird dünnblättrig auf das vorher gesiebte Mehl geschnitten, mit kalten Händen in kleine Stückchen zerteilt, Dotter, Wein und Zucker ganz leicht zum Teig geknetet und der Teig für 1 Stunde auf das Eis gelegt. Man sticht beliebige Formen aus und bäckt sie bei guter Hitze (150⁰ C) goldgelb. Zubereitungsdauer 3 Stunden.

50 Hn Mürber Teig Nr. III

30 Hn Butter.....	255 g	
17 Hn Mehl......	340 g	
1,5 Hn Rahm.....	45 g	
1,5 Hn Dotter.....	2 Dotter	
Zitronensaft	15 g	
Salz.......	5 g	
1 Hn 15 g 0,5 E 3 M		

Die vorher auf dem Eis gelegene Butter wird dünnblättrig auf das gesiebte Mehl geschnitten, mit kalten Händen in kleine Stückchen zerteilt, Dotter, Zitronensaft und Salz leicht zum Teig geknetet und der Teig für eine Stunde aufs Eis gelegt. Man sticht beliebige Formen aus und bäckt sie bei guter Hitze (150⁰ C).
Zubereitungsdauer 3 Stunden.

50 Hn Bröselteig Nr. I

25 Hn Mehl	500 g	
21 Hn Butter	178 g	
3 Hn Dotter	4 Dotter	
1 Hn Rahm	30 g	
1 Hn 15 g 0,5 E 5 M		

Alle Zutaten werden gut miteinander vermengt, zu einem geschmeidigen Teig verarbeitet, den man dünn auswalkt, mit Formen aussticht, in heißem Fett goldgelb bäckt und mit Kompott serviert.
Zubereitungsdauer 2 Stunden.

50 Hn Bröselteig Nr. II

22,5 Hn Butter ...	191 g	
15 Hn Mehl	300 g	
7 Hn Zucker	119 g	
5 Hn Mandeln ..	62 g	
1,5 Hn Dotter ...	2 Dotter	
Salz	5 g	
Zitronenschale		
1 Hn 15 g 0,5 E 4 M		

Die Butter wird mit fein gesiebtem Mehl und fein geriebenen Mandeln abgebröselt, mit Zucker und Eiern zu einem zarten Teig geknetet und gleich ausgewalkt. Man sticht beliebige Formen aus und bäckt sie bei guter Hitze (150⁰ C).
Zubereitungsdauer 1½ Stunden.

50 Hn Bröselteig Nr. III

24,5 Hn Butter	208 g	
17 Hn Mehl	340 g	
7 Hn Zucker	119 g	
1,5 Hn Dotter ...	2 Dotter	
Salz	5 g	
1 Hn 20 g 0,5 E 4 M		

Die Butter wird mit fein gesiebtem Mehl abgebröselt, mit Zucker und Dotter zu einem zarten Teig geknetet und gleich ausgewalkt. Beliebige Formen werden ausgestochen und bei guter Hitze (150⁰ C) gebacken.
Zubereitungsdauer 1½ Stunden.

10 Hn Hefeteig Nr. I

7 Hn Mehl	140 g	
1 Hn Zucker	17 g	
0,5 Hn Milch	50 g	
1,5 Hn Fett	12 g	
Hefe	3 g	
Salz	1 g	
Rum	3 g	
1 Hn 20 g 1 E 6 M		

Zum angewärmten Mehl gibt man die Gärprobe der Hefe, mengt lauwarme Milch, Salz, Rum und zerlassenes Fett darunter, schlägt die Teigmasse so lange, bis dieselbe Blasen wirft und sich leicht von Löffel und Schüssel löst. Nach einstündigem Rasten soll der Teig um die Hälfte höher geworden sein. Diese Teigmasse eignet sich für in Fett oder im Rohr gebackene und im Wasser gekochte, derbe Germspeisen (Buchteln, Dampfnudeln, Klöße). Zubereitungsdauer 3 Stunden.

10 Hn Hefeteig Nr. II

4 Hn Mehl	80 g
1 Hn Zucker	17 g
2 Hn Dotter	3 Dotter
3 Hn Butter	25 g
Rum	5 g
Hefe	3 g
Salz	1 g
1 Hn 20 g 1 E 5 M	

Zu dem angewärmten Mehl gibt man die Gärprobe der Hefe, mengt lauwarme Milch, zersprudelte Dotter, zerlassene Butter, Rum und Salz gut unter und schlägt die Teigmasse so lange, bis der Teig Blasen wirft und sich vom Löffel glatt ablöst. Nach einstündigem Rasten soll der Teig um die Hälfte höher geworden sein. Diese Teigmasse eignet sich zu in Fett gebackenen, feinen Germspeisen (Krapfen, Kuchen). Zubereitungsdauer 3 Stunden.

10 Hn Hefeteig Nr. III

1 Hn Mehl	80 g
3,4 Hn Zucker	6 g
4,5 Hn Milch	50 g
0,6 Hn Dotter	2 Dotter
0 Hn Butter	25 g
0,25 Hn Rosinen	6 g
0,25 Hn Mandeln	3 g
Rum	5 g
Hefe	3 g
Salz	1 g
1 Hn 20 g 1 E 5 M	

Zum gesiebten, angewärmten Mehl gibt man die Gärprobe der Hefe, mengt angewärmte Milch, Ei, Zucker und geschmolzene Butter dazu und schlägt die geschmeidige Teigmasse so lange mit dem Löffel, bis der Teig Blasen wirft und sich glatt vom Löffel löst. Nach einstündigem Rasten soll die Menge um die Hälfte mehr geworden sein. Nun wird die Teigmasse in beliebige Formen gebracht, nochmals $^1/_2$ Stunde rasten gelassen und dann gebacken. Zubereitungsdauer 3 Stunden.

10 Hn Strudelteig Nr. I

9,8 Hn Mehl	196 g
0,2 Hn Eiklar	1 Eiklar
Wasser	50 g
Salz	5 g
1 Hn 25 g 1 E 9 M	

Das gesiebte, angewärmte Mehl wird auf das Nudelbrett gegeben, mit Eiklar, Salz und lauwarmem Wasser zu einer weichen Masse vermengt, die zuerst an Hand und Brett kleben bleibt. Nun wird die Teigmasse so lange abgeschlagen, bis sie sich von Hand und Brett löst und der Teig Blasen macht. Nun bedeckt man mit einer warmen Schüssel den Teig und läßt ihn eine halbe Stunde rasten. Man bedeckt einen Tisch mit einem Strudeltuch (altes Tischtuch), bestreut es mit Mehl, legt den Strudelteig in die Mitte und walkt ihn mit dem Rollholz leicht aus. Das vollständig dünne Ausziehen des Teiges besorgt man mit gut bemehlten Händen. Den ausgezogenen Strudelteig kann man beliebig mit Fleisch oder Früchten belegen und kochen oder braten. Zubereitungsdauer $1^1/_2$ Stunden.

10 Hn Strudelteig Nr. II

8 Hn Mehl	160 g
1 Hn Butter	8,5 g
1 Hn Ei	1 Ei
Wasser	50 g
Salz	5 g
1 Hn 25 g 1 E 7 M	

Das gesiebte angewärmte Mehl wird auf das Nudelbrett gegeben, mit dem Ei, Butter, Salz und lauwarmem Wasser zu einer weichen Masse vermengt, die zuerst an Hand und Brett kleben bleibt. Nun wird die Teigmasse so lange abgeschlagen, bis sie sich von Hand und Brett löst und der Teig Blasen macht. Mit einer warmen Schüssel bedeckt man nun den Teig und läßt ihn $^1/_2$ Stunde rasten. Ein Tisch wird mit einem Strudeltuch (altes Tischtuch) bedeckt, der Teig in die Mitte gelegt und mit einem Rollholz leicht ausgewalkt. Das vollständig dünne Ausziehen des Teiges besorgt man mit gut bemehlten Händen. Den ausgezogenen Teig kann man nun beliebig mit Fleisch oder Früchten belegen und dann kochen oder backen. Zubereitungsdauer $1^1/_2$ Stunden.

10 Hn Strudelteig Nr. III

8,5 Hn Mehl	170 g
1 Hn Butter	8,5 g
0,5 Hn Milch	50 g
Salz	5 g
1 Hn 25 g 1 E 8 M	

Das gesiebte, angewärmte Mehl wird auf das Nudelbrett gegeben, mit Salz und lauwarmer Milch zu einer weichen Masse vermengt, die zuerst an Hand und Brett kleben bleibt. Die Teigmasse wird nun so lange geschlagen, bis sie sich von Hand und Brett löst und der Teig Blasen macht. Nun bedeckt man den Teig mit einer warmen Schüssel und läßt ihn $^1/_2$ Stunde rasten. Hierauf bedeckt man einen Tisch mit einem Strudeltuch (altes Tischtuch), bestreut es mit Mehl, legt den Teig in die Mitte und walkt ihn mit dem Rollholz leicht aus. Das vollständig dünne Ausziehen des Teiges besorgt man mit gut bemehlten Händen. Den ausgezogenen Strudelteig kann man beliebig mit Fleisch oder Früchten belegen und kochen oder backen. Zubereitungsdauer $1^1/_2$ Stunden.

Bäckereien

50 Hn Mürbe Anisbrezeln

18 Hn Butter	153 g
18 Hn Mehl	360 g
9 Hn Zucker	153 g
2 Hn Ei	2 Eier
3 Hn Kristallzucker .	51 g
Anis	25 g
1 Hn 15 g 0,5 E 6 M	

Mehl bröselt man mit Butter und Zucker ab, gibt gestoßenen Anis dazu und macht mit dem ganzen Ei einen Teig an. Davon formt man kleine Brezeln, die man mit Ei bestreicht, dann mit Kristallzucker bestreut und bei mäßiger Hitze bäckt.

Zubereitungsdauer 1½ Stunden.

50 Hn Anisbögen

10 Hn Ei	10 Eier
12 Hn Mehl	240 g
28 Hn Zucker	476 g
Anis	25 g
1 Hn 15 g 1 E 8 M	

Die Eier werden mit Zucker schaumig gerührt, dann Mehl beigemischt, zum Schluß Anis und Schnee. Von dieser Masse werden dünne schmale Streifen auf ein mit Wachs bestrichenes Blech gebracht, hellgelb gebacken und dann

noch heiß über einen Stiel gebogen. Zubereitungsdauer 1 Stunde.

50 Hn Aranzinikrapferl

2 Hn Eiklar	10 Eiklar
19 Hn Zucker	323 g
28 Hn Mandeln	340 g
1 Hn Oblaten (5 St.)	20 g
Aranzini	50 g
Zitronenschale	5 g
1 Hn 15 g 1 E 5 M	

Ein Gemenge aus Eiklar, Zucker, geschälten, geriebenen Mandeln, fein gehackten Aranzini und Zitronenschalen wird über Dampf dick gerührt. Daraus werden nach dem Erkalten auf einem Brett Krapferl oder auch Kipferl geformt, die man auf einem mit weißen Oblaten belegten Blech im Rohr bäckt.

Zubereitungsdauer 1½ Stunden.

50 Hn Biskotten

10 Hn Ei	10 Eier
18 Hn Zucker	306 g
22 Hn Mehl	440 g
1 Hn 20 g 1 E 8 M	

Die Dotter werden mit Zucker schaumig gerührt und mit Schnee und Mehl vermischt. Das Gemenge wird auf ein mit Papier belegtes Blech in Biskottenform gespritzt und bei geringer Hitze im Rohr hellgelb gebacken.

Zubereitungsdauer 1 Stunde.

50 Hn Biskuitrolle

12 Hn Ei	12 Eier
10 Hn Zucker	170 g
10 Hn Mehl	200 g
12 Hn Margarine	100 g
4 Hn Marmelade	120 g
2 Hn Mandeln	15 g
Salz	5 g
1 Hn 21 g 1 E 5 M	

Alle Zutaten werden gewogen, die Mandeln geschält und grob gehackt, der Zucker fein gestoßen und gesiebt und das Eiklar kaltgestellt. Ein Blech wird mit glattem, weißen Papier belegt und das Rohr angeheizt. Dotter und Zucker werden $^1/_2$ Stunde schaumig gerührt. Dann mengt man den steifgeschlagenen Schnee der Eiklar, das gesiebte Mehl und zuletzt die lauwarme, zerlassene Butter hinzu, gibt diese Teigmasse auf das mit Papier belegte Blech und bäckt sie bei mäßiger Hitze goldgelb. Noch heiß, löst man das Papier ab, bestreicht die Masse mit Marmelade, rollt sie zu einer Rolle und überstreicht sie mit Marmelade und den grob gehackten Mandeln. Die Biskuitrolle wird in 1 cm dicke Streifen geschnitten und kranzartig auf eine Mehlspeiseschüssel gelegt. Zubereitungsdauer 1½ Stunden.

50 Hn Brünner Krapferl

14 Hn Butter	119 g
23 Hn Mehl	460 g
8 Hn Zucker	136 g
2 Hn Ei	2 Eier
3 Hn Quittengelee	90 g
1 Hn 15 g 0,5 E 6 M	

Die Butter treibt man mit den Dottern gut ab, gibt nach und nach Mehl dazu und zuletzt den Zucker. Aus dem Teig formt man ungefähr 30 Kügelchen, legt sie auf ein bestrichenes Blech, drückt sie in der Mitte leicht ein, bestreicht sie mit Eiklar und bäckt sie bei mäßiger Hitze hellbraun. In die eingedrückte Stelle kommt Quittengelee. Zubereitungsdauer 1 Stunde.

50 Hn Schokolademakronen

1 Hn Eiklar	5 Eiklar
12 Hn Zucker	204 g
13 Hn Schokolade	221 g
24 Hn Mandeln	300 g
1 Hn 13 g 1 E 4 M	

In den steifen Schnee vom Eiklar rührt man nach und nach gesiebten Zucker, geriebene Schokolade und gestiftelte, weiße Mandeln leicht ein. Man formt davon auf Oblaten runde Krapferl, die man in mäßig heißem Rohr bäckt. Zubereitungsdauer 1½ Stunden.

50 Hn Damenschnitten

12 Hn Mehl	240 g
27 Hn Butter	230 g
1 Hn Dotter	1½ Dotter
1 Hn Eiklar	150 g
7 Hn Zucker	119 g
1 Hn Mandeln	125 g
1 Hn Marmelade	30 g
1 Hn 12 g 0,5 E 4 M	

Von Mehl, Butter und Dotter macht man einen mürben Teig Nr. I, walkt diesen zu schmalen Streifen aus, auf deren Längsseite man einen 1 cm breiten Streifen mittels Eiweiß aufklebt. Das ganze wird mit Ei bepinselt und bei guter Hitze goldgelb gebacken. Nach dem Erkalten wird der mürbe Teig mit Erdbeermarmelade bestrichen. Von Eiklar und Zucker schlägt man sehr steifen Schnee, mengt die grob gehackten Mandeln darunter und gibt die Masse daumendick auf den mit Marmelade bestrichenen Mürbteig. Bei jäher Hitze wird goldgelb gebacken, dann mit feuchtem Messer der Kuchen in Schnitten zerlegt. Zubereitungsdauer 3½ Stunden.

50 Hn Dattelbusserl

1 Hn Eiklar	5 Eiklar
16 Hn Zucker......	272 g
11 Hn Datteln	275 g
22 Hn Mandeln	275 g
1 Hn 20 g 0,5 E 5 M	

Den festen Schnee von 5 Eiklar mit Zucker langsam abrühren durch eine halbe Stunde, mit fein geschnittenen Datteln und Mandeln mengen. Ein Blech mit Butter schmieren, mit Oblaten auslegen, mit einem Löffel kleine Busserl formen und lichtgelb backen.
Zubereitungsdauer 1½ Stunden.

50 Hn Dattelstangerl

1 Hn Eiklar	5 Eiklar
21 Hn Zucker	357 g
19 Hn Mandeln	237 g
9 Hn Datteln	225 g
1 Hn 20 g 0,5 E 6 M	

In festen Schnee wird ein Drittel des Zuckers eingeschlagen, dann der übrige Zucker, die geschälten, länglich geschnittenen Mandeln und die geschnittenen Datteln damit verrührt. Das Ganze wird auf weiße Oblaten gestrichen, auf ein Blech gelegt, in mäßig heißem Rohr gebacken und in 2 cm breite Streifen geschnitten. Diese werden sodann im Rohr fertiggebacken.
Zubereitungsdauer 1½ Stunden.

50 Hn Doktorbusserln

22 Hn Zucker.......	374 g
18 Hn Mehl	360 g
7 Hn Mandeln	87,5 g
3 Hn Ei...........	3 Eier
Zitronat......	50 g
1 Hn 18 g 0,5 E 7 M	

Der Zucker wird mit den ganzen Eiern geschlagen, bis die Masse dick wird, dann rührt man das Mehl darunter und macht auf ein mit Wachs bestrichenes Blech kleine Häufchen, bestreut sie mit nudlig geschnittenen Mandeln und Zitronat, läßt sie 1 Stunde rasten und bäckt sie in nicht zu heißem Rohr.   Zubereitungsdauer 1 Stunde.

50 Hn Eisenbahnschnitten

Teig		
18 Hn Butter	153 g
3,2 Hn Dotter	4 Dotter
1 Hn Ei........	1 Ei
5 Hn Zucker.....	85 g
8 Hn Mehl.......	160 g
Windmasse		
0,8 Hn Eiklar	4 Eiklar
9 Hn Zucker.....	153 g
5 Hn Mandeln ...	62,5 g
Zitronenschale 5 g	
1 Hn 15 g 0,5 E 4 M	

Die Butter wird mit Ei und Dotter abgetrieben und Zucker und fein geriebene Zitronenschale mit dem Mehl dazugegeben. Die Masse wird fingerdick auf ein Blech gestrichen. Von 4 Eiklar wird fester Schnee geschlagen und Zucker dazugemengt. Diese spanische Windmasse wird auf den Teig gestrichen, geschnittene Mandeln daraufgestreut und bei mäßigem Feuer langsam gebacken. Noch warm, werden längliche Streifen geschnitten.
Zubereitungsdauer 1 Stunde.

50 Hn Eiskipferl

24 Hn Würfelzucker .	408 g
2 Hn Eiklar	10 Eiklar
24 Hn Mandeln	300 g
1 Hn 15 g 1 E 5 M	

Der Würfelzucker wird gestoßen, gesiebt und mit Eiklar über Dunst zu einer zähen Masse geschlagen. Man formt Kipferl, indem man entsprechend große Teile der Masse in geschälte, grob gehackte Mandeln eindreht und bäckt die Kipferl auf einem bestrichenen und leicht bestaubten Blech ganz licht. Zubereitungsdauer 2 Stunden.

50 Hn Engländer

2 Hn Eiklar	......	10 Eiklar
20 Hn Zucker	.....	340 g
28 Hn Mandeln	....	350 g

1 Hn 20 g 1 E 5 M

Mit steifem Schnee von 10 Eiklar werden nach und nach Zucker, geschälte Mandeln stiftlig geschnitten, vermengt und so lange über Dampf geschlagen, bis eine dicke Masse daraus geworden ist. Davon legt man mit Hilfe zweier Kaffeelöffel Krapferl auf ein mit Oblaten belegtes Blech und bäckt sie bei sehr geringer Hitze, bis sie eine lichtgelbe Farbe haben. Zubereitungsdauer 1½ Stunden.

50 Hn Frauenlaunen

Butterteig

18 Hn Butter	....	153 g
4 Hn Mehl	....	80 g

Strudelteig

6 Hn Mehl	....	120 g
2 Hn Ei	....	2 Eier
Salz	....	6 g

Fülle

8 Hn Zucker	....	136 g
6 Hn Erdbeermarmelade		180 g
6 Hn Schlagobers	......	180 g

1 Hn 15 g 0,5 E 4 M

Butterteig: Die Butter wird in das Mehl blättrig geschnitten und mit dem Nudelwalker zu einem Teig verarbeitet, den man ½ Stunde an einem kühlen Ort stehen läßt.

Strudelteig: Von Mehl, Ei, 60 g Wasser, 40 g Wein und 6 g Salz wird ein weicher Teig angemacht und so lange geknetet, bis der Teig Blasen zeigt, dann läßt man ihn ½ Stunde rasten. Hierauf wird der Strudelteig zu einem Viereck ausgewalkt, der Butterteig dareingeschlagen und beide nun wie ein Blätterteig behandelt. Nachher wird der Blätterteig in 7 bis 8 cm breite Streifen geschnitten, auf deren Längsrändern je ein 1 cm breiter Streifen mit Eiklar aufgeklebt wird. Der Teig wird bei mäßiger Hitze gebacken. Nach dem Erkalten werden die Streifen innerhalb des erhöhten Randes mit Marmelade bestrichen und steifes, gezuckertes Schlagobers polsterartig darübergegeben. Die Streifen werden dann mit einem scharfen Messer in 5 cm breite Schnitten geteilt. Zubereitungsdauer 1½ Stunden.

50 Hn Haselnußbogen

1 Hn Eiklar	.....	5 Eiklar
23,5 Hn Zucker	....	400 g
10 Hn Mandeln	...	125 g
11 Hn Haselnüsse	.	121 g
4,5 Hn Haselnüsse zum Bestreuen		50 g

1 Hn 15 g 0,5 E 5 M

Eiklar wird mit Zucker, geriebenen, geschälten Mandeln und ebensolchen Haselnüssen gut verrührt. Diese Masse wird ½ cm dick auf Oblaten gestrichen, mit blättrig geschnittenen Haselnüssen bestreut und in 3 cm breite und 10 cm lange Streifen geschnitten, die man über befettete Bogenformen oder Rehrückenform legt und in mäßig heißem Rohr bäckt.

Zubereitungsdauer 1½ Stunden.

50 Hn Haselnußkrapferl

1 Hn Eiklar	......	5 Eiklar
22 Hn Zucker	.....	374 g
23 Hn Haselnüsse	..	253 g
4 Hn Marmelade	..	120 g

1 Hn 12 g 0,5 E 6 M

Eiklar wird mit Zucker und geriebenen Haselnüssen eine Viertelstunde lang gerührt. Das Gemisch, das ziemlich dick sein muß, wird in Krapferlform durch einen Spritzsack auf ein befettetes und bemehltes Blech gespritzt und bei mäßiger Hitze gebacken. Je zwei der Krapferl werden an den Grundflächen mit Marmelade aneinandergeklebt.
Zubereitungsdauer 1½ Stunden.

50 Hn Haselnußkugeln

18	Hn Haselnüsse..	198 g
15	Hn Zucker	255 g
6	Hn Schokolade .	102 g
0,6	Hn Eiklar	3 Eiklar
8	Hn Haselnüsse	88 g
2	Hn Kristallzucker	34 g
0,4	Hn Eiklar	2 Eiklar

1 Hn 12 g 0,5 E 3 M

Die Haselnüsse werden gerieben, mit Eiklar, Zucker und geriebener Schokolade gut vermengt, Kugerln geformt, in die Mitte eine Haselnuß gegeben, in Eiklar und Kristallzucker gerollt und getrocknet.

Zubereitungsdauer 1½ Stunden.

50 Hn Hobelscharten

10 Hn Ei	10 Eier
30 Hn Zucker	510 g
10 Hn Mehl	200 g

1 Hn 16 g 1 E 8 M

Die Eier werden mit Zucker schaumig verrührt und mit Mehl vermischt. Der Teig wird dünn auf ein befettetes Blech gestrichen und licht gebacken, in noch heißem Zustand in 2 cm breite Streifen geschnitten, die man rasch um einen Kochlöffelstiel wickelt.

Zubereitungsdauer 1½ Stunden.

50 Hn Husarenkrapferl

25	Hn Butter	212 g
12	Hn Mehl	240 g
6,5	Hn Zucker	110 g
4	Hn Eigelb	5 Dotter
2,5	Hn Marmelade	70 g

1 Hn 12 g 0,5 E 4 M

Gesiebtes Mehl wird mit Butter, Dottern und Zucker zu einem Teig geformt, davon kleine runde Kugeln gebildet, in die mit einem bemehlten Kochlöffel in der Mitte eine kleine Grube gedrückt wird. Die Kugeln werden im Rohr lichtgelb gebacken, nach dem Backen in jedes Grübchen Marmelade gefüllt und die ganzen Krapferl mit Zucker bestreut. Zubereitungsdauer 1½ Stunden.

50 Hn Ingwerbäckerei

18	Hn Mehl	360 g
24,8	Hn Zucker ...	420 g
4	Hn Ei	4 Eier
3,2	Hn Dotter	4 Dotter
	Ingwer ...	5 g

1 Hn 15 g 0,5 E 8 M

Von Mehl, Zucker, Ei, Dotter und fein gestoßenem weißem Ingwer wird ein Teig geknetet, 3 cm dick ausgewalkt und verschiedene Formen gestochen, die auf einem bewachsten Blech in mäßig heißem Rohr gebacken werden.

Zubereitungsdauer 1 Stunde.

50 Hn Ischler Nußbusserl

2 Hn Eiklar	10 Eiklar
26 Hn Vanillezucker	442 g
20 Hn Nüsse	220 g
2 Hn Stärkemehl .	40 g

1 Hn 15 g 2 E 6 M

Den sehr festen Schnee vermengt man mit Vanillezucker, mit den geriebenen Nüssen oder Haselnüssen und dem Stärkemehl, gibt mit einem Kaffeelöffel kleine Formen auf ein mit Wachs bestrichenes Blech und stellt es 4 Stunden an einen warmen Ort, wo das Blech Unterwärme hat, und trocknet dann bei mäßiger Hitze im Rohr. Zubereitungsdauer 1 Stunde.

50 Hn Kossuthkranzerl

14 Hn Butter	. . . . . .	120 g
14 Hn Mehl	. . . .	280 g
10 Hn Zucker	. . . . .	170 g
7 Hn Schokolade	.	119 g
1 Hn Milch	. . . . . .	100 g
4 Hn Dotter	. . . . .	5 Dotter
1 Hn 15 g 0,5 E 5 M		

Butter, Mehl, Dotter, Zucker und kalte Milch werden auf dem Brett zu einem Teig verarbeitet und dieser in zwei Teile geteilt. Die eine Hälfte wird mit geriebener Schokolade verarbeitet. Aus beiden Teilen werden dünne Stangerln geformt, je ein weißes und braunes zu Ringerl zusammengedreht und auf einem Blech licht gebacken. Zubereitungsdauer 1 Stunde.

50 Hn Magdalenenschnitten

4 Hn Eier	. . . .	4 Eier
12 Hn Zucker	. . . .	204 g
12 Hn Mehl	. . . .	240 g
22 Hn Butter	. . . .	187 g
1 Hn 15 g 0,5 E 5 M		

Ein Gemenge aus Eiern und Zucker wird schaumig gerührt, mit Mehl und zerlassener Butter vermischt, 1 cm dick auf ein befettetes und bestaubtes Blech gestrichen, gebacken und dann in Stücke geschnitten. Zubereitungsdauer 1½ Stunden.

50 Hn Mandelbäckerei aus weichem Teig

1,6 Hn Eiklar	. . . . .	8 Eiklar
26 Hn Zucker	. . . . .	442 g
22,4 Hn Mandeln	. .	280 g
Zitronen-		
schale	. . . .	10 g
1 Hn 15 g 0,5 E 6 M		

Eiklar und geschälte, geriebene Mandeln, Zucker und fein geriebene Zitronenschale werden ½ Stunde lang gerührt, durch einen Spritzsack in Form von Ringerln, Busserln u. dgl. auf ein mit Wachs bestrichenes Blech gedrückt und in einem wenig heißen Rohr gebacken. Zubereitungsdauer 1½ Stunden.

50 Hn Mandelbogen

2 Hn Eiklar	. . . .	10 Eiklar
21 Hn Zucker	. . . . .	357 g
27 Hn Mandeln	. . . .	337 g
1 Hn 15 g 1 E 5 M		

Zum festen Schnee gibt man gesiebten Zucker, geschälte, gestiftelte Mandeln, rührt das Gemenge über Dampf, bis es dick ist, worauf man es auf Oblaten dünn auseinanderstreicht. Man schneidet davon schmale Streifen, legt sie über mit Butter bestrichene Bogenformen und bäckt sie in wenig heißem Rohr, bis sie schön gelb sind und löst sie noch warm vorsichtig von der Form. Zubereitungsdauer 1½ Stunden.

50 Hn Mandelbusserl

0,8 Hn Eiklar	. . . .	4 Eiklar
30 Hn Mandeln	. .	375 g
15,2 Hn Zucker	. . . .	258 g
4 Hn Mandeln	. .	50 g
Zitronen-		
schale	. .	10 g
Zitronensaft		15 g
Oblaten	. . .	5 Stück
1 Hn 15 g 0,5 E 4 M		

Der Schnee von 4 Eiklar wird mit geriebenen, geschälten Mandeln, Zucker, fein geriebener Zitronenschale und Zitronensaft gut verrührt. Aus dem Gemenge werden nußgroße Kugeln geformt, die man mit je einer geschälten Mandel belegt und auf einem, mit weißen Oblaten belegten Blech in wenig heißem Rohr bäckt. Zubereitungsdauer 1½ Stunden.

50 Hn Negerküsse

22 Hn Nüsse	242 g
1 Hn Eiklar	5 Eiklar
15 Hn Zucker	250 g
4 Hn Mandeln	50 g
8 Hn Schokolade	
(z. Tunkmasse)	136 g

1 Hn 11 g 0,5 E 4 M

Geriebene Nüsse werden mit 2½ Eiklar im Mörser fein gestoßen. Dann wird Staubzucker dazugemengt, das restliche Eiklar dazugegeben und diese Masse ½ Stunde lang verrührt. Hierauf formt man kleine Krapferl auf einem bestrichenen und bestaubten Blech, bäckt sie bei mäßiger Hitze im Rohr und läßt sie auskühlen. Dann glasiert man sie auf der glatten, unteren Seite mit in warmem Wasser erweichter Schokolade und belegt die Krapferl in der Mitte mit einer weißen, stiftlig geschnittenen Mandel.
Zubereitungsdauer 1½ Stunden.

50 Hn Nußstangerl

0,4 Hn Eiklar	2 Eiklar
28 Hn Nüsse	308 g
14 Hn Zucker	238 g
Oblaten ...	2 St.
1,6 Hn Dotter	2 Dotter
6 Hn Zucker	102 g
Vanille	2 g

1 Hn 15 g 0,5 E 5 M

Ein Gemenge aus Eiklar, geriebenen Nüssen und Zucker wird eine Viertelstunde lang gerührt, 1 cm dick auf Oblaten gestrichen, mit Dotterglasur überzogen und in einem nahezu erkalteten Rohr über Nacht getrocknet. Dann werden 1½ cm breite und 5 cm lange Stangerl geschnitten und glasiert. Dotterglasur: Dotter werden mit Vanillezucker 10 Minuten lang gerührt.
Zubereitungsdauer 2 Stunden.

50 Hn Orangenbusserl

0,8 Hn Eiklar	4 Eiklar
34 Hn Zucker	578 g
4 Hn Mehl........	80 g
11,2 Hn Mandeln	140 g

1 Hn 15 g 0,5 E 8 M

Würfelzucker wird an der Schale einer Orange abgerieben und gestoßen. In den festen Schnee der Eiklar rührt man den Zucker leicht ein, gibt dann Mehl und geriebene Mandeln hinzu, dressiert auf Oblaten kleine Krapferl und bäckt sie in kühlem Rohr.
Zubereitungsdauer 1 Stunde.

50 Hn Vanillebutterstangerl

16 Hn Dotter	20 Dotter
34 Hn Zucker	578 g
Vanille........	2 g

1 Hn 15 g 0,5 E 7 M

Die Dotter werden mit Vanillezucker ½ Stunde gerührt. Auf ein Blech werden Papierfächer gelegt und von dem Gemenge mit Hilfe eines Kaffeelöffels kleine Röllchen in die Vertiefungen der Papierfächer gegeben und in einem warmen Rohr getrocknet.
Zubereitungsdauer 1 Stunde.

50 Hn Witwenküsse

2 Hn Eiklar........	10 Eiklar
21 Hn Zucker	357 g
27 Hn Nüsse	297 g
Zitronat	180 g
Oblaten	8 St.

1 Hn 11 g 0,5 E 5 M

Ein Gemenge aus Eiklar und Zucker wird in einem Schneekessel mit der Schneerute über Dampf dickschaumig geschlagen, dann mit grobgehackten Nußkernen und kleinwürflig geschnittenem Zitronat verrührt und mit Hilfe zweier Kaffeelöffel in Form kleiner Häufchen auf ein mit Oblaten belegtes Blech gelegt. Diese werden in einem sehr mäßig warmen Rohr lichtgelb gebacken. Zubereitungsdauer 1½ Stunden.

50 Hn Teufelszungen

20 Hn Zucker	340 g
9 Hn Butter	76 g
1 Hn Eiklar	5 Eiklar
20 Hn Mehl	400 g
Zimt	5 g
Nelken	5 g
1 Hn 14 g 0,5 E 8 M	

Von Zucker, Butter, Mehl, Zimt, Nelken und dem festen Schnee wird auf dem Brett ein Teig gemacht und messerrückendick ausgewalkt. Daraus schneidet man schmale, dreieckige Stücke, legt sie auf ein Blech und bäckt sie im Rohr.
Zubereitungsdauer 1 Stunde.

50 Hn Vanillekipferl

10 Hn Mehl	200 g
20 Hn Butter	170 g
2 Hn Eigelb	2½ Dotter
5 Hn Vanillezucker	85 g
13 Hn Mandeln	162 g
1 Hn 12 g 0,5 E 3 M	

Butter, Mehl, Eigelb, Zucker und geschälte, geriebene Mandeln werden zu einem Bröselteig verarbeitet, in nußgroße Stücke geschnitten, die man zu Kipferl formt und in kühlem Rohr lichtgelb bäckt.
Zubereitungsdauer 1 Stunde.

50 Hn Wirtschaftskipferl

24 Hn Butter	204 g
14 Hn Mehl	280 g
0,8 Hn Dotter	1 Dotter
8 Hn Zucker	136 g
1,2 Hn Mandeln zum Streuen	15 g
2 Hn Zucker zum Streuen	34 g
Zitronensaft	5 g
Salz	0,5 g
1 Hn 15 g 0,5 E 5 M	

Aus Butter, Mehl, Dotter, Zitronensaft und Salz wird ein mürber Teig nach Vorschrift Nr. III gemacht. Nach dem Rasten wird der Teig zu Kipferl geformt, mit Eiweiß bestrichen, mit grob gehackten Mandeln bestreut und bei guter Hitze gebacken. Nach dem Backen bestreut man die Kipferl noch warm dick mit Zucker.
Zubereitungsdauer 2 Stunden.

Torten

50 Hn Ananascremetorte

Biskuit	
9 Hn Zucker	153 g
3 Hn Ei	3 Eier
5 Hn Mehl	100 g
2 Hn Butter	17 g
Fülle	
15 Hn Schlagobers	450 g
5 Hn Zucker	85 g
3 Hn Ananas	450 g
Glasur	
6 Hn Zucker	102 g
2 Hn Ananas	300 g
1 Hn 20 g 0,5 E 6 M	

Ganze Eier werden am Herdrand mit Zucker schaumig geschlagen, dann kalt gerührt, zerlassene Butter und gesiebtes Mehl nach und nach hinzugefügt und in zwei gefetteten Tortenformen in gut heißem Rohr gebacken. Nun wird jede Torte durchschnitten, mit steifgeschlagenem Obers und gezuckerten Ananaswürfeln gefüllt, die Scheiben aufeinandergesetzt, mit weißer Zuckerglasur überzogen und mit kleinen Ananasstückchen verziert.
Zubereitungsdauer 3 Stunden.

50 Hn Apfeltorte

17,5 Hn Butter . . . . . . 149 g	
10 Hn Mehl . . . . 200 g	
2,5 Hn Dotter . . . . . . 3 Dotter	
5 Hn Zucker . . . . . 85 g	
5 Hn Äpfel . . . . 750 g	
5 Hn Zucker . . . . . 85 g	
5 Hn Zucker zum	
Streuen . . . . . 85 g	
Wein . . . . 25 g	
Salz . . . . 5 g	
1 Hn 20 g 0,5 E 6 M	

Äpfel werden mit Zucker in wenig Wasser gedünstet, passiert und kalt gestellt. Von Butter, Mehl, Zucker, Dotter, Wein und Salz macht man einen Mürbteig nach Vorschrift Nr. II. Fingerdick ausgewalkt, wird derselbe auf einer bemehlten Tortenform bei guter Hitze hellgelb gebacken, mit den passierten Äpfeln bestrichen, von den Teigresten ein zierliches Gitter über das Ganze gemacht und bei sehr guter Oberhitze fertiggebacken. Noch warm, wird die Torte mit Staubzucker dick bestreut. Zubereitungsdauer 2 Stunden.

50 Hn Brottorte

10 Hn Brotbrösel . . . 200 g	
17,5 Hn Butter . . . . . . 149 g	
5 Hn Ei . . . . 5 Eier	
5 Hn Zucker . . . . . . 85 g	
5 Hn Mandeln . . . . 62 g	
2,5 Hn Marmelade . . 75 g	
5 Hn Zucker zum	
Streuen . . . 85 g	
Rotwein . . . . . 50 g	
Salz . . . . 2 g	
1 Hn 30 g 0,5 E 4 M	

Sehr hartes schwarzes Brot wird gerieben und mit Rotwein befeuchtet, die Mandeln ebenfalls gerieben, alle anderen Zutaten gewogen vorbereitet, die Tortenform ausgefettet und das Rohr angeheizt. Butter und Dotter (Klar kalt stellen) mit Zucker schaumig rühren, die gesiebten, mit Rotwein befeuchteten Brotbrösel löffelweise untermengen, den festgeschlagenen Schnee der 5 Eier leicht dazurühren, die Masse in die Tortenform füllen und bei mäßiger Hitze 1 Stunde backen. Erkaltet, wird die Torte in zwei Teile geteilt, mit einer pikanten Marmelade gefüllt und mit Zucker bestreut. Zubereitungsdauer 2 Stunden.

50 Hn Dobostorte

Biskuit	
9 Hn Zucker . . . . . 153 g	
3 Hn Ei . . . . 3 Eier	
5 Hn Mehl . . . . . . 100 g	
Fülle	
15 Hn Butter . . . . . 128 g	
6 Hn Schokolade . 102 g	
8 Hn Zucker . . . . . 136 g	
0,8 Hn Dotter . . . . . . 1 Dotter	
Glasur	
3,2 Hn Zucker . . . . . 54 g	
1 Hn 14 g 0,5 E 5 M	

Die Dotter (Eiklar kalt stellen) werden mit gesiebtem Zucker und Mehl schaumig gerührt, der steifgeschlagene Schnee untermengt und auf ein befettetes Blech gleich große, kreisrunde Scheiben gestrichen, sehr dünn und gleichmäßig und im gut heißen Rohr hellgelb gebacken. Von Butter, Zucker, Dotter und Schokolade rührt man eine schaumige Creme und streicht sie auf die gebackenen Biskuitscheiben, setzt dieselben aufeinander und verstreicht sie am Rande nett. 54 g fein gemahlenen Staubzucker gibt man auf eine heiße Pfanne, läßt denselben unter ständigem Rühren gelb werden und gießt die „Karamelglasur" über eine noch unbestrichene Biskuitscheibe. Bevor die Glasur hart wird, macht man je nach der Tortengröße mit einem befetteten Messer Einritzer und setzt die glasierte Scheibe auf die mit Schokoladecreme gefüllte Torte. Zubereitungsdauer 3 Stunden.

50 Hn Erdbeertorte

17,5 Hn Butter	149 g
10 Hn Mehl	200 g
2,5 Hn Rahm	75 g
5 Hn Zucker	85 g
2,5 Hn Dotter	3 Dotter
7,5 Hn Erdbeer-	
marmelade	225 g
5 Hn Zucker zum	
Streuen	85 g
Zitronensaft	25 g
Salz	5 g
1 Hn 15 g 0,5 E 5 M	

Aus Butter, Mehl, Rahm, Dotter, Zucker, Zitronensaft und Salz macht man einen Mürbteig nach Vorschrift Nr. III. Ausgewalkt wird der Teig auf eine bemehlte Tortenform gelegt, seitwärts ein Rand aufgebogen und bei sehr guter Hitze goldgelb gebacken. Nun streicht man die Erdbeermarmelade auf die gebackene Tortenplatte, macht vom Rest des Teiges ein Gitter über die Torte und bäckt sie goldgelb fertig. Noch warm, wird sie mit dem Rest des Zuckers bestreut und in zierliche Schnitten geteilt. Zubereitungsdauer 2½ Stunden.

50 Hn Erdbeertorte

17,5 Hn Butter	149 g
10 Hn Mehl	200 g
2,5 Hn Dotter	3 Dotter
5 Hn Zucker	85 g
5 Hn Erdbeeren	750 g
5 Hn Zucker	85 g
5 Hn Zucker zum	
Streuen	85 g
Wein	25 g
Salz	5 g
1 Hn 20 g 0,5 E 6 M	

Aus Butter, Mehl, Dotter, Zucker, Wein und Salz macht man einen Mürbteig nach Vorschrift Nr. II. Fingerdick ausgewalkt, wird derselbe bei guter Hitze auf einer bemehlten Tortenform hellgelb gebacken, mit den eingezuckerten Erdbeeren belegt, von den Teigresten ein zierliches Gitter über das Ganze gemacht und bei guter Oberhitze fertig gebacken. Noch warm, wird die Torte mit Staubzucker dick bestreut. Zubereitungsdauer 2 Stunden.

50 Hn Haselnußtorte

15 Hn Butter	127 g
6 Hn Ei	6 Eier
11 Hn Zucker	187 g
15 Hn Haselnüsse	165 g
2 Hn Mehl	40 g
1 Hn Zucker zum	
Streuen	17 g
1 Hn 15 g 0,5 E 3 M	

Trocken abgeriebene Haselnüsse werden gerieben, die Tortenform wird gefettet und mit Mehl ausgestäubt. Die Butter wird mit Dotter (Eiklar kalt stellen) schaumig gerührt, Zucker, Mehl und Haselnüsse nach und nach hinzugefügt, zuletzt der steifgeschlagene Schnee untergemengt, das Ganze in die Tortenform gefüllt und 1 Stunde im Rohr bei guter Hitze gebacken. Noch warm, wird die Torte mit Staubzucker bestreut. Zubereitungsdauer 2 Stunden.

50 Hn Heidelbeertorte

17,5 Hn Butter	149 g
10 Hn Mehl	200 g
2,5 Hn Dotter	3 Dotter
5 Hn Zucker	85 g
5 Hn Heidelbeeren	1000 g
5 Hn Zucker	85 g
5 Hn Zucker zum	
Streuen	85 g
Wein	25 g
Salz	5 g
1 Hn 20 g 0,5 E 6 M	

Aus Butter, Mehl, Dotter, Zucker, Wein und Salz macht man einen Mürbteig nach Vorschrift Nr. II. Fingerdick ausgewalkt, wird derselbe bei guter Hitze auf einer bemehlten Tortenform hellgelb gebacken, mit den eingezuckerten Heidelbeeren belegt, von den Teigresten ein zierliches Gitter über das Ganze gemacht und bei guter Oberhitze fertig gebacken. Noch warm, wird die Torte mit Staubzucker dick bestreut. Zubereitungsdauer 2 Stunden.

10 Hn Ischler Törtchen

2 Hn Mehl	40	g
4 Hn Butter	34	g
1 Hn Zucker	17	g
1 Hn Mandeln	12,5	g
1 Hn Marmelade	30	g
1 Hn Zucker zum Streuen	17	g

1 Hn 13 g 0,5 E 5 M

Aus Butter, Mehl, Zucker, geriebenen Mandeln wird ein Bröselteig gemacht, der, ausgewalkt, in runde Scheiben ausgestochen wird. In einem Teil der Scheiben werden mit einem kleinen Stecher Löcher gemacht und hierauf alle Scheiben im mäßig warmen Rohr gebacken. Die nicht durchlochten Scheiben werden mit Marmelade bestrichen, mit den durchlochten Scheiben belegt und mit Zucker bestreut. Zubereitungsdauer 2 Stunden.

10 Hn Kaffeecremetorte

Biskuit

1,5 Hn Mehl	30	g
1,8 Hn Zucker	30	g
0,5 Hn Ei	= ½ Ei	

Creme

3,9 Hn Butter	33	g
1,5 Hn Zucker	25	g
0,8 Hn Dotter	1 Dotter	
Kaffee	20	g

1 Hn 16 g 0,5 E 5 M

Eidotter, fein gesiebter Zucker und Zitronensaft werden schaumig gerührt. Der steif geschlagene Schnee der Eiklar wird mit gesiebtem Mehl unter die Menge eingerührt, in eine vorher ausgefettete und mit befettetem Papier ausgelegte Tortenform gefüllt und bei mäßiger Hitze 1½ Stunden goldgelb gebacken. Nach dem Erkalten schneidet man mit sehr scharfem Messer die Torte in 2 Blätter und füllt sie mit folgender Creme: Butter wird mit fein gestoßenem Zucker und Dotter zu einer schaumigen Masse gerührt, der sehr starke schwarze Kaffee hinzugefügt und zwischen die gebackenen Biskuitblätter gestrichen, die Blätter aufeinandergelegt, die Torte gut überzuckert. Es empfiehlt sich, die Torte am Tage vor dem Gebrauch zu machen. Zubereitungsdauer 2½ Stunden.

50 Hn Kirschentorte

17,5 Hn Butter	149	g
10 Hn Mehl	200	g
2,5 Hn Dotter	3 Dotter	
5 Hn Zucker	85	g
5 Hn Kirschen, entkernt	750	g
5 Hn Zucker	85	g
5 Hn Zucker zum Streuen	85	g
Wein	25	g
Salz	5	g

1 Hn 20 g 0,5 E 6 M

Aus Butter, Mehl, Dotter, Zucker, Wein und Salz macht man einen Mürbteig nach Vorschrift Nr. II. Fingerdick ausgewalkt, wird derselbe bei guter Hitze auf einer bemehlten Tortenform hellgelb gebacken, mit den eingezuckerten Kirschen belegt, von den Teigresten ein zierliches Gitter über das Ganze gemacht und bei guter Oberhitze fertiggebacken. Noch warm, wird die Torte mit Staubzucker dick bestreut. Zubereitungsdauer 2 Stunden.

10 Hn Linzertorte

1,3 Hn Mehl	26	g
3 Hn Butter	25	g
1,5 Hn Zucker	25	g
0,8 Hn Dotter	1	Dotter
2 Hn Mandeln	25	g
1 Hn Marmelade	30	g
0,4 Hn Zucker zum Streuen	7	g
Zimt	0,5	g
Neugewürz	0,5	g
Zitronenschale	1	g
Zitronensaft	15	g

1 Hn 15 g 0,5 E 4 M

Mehl, Butter, Zucker, Dotter, geriebene Mandeln, Zimt, Neugewürz, Zitronensaft und -schale werden zu einem Teig gebröselt, ausgewalkt und mit einem Tortenreif ausgestochen. Der Teig wird mit Marmelade bestrichen, mit Streifen vom restlichen Teig gitterartig belegt und in einer Tortenform langsam gebacken.
Zubereitungsdauer 2 Stunden.

50 Hn Mandeltorte

14 Hn Butter	....	119 g
6 Hn Ei	....	6 Eier
11 Hn Zucker	....	187 g
11 Hn Mandeln	....	137 g
4 Hn Mehl	....	80 g
3 Hn Marillenmarme-		
lade	....	90 g
1 Hn Zucker z. Streuen		17 g
1 Hn 14 g 0,5 E 4 M		

Die Butter wird mit den Dottern schaumig abgetrieben, löffelweise fein gesiebtes Mehl, Zucker, die geschälten, fein gewiegten Mandeln hinzugefügt, zuletzt der steif geschlagene Schnee untergemengt, die Masse in die Tortenform gefüllt und im heißen Rohr $^3/_4$ Stunden gebacken. Nach dem Erkalten schneidet man die Torte mitten durch, bestreicht sie mit Marmelade, setzt die Scheiben wieder aufeinander und bestreut die Torte mit Staubzucker. Zubereitungsdauer 1½ Stunden.

50 Hn Nußtorte

15 Hn Butter	....	127 g
6 Hn Ei	....	6 Eier
11 Hn Zucker	....	187 g
15 Hn Nüsse	....	165 g
2 Hn Mehl	....	40 g
1 Hn Zucker zum		
Streuen	......	17 g
1 Hn 15 g 0,5 E 3 M		

Trocken abgeriebene Nüsse werden gerieben, die Tortenform wird gefettet und mit Mehl ausgestäubt. Die Butter wird mit Dotter (Eiklar kalt stellen) schaumig gerührt, Zucker, Mehl und Nüsse nach und nach hinzugefügt, zuletzt der steif geschlagene Schnee untergemengt, das Ganze in die Tortenform gefüllt und bei guter Hitze im Rohr 1 Stunde gebacken. Noch warm, wird die Torte mit Staubzucker bestreut. Zubereitungsdauer 2 Stunden.

50 Hn Orangentorte

3 Hn Orangen	....	450 g
10 Hn Biskuitbrösel	....	200 g
5 Hn Mandeln	....	62 g
18 Hn Butter	....	153 g
5 Hn Ei	....	5 Eier
5 Hn Zucker	....	85 g
4 Hn Zucker z. Glasur.		68 g
Orangensaft	.....	50 g
Wein	....	10 g
Pistazien	....	30 g
abgeriebene Schale		
von 1 Orange		
1 Hn 20 g 0,5 E 4 M		

Orangen werden geschält, in feine Spalten zerlegt und mit 17 g feinem Staubzucker bestreut. Fein geriebene Biskuitbrösel werden mit Orangensaft und Wein befeuchtet, die Mandeln gerieben, die Pistazien grob gehackt, eine Tortenform ausgefettet und das Rohr angeheizt. Butter und Dotter (Klar kalt stellen) werden mit Zucker schaumig gerührt, die befeuchteten Biskuitbrösel nach und nach hinzugefügt, der steifgeschlagene Schnee untergemengt, das Ganze in die Tortenform gefüllt und in mäßig heißem Rohr 1 Stunde gebacken. Nach dem Erkalten wird die Torte mit Zuckerglasur überzogen und mit den eingezuckerten Orangenspalten verziert. Zubereitungsdauer 2½ Stunden.

50 Hn Pischingertorte

15 Hn Oblaten	....	300 g
Fülle		
12 Hn Schokolade	..	200 g
9 Hn Zucker	.....	150 g
6 Hn Butter	......	51 g
2,4 Hn Dotter	......	3 Dotter
Glasur		
5,6 Hn Schokolade	..	95 g
1 Hn 12 g 0,5 E 6 M		

Zu schaumig gerührter Butter gibt man nach und nach fein gesiebten Zucker, Dotter und Schokolade, streicht diese Creme auf die Oblaten, setzt dieselben aufeinander und überzieht sie mit Glasurschokolade.
Zubereitungsdauer 1 Stunde.

50 Hn Schokoladetorte

5	Hn Ei.............	5 Eier
10	Hn Schokolade....	170 g
10	Hn Zucker........	170 g
5	Hn Butter........	42 g
10	Hn Mehl	200 g
0,4	Hn Marmelade	12 g

Glasur

4,8	Hn Schokolade....	80 g
4,8	Hn Zucker........	80 g
	Wasser	112 g

1 Hn 15 g 0,5 E 5 M

Alle angegebenen Zutaten werden gesiebt, die Tortenform ausgefettet und mit Mehl bestäubt, die Schokolade wird in das warme Rohr zum „Weichwerden" gestellt. Die Butter wird mit den Dottern (Eiweiß kalt stellen) schaumig gerührt, nach und nach gesiebter Zucker und Mehl hinzugefügt, der steifgeschlagene Schnee der Eier untergemengt, die Masse in die vorbereitete Tortenform gefüllt und bei mäßiger Hitze eine Stunde gebacken. Nach dem Erkalten wird die Torte in der Mitte durchgeschnitten, mit Marmelade bestrichen, wieder aufeinandergesetzt und mit Glasur überzogen. Glasur: Schokolade im Rohr weich werden lassen, Zucker mit Wasser bis zum „Faden" kochen, der Schokolade beifügen und so lange rühren, bis sich ein Häutchen zu bilden scheint, dann über die kalte Torte gießen. Zubereitungsdauer 2½ Stunden.

50 Hn Sachertorte

4	Hn Ei.............	4 Eier
7,2	Hn Schokolade....	122 g
7,2	Hn Zucker........	122 g
14,4	Hn Butter........	122 g
6	Hn Mehl	120 g
2	Hn Marmelade	60 g

Glasur

9,2	Hn Schokolade....	156 g

1 Hn 15 g 0,5 E 5 M

Das Mehl wird gesiebt und die Schokolade gerieben; eine Tortenform wird ausgefettet, mit Mehl bestaubt und das Rohr angeheizt. Die Eierklar werden kalt gestellt, die Butter mit den Dottern schaumig gerührt, Zucker, geriebene Schokolade und Mehl nach und nach zugefügt unter beständigem Rühren, zuletzt der steifgeschlagene Schnee leicht untermengt, die Masse in die vorbereitete Tortenform gefüllt und bei guter Hitze $^3/_4$ Stunden gebacken. Nach dem Erkalten wird die Torte mit der im warmen Ofen weichgemachten und mit 20 g Wasser glatt verrührten Schokoladeglasur übergossen. Zubereitungsdauer $1^1/_1$ Stunden.

10 Hn Sandtorte

5 Hn Butter.............	42 g
1 Hn Ei.................	1 Ei
2 Hn Zucker.............	34 g
2 Hn Mehl..............	40 g
Rum	5 g
Backpulver........	3 g

1 Hn 14 g 0,5 E 4 M

Flaumig abgetriebene Butter wird mit Dotter, Zucker und Rum verrührt, hierauf Schnee mit Mehl und Backpulver eingemengt. Diese Mischung wird in einer ausgeschmierten Tortenform 1 Stunde gebacken. Zubereitungsdauer 1½ Stunden.

50 Hn Wiener Torte

15	Hn Butter........	127 g
5	Hn Ei.............	5 Eier
10	Hn Zucker........	170 g
7,5	Hn Mehl	150 g
2,5	Hn Marmelade	75 g
10	Hn Schokolade....	170 g

1 Hn 14 g 0,5 E 5 M

Die Tortenform wird ausgefettet und mit Mehl bestäubt. Die Butter wird mit den Dottern (Eiklar kalt stellen) schaumig gerührt, Mehl und Zucker nach und nach löffelweise hinzugefügt, zuletzt der steifgeschlagene Schnee untergemengt, das Ganze in die Tortenform gefüllt und 1 Stunde in mäßig heißem Rohr gebacken. Nach dem Erkalten wird die Torte in der Mitte durchschnitten, mit Marmelade gefüllt, die Scheiben wieder aufeinandergesetzt und mit Schokolade, die man im Rohr heiß werden läßt und mit wenig Wasser flüssig macht, übergossen. Zubereitungsdauer 2½ Stunden.

50 Hn Weichseltorte

28 Hn Mandeln . . . . .350 g	
8 Hn Zucker . . . . .136 g	
9 Hn Butter . . . . 76 g	
2 Hn Ei . . . . 2 Eier	
2 Hn Weichseln . . . . . .300 g	
1 Hn Zucker zum	
Streuen . . . . . . 17 g	
1 Hn 15 g 0,5 E 2 M	

Gewaschene und trockengewischte Weichseln werden entkernt, die Mandeln geschält und gerieben, die Tortenform entsprechend vorbereitet. Butter und Dotter werden schaumiggerührt, Mandeln und Zucker mit Zitronengeschmack hinzugefügt, zuletzt der steifgeschlagene Schnee untergemengt, in die Form gefüllt und im Rohr 1 Stunde gebacken. Nach Ablauf der halben Backzeit lege man die vorbereiteten Weichseln auf die Masse und bäckt dann erst die Torte fertig. Noch warm, wird dieselbe mit Staubzucker bestreut. Zubereitungsdauer 2 Stunden.

10 Hn Wirtschaftstorte

2 Hn Ei . . . . 2 Eier	
4 Hn Haselnüsse . . . . .44 g	
3 Hn Zucker. . . . . . . .51 g	
1 Hn Schokolade . . . . .17 g	
Zimt . . . . 0,5 g	
Nelken, gestoßen 0,5 g	
Zitronenschalen . 5 g	
1 Hn 14 g 1 E 4 M	

In den festen Schnee der 2 Eiklar werden geriebene Haselnüsse, Zucker, geriebene Schokolade, Zimt, gestoßene Nelken und fein geriebene Zitronenschale eingemengt, der Teig in eine befettete und bestaubte Tortenform gegeben und gebacken.
Zubereitungsdauer 1½ Stunden.

Anderweitige Mehlspeisen

10 Hn Äpfel im Schlafrock

2,5 Hn Mehl . . . . 50 g	
6 Hn Butter . . . . 51 g	
1 Hn Äpfel . . . . .150 g	
0,25 Hn Mandeln. . . . . 3 g	
0,25 Hn Ei . . . . 10 g	
1 Hn 20 g 0,5 E 3 M	

Butterteig: Ein Drittel des Mehles wird mit der Butter und dem Nudelwalker zu einem Butterteig Nr. 2 verarbeitet, dieser zu einem Laibchen geformt und eine halbe Stunde an einem kalten Ort gestellt. Strudelteig: Aus dem restlichen Mehl wird ein Strudelteig gemacht, den man zu einem Viereck auswalkt, den Butterteig darin einschlägt und beide nun als einen Teig behandelt, auswalkt und wieder nach einer Seite zusammenlegt. Das Auswalken und Klopfen wird nach halbstündigem Rasten wiederholt. Dann wird der Teig dünn ausgewalkt, in gleichmäßige Quadrate geschnitten und die vom Kerngehäuse befreiten kleinen Äpfel in die Mitte der Quadrate gelegt; die Ecken des Teiges werden über dem Apfel gefaßt und mit einer Mandel festgesteckt, mit Ei bestrichen und im Rohr gebacken. Zubereitungsdauer 1½ Stunden.

10 Hn Apfelstrudel (Blätterteig)

6 Hn Butter . . . . 51 g	
0,5 Hn Äpfel. . . . . 75 g	
2,5 Hn Mehl . . . . 50 g	
1 Hn Zucker . . . . 17 g	
1 Hn 20 g 0,5 E 4 M	

Aus Butter und Mehl wird ein Butterteig gemacht. Die Äpfel werden in wenig Wasser weichgedünstet, passiert, auf den ausgewalkten Teig gestrichen, die Seitenteile des Teiges über die Fülle gelegt, mit Eiklar bestrichen und im Rohr gebacken.
Zubereitungsdauer 1½ Stunden.

10 Hn Apfelauflauf

2 Hn Äpfel............300 g	
3 Hn Zucker.......... 51 g	
5 Hn Ei.............. 5 Eier	
Weißwein........ 25 g	

1 Hn 15 g 2 E 4 M

Geschälte, entkernte Äpfel werden in Weißwein mit der Hälfte des Zuckers gedünstet, passiert und kalt gestellt. Eine Auflaufschüssel (feuerfest) wird gefettet. Die Dotter werden mit dem Rest des Zuckers schaumig gerührt, das Apfelmus hinzugerührt, der steifgeschlagene Schnee der Eierklar untergemengt und das Ganze in die vorbereitete Auflaufschüssel gefüllt. Bei sehr guter Hitze wird goldgelb gebacken und in der Schüssel aufgetragen. Zubereitungsdauer 1 Stunde.

10 Hn Apfelkuchen

3,5 Hn Butter ..... 30 g
2   Hn Mehl....... 40 g
0,5 Hn Dotter ..... 1 Dotter
1   Hn Äpfel ......150 g
2   Hn Zucker..... 34 g
1   Hn Zucker zum
      Streuen .. 17 g
      Wasser..... 15 g
      Salz .... 0,5 g

1 Hn 25 g 0,5 E 7 M

Aus Butter, Dotter, Mehl, Wasser und Salz macht man einen mürben Teig nach Vorschrift Nr. I. Die Äpfel werden geschält, fein blättrig geschnitten, mit Zucker und Wasser gedünstet und dann passiert. Der Teig wird messerrückendick ausgewalkt und auf eine bemehlte Tortenform gelegt. Der Tortenform wird ein schmaler Teigstreifen aufgelegt, so daß die Torte einen Rand hat und die Torte nun goldgelb gebacken. Noch heiß, streicht man das Apfelmus auf die Torte, läßt im heißen Rohr nachtrocknen. Nach dem Erkalten schneidet man Stücke und bestreut mit Staubzucker. Zubereitungsdauer 2 Stunden.

10 Hn Gebackene Apfelspalten

1,5 Hn Milch...........150 g
1,5 Hn Mehl .... 30 g
1   Hn Zucker.......... 17 g
1   Hn Äpfel ....150 g
3   Hn Fett............ 72,5 g
    (50 g bleiben zurück)
1   Hn Ei.............. 1 Ei
      Salz .... 5 g
1   Hn Zucker zum
      Streuen .... 17 g
      Zimt .... 5 g

1 Hn 20 g 1 E 4 M

Geschälte, vom Kerngehäuse befreite Äpfel werden in Scheiben geschnitten und in einen aus Milch, Mehl, Zucker und Ei hergestellten dickflüssigen Teig gerührt, in heißem Fett herausgebacken und nach dem Abtropfen mit Zimt bestreut. Zubereitungsdauer $^3/_4$ Stunden.

10 Hn Apfelpalatschinken

2   Hn Ei.............. 2 Eier
2   Hn Zucker......... 34 g
1   Hn Milch..........100 g
0,5 Hn Äpfel .... 75 g
2,5 Hn Fett.......... 19 g
2   Hn Mehl .... 40 g
      Salz .... 5 g

1 Hn 25 g 1 E 4 M

Die Dotter werden mit Zucker schaumiggerührt, mit Milch, Mehl, Salz, würflig geschnittenen Äpfeln und fest geschlagenem Schnee vermengt. In einer kleinen Omelettenpfanne läßt man ein wenig Fett heiß werden, gießt einen Teil vom Teig auf und bäckt auf beiden Seiten. Wiederholen, bis die Masse aufgebraucht ist. Zubereitungsdauer $^3/_4$ Stunden.

10 Hn Apfelstrudel

2 Hn	Mehl	40 g
1,5 Hn	Äpfel	225 g
3 Hn	Zucker	51 g
2,5 Hn	Butter	22 g
1 Hn	Brösel	20 g
	Zimt	2 g

1 Hn 35 g 0,5 E 4 M

Aus Mehl und Wasser wird ein Strudelteig gemacht, den man ½ Stunde rasten läßt. Den ausgezogenen Teig belegt man mit in Butter gerösteten Bröseln, dünnblättrig geschnittenen Äpfeln, Zucker und Zimt, rollt den Teig zusammen und bäckt ihn in einer befetteten Pfanne zirka ½ Stunde. Zubereitungsdauer $^3/_4$ Stunden.

10 Hn Blätterteigschnitten

4,5 Hn	Butter	38 g
1,5 Hn	Mehl	30 g
0,5 Hn	Rahm	15 g
0,5 Hn	Dotter	1 Dotter
2 Hn	Schlagsahne	60 g
1 Hn	Zucker zum Streuen	17 g
	Weißwein	15 g
	Salz	1 g

1 Hn 15 g 0,5 E 2 M

Aus Butter, Mehl, Rahm, Dotter, Weißwein und Salz wird ein Blätterteig gemacht nach Vorschrift Nr. III, fingerdick ausgewalkt und in längliche Stücke geschnitten. Dann bäckt man diese am bemehlten Blech goldgelb, füllt mit steifgeschlagener Sahne und bestreut mit Staubzucker. Zubereitungsdauer 2½ Stunden.

10 Hn Bayrische Dampfnudeln

Hefeteig

4 Hn	Mehl	80	g
0,3 Hn	Milch	30	g
2 Hn	Butter	17	g
0,3 Hn	Zucker	5	g
0,8 Hn	Dotter	1	Dotter
	Salz	1	g
	Hefe	1	g

„Kanarienmilch"

0,8 Hn	Dotter	10	Dotter
0,5 Hn	Zucker	8,5	g
1,3 Hn	Obers	40	g

1 Hn 20 g 1 E 4 M

Das Mehl wird mit Butter, Milch, Dotter, Zucker und Salz zu einem Hefeteig verarbeitet, den man an einem warmen Ort rasten läßt. Nach dem Rasten formt man kleine Buchteln, die man abermals gehen läßt. Hierauf werden die Buchteln mit Milch in eine befettete Kasserolle gegeben, mit einem passenden Deckel fest verschlossen, so daß kein Dampf entweichen kann und so lange gedämpft, bis es in der Kasserolle prasselt. Obers und Dotter wird über Dampf dick gerührt, über die fertig gedämpften Nudeln gegossen und warm serviert. Zubereitungsdauer 3 Stunden.

10 Hn Bayrische Kücherl

3 Hn	Mehl	60 g
0,3 Hn	Milch	30 g
1,2 Hn	Margarine	10 g
0,3 Hn	Zucker	6 g
0,8 Hn	Dotter	1 Dotter
0,5 Hn	Marmelade	15 g
3 Hn	Fett z. Backen	122 g
	(100 g bleiben zurück)	
0,9 Hn	Zucker zum Streuen	15 g
	Salz	1 g
	Hefe	1 g

1 Hn 16 g 0,5 E 4 M

Die Hefe wird zerpflückt und mit Staubzucker und Milch in einer angewärmten Schale an einen warmen, geschützten Ort gestellt. Das gesiebte Mehl wird in einer tiefen Schüssel warmgestellt. Zucker, Dotter, Margarine und Salz werden mit dem Rest der Milch verrührt, die Marmelade wird vorbereitet. Sobald die Hefe gegangen ist, mengt man alle Zutaten zu einer geschmeidigen Masse zusammen und schlägt dieselbe mit dem Kochlöffel so lange, bis der Teig Blasen bekommt und sich leicht von Löffel und Schüssel löst.

Nun läst man den Teig zugedeckt an einem warmen Ort rasten. Die Teigmasse muß nach einer Stunde um die Hälfte höher geworden sein. Nun walkt man den Teig 1 cm dick aus, sticht kleine, runde Krapferl aus, die man in der Mitte eindrückt und nochmals ½ Stunde gehen läßt. Indessen läßt man Fett heiß werden und bäckt die Kücherl goldgelb. In die Grübchen wird Marmelade gefüllt. Die Kücherl werden bergartig angerichtet, mit Zucker bestreut und heiß serviert. Zubereitungsdauer 3 Stunden.

10 Hn Blätterteigkrapferl

5	Hn	Butter	42 g
1,5	Hn	Mehl	30 g
1	Hn	Mehl	20 g
0,5	Hn	Ei	½ Ei
2	Hn	Zucker z. Streuen .	34 g
		Zitronensaft......	5 g
		Weißwein	10 g
		Wasser	5 g
		Salz	1 g

1 Hn 15 g 0,5 E 4 M

Aus den Zutaten wird ein Blätterteig nach Vorschrift Nr. I gemacht, kleine runde Formen ausgestochen, in sehr heißem Rohr auf einem bemehlten Blech goldgelb gebacken und noch heiß mit Staubzucker bestreut. Man gibt dieselben als Beigabe zu Crème oder Kompott.

Zubereitungsdauer 2½ Stunden.

10 Hn Brandteigkrapferl

Brandteig

1,5	Hn	Butter.........	13,5	g
1	Hn	Mehl	20	g
1	Hn	Ei	1	Ei
		Salz	5	g
		Wasser	50	g

Überguß

2	Hn	Schokolade.....	34	g
2	Hn	Staubzucker....	34	g
0,5	Hn	Butter.........	6	g
2	Hn	Sahne	60	g
		Wasser	30	g

1 Hn 23 g 0,5 E 4 M

Aus Wasser, Butter, Mehl und Eiern wird ein Brandteig gemacht, den man eine halbe Stunde an einem kühlen Ort rasten läßt. Dann formt man mit einem Kochlöffel längliche Krapferl, bäckt sie bei guter Hitze und füllt sie nach dem Erkalten mit Schlagobers, glasiert mit Schokolade und richtet auf einer Schüssel die Krapferl bergartig an. Glasur: Die Schokolade wird mit Wasser und Zucker so lange gekocht, bis der von einem eingetauchten Löffel abfallende Tropfen einen dünnen Faden zieht, dann wird Butter eingerührt und die Glasur noch warm über das Backwerk gegossen.

Zubereitungsdauer 1½ Stunden.

10 Hn Buchteln

4,9	Hn	Mehl	98	g
0,3	Hn	Milch	30	g
1,5	Hn	Butter	12	g
0,5	Hn	Zucker.....	8,5	g
0,8	Hn	Dotter	1	Dotter
1	Hn	Marmelade .	30	g
1	Hn	Butter zum Backen ..	8,5	g
		Salz	2	g
		Hefe	1	g

1 Hn 20 g 0,5 E 6 M

Aus Mehl, Milch, Butter, Dotter und Zucker macht man einen Hefeteig, den man an einem warmen Ort rasten läßt, dann auswalkt und in kleine Vierecke schneidet, die man in der Mitte mit Marmelade belegt und übereinanderschlägt. Die Buchteln werden in eine ausgefettete Pfanne gegeben und jede einzelne mit Butter bestrichen, damit sie nicht aneinanderkleben, dann bei mäßiger Hitze hellgelb gebacken.

Zubereitungsdauer 3 Stunden.

10 Hn Brotpudding

1 Hn Schwarzbrot-		
brösel	20	g
4 Hn Butter	34	g
2 Hn Ei	2	Eier
3 Hn Zucker	51	g
Rotwein	100	g
Zimt	0,5	g

1 Hn 20 g 0,5 E 4 M

Fein geriebene Brotbrösel werden mit Rotwein befeuchtet, eine Puddingform mit etwas Butter gefettet, mit Zucker ausgestreut, Wasser in einem mit Deckel gut verschließbaren Topf aufgestellt. Die Butter wird mit Dotter, Zucker und Zimt schaumiggerührt, die mit Wein gefeuchteten Brösel werden hinzugefügt, der Schnee der Eiklar rasch untergemischt, die Masse in die vorbereitete Puddingform gefüllt, gut verschlossen. Im Wasserbade wird nun $^3/_4$ Stunde gekocht und das Ganze aus der Form gestürzt. Man kann Vanillesauce oder Weinchaudeau dazu servieren. Zubereitungsdauer $1^1/_2$ Stunden.

10 Hn Chaudeau

4 Hn Dotter	5	Dotter
5 Hn Zucker	85	g
1 Hn Wein	100	g

1 Hn 20 g 1 E 5 M

In einem engen, ins Wasserbad gestellten Topf, werden Dotter, gesiebter Staubzucker und Weißwein über dem Feuer so lange gequirlt, bis die Masse dick und schaumig ist. Nun zieht man das Ganze vom Feuer und quirlt weiter, bis der Chaudeau kalt ist, füllt denselben in eine Glasschale und serviert zu Biskotten oder anderem Backwerk. Zubereitungsdauer $1/_2$ Stunde.

10 Hn Dukatennudeln

5 Hn Mehl	100	g
0,3 Hn Milch	30	g
2 Hn Butter	17	g
0,5 Hn Zucker	8,5	g
0,8 Hn Dotter	1	Dotter
1,4 Hn Butter zum		
Backen ..	12	g
Salz	0,5	g
Hefe	2	g

1 Hn 20 g 0,5 E 5 M

Aus Mehl, Milch, Butter, Zucker, Dotter, Hefe und Salz wird ein Teig gemacht, der an einem warmen Ort zum Rasten gestellt wird. Hierauf werden ganz kleine Buchteln aus dem ausgewalkten Teig ausgestochen und in einer mit Butter gefetteten Bratpfanne im Rohr gebacken. Man serviert die Dampfnudeln zu Kaffeecreme. Zubereitungsdauer $2^1/_2$ Stunden.

10 Hn Erdbeerschnitten

3,5 Hn Butter	30	g
2 Hn Mehl	40	g
0,5 Hn Rahm	15	g
0,5 Hn Dotter	1	Dotter
1,5 Hn Erdbeermarme-		
lade	45	g
2 Hn Staubzucker ..	34	g
Zitronensaft ..	5	g
Salz	1	g

1 Hn 15 g 0,5 E 5 M

Aus Butter, Mehl, Rahm, Dotter, Zitronensaft und Salz wird ein Mürbteig nach Vorschrift Nr. III gemacht. Ausgewalkt, wird der Teig auf ein bemehltes Kuchenblech gelegt, mit Erdbeermarmelade bestrichen, vom Rest des Teiges ein Gitter über die Masse gelegt und bei guter Hitze goldgelb gebacken. Nach dem Erkalten wird der Kuchen in zierliche Stücke geschnitten und mit Staubzucker bestreut.
Zubereitungsdauer $2^1/_2$ Stunden.

10 Hn Götterspeise

2 Hn Erdbeeren ...300 g	
1,6 Hn Dotter....... 2 Dotter	
4 Hn Schlagsahne..120 g	
2,4 Hn Zucker ...... 40 g	

1 Hn 45 g 1 E 4 M

200 g geputzte Walderdbeeren werden passiert und mit 20 g fein gemahlenem Staubzucker vermengt. 2 Dotter mit 20 g Staubzucker schaumigrühren, Erdbeermark nach und nach hinzufügen, steifgeschlagene Sahne leicht untermengen, in einer Glasschale bergartig anrichten, mit den restlichen 100 g Erdbeeren verzieren und für 1 Stunde aufs Eis stellen. Zubereitungsdauer 1 Stunde.

10 Hn Gelber Pudding

4,5 Hn Butter......... 42 g
2   Hn Ei............. 2 Eier
3   Hn Zucker........ 51 g
0,5 Hn Mehl .... 10 g

1 Hn 20 g 0,5 E 3 M

Eine Puddingform wird mit wenig Butter gefettet, mit Zucker ausgestreut. In einem Topf mit passendem Deckel wird Wasser für „Dunstkochen" aufgestellt. Butter, Dotter, Zucker und Mehl werden nach und nach schaumiggerührt, der Schnee der Eiklar rasch untergemengt, in die vorbereitete Puddingform gefüllt und im Wasserbad $^3/_4$ Stunden im Dunst gekocht. Gestürzt, serviert man Schokoladesauce dazu. Zubereitungsdauer 1½ Stunden.

10 Hn Germknödel

5   Hn Mehl 100   g
0,5 Hn Zucker .... 8,5 g
0,25 Hn Milch......... 25   g
0,5 Hn Fett.......... 3,75 g
1,5 Hn Semmelbrösel.. 30   g
1,25 Hn Butter........ 10   g
1   Hn Zucker zum
          Streuen..... 17   g
        Hefe.......... 2   g
        Zimt .... 0,5 g
        Salz.......... 1   g
        Wasser 1000   g

1 Hn 30 g 0,5 E 7 M

Aus Mehl, Zucker, Milch, Hefe und Salz macht man einen Hefeteig Nr. I. Nach dem einstündigen Rasten formt man kleine Knödel und läßt sie abermals ½ Stunde rasten, kocht sie in Salzwasser 10 Minuten, bestreut sie mit in Butter gerösteten Semmelbröseln, Zucker und Zimt und serviert dieselben zu Marmeladesaucen oder Kompotten.
Zubereitungsdauer 3 Stunden.

10 Hn Grießpudding

2,5 Hn Grieß 50   g
1   Hn Milch 100   g
2   Hn Butter........ 17   g
0,5 Hn Zucker .... 8,5 g
2   Hn Ei........... 2   Eier
1   Hn Himbeersaft .. 20   g
1   Hn Zucker zum Be-
          streuen ... 17   g

1 Hn 23 g 1 E 5 M

Gesiebter Grieß wird in Milch weichgekocht; zu einem Abtrieb von Butter, einem ganzen Ei und einem Dotter gibt man den steifgeschlagenen Schnee von einem Eiklar, mengt den weichgekochten Grieß unter und kocht das Ganze in einer ausgefetteten Form im Wasserdampf durch $^1/_2$ Stunde.
Zubereitungsdauer 2 Stunden.

10 Hn Grießschmarrn

4 Hn Grieß .... 80 g
2 Hn Milch ....200 g
3 Hn Butter .... 25 g
1 Hn Zucker .... 17 g
     Salz .... 5 g

1 Hn 21 g 1 E 5 M

In siedende Milch gibt man etwas Salz, kocht den Grieß ein, bis er dick ist, läßt in einer Kasserolle Butter heiß werden, gibt die Grießmasse hinein und läßt das Ganze aufdünsten, wobei man den Schmarren öfter mit der Gabel aufsticht. Vor dem Servieren mit Zucker bestreuen. Zubereitungsdauer ½ Stunde.

10 Hn Grießauflauf

2 Hn Grieß	....	40 g
1 Hn Milch	....	100 g
3 Hn Butter	....	25 g
1 Hn Zucker	....	17 g
1 Hn Himbeersaft	.....	20 g
2 Hn Ei	....	2 Eier
Zitronenschale	...	5 g
Salz	....	5 g
1 Hn 30 g 1 E 4 M		

Grieß wird in Milch dick eingekocht, flaumiggerührte Butter wird mit Zucker, 2 Dottern, fein geriebener Zitronenschale, dem ausgekühlten Grieß und dem Schnee der 2 Eiklar gut vermischt. Diese Mischung wird in eine gefettete Auflaufschüssel gefüllt, ½ Stunde gebacken und vor dem Anrichten mit Himbeersaft übergossen.

Zubereitungsdauer $^3/_4$ Stunden.

10 Hn Heidelbeerkuchen

3,5 Hn Butter	....	30 g
2 Hn Mehl	....	40 g
1,5 Hn Zucker	......	25 g
0,5 Hn Dotter	....	1 Dotter
Wein	....	5 g
Salz	....	1 g
0,5 Hn Heidelbeeren	.	100 g
1 Hn Zucker	......	17 g
1 Hn Zucker zum Streuen	....	17 g
1 Hn 25 g 0,5 E 5 M		

Aus Butter, Mehl, Zucker, Dotter, Wein und Salz macht man einen Mürbteig nach Vorschrift Nr. II, walkt den Teig fingerdick aus, legt denselben auf ein bemehltes Kuchenblech, belegt ihn mit gut vorbereiteten Früchten und Zucker und bäckt den Obstkuchen bei guter Hitze goldgelb. Nach dem Erkalten schneidet man denselben in zierliche Stücke und bestreut ihn mit fein gesiebtem Staubzucker.

Zubereitungsdauer 2 Stunden.

10 Hn Kärntner Reinling

4 Hn Mehl	....	80 g
0,5 Hn Ei	......	½ Ei
0,8 Hn Dotter	..	1 Dotter
0,3 Hn Milch	...	30 g
1 Hn Butter	..	8,5 g
0,5 Hn Zucker	..	8,5 g
Salz	....	0,5 g
Hefe	....	1 g
1 Hn Kristallzucker		17 g
0,5 Hn Rosinen	.	12,5 g
0,5 Hn Feigen	..	15 g
0,9 Hn Mandeln		11 g
1 Hn 20 g 1 E 6 M		

Aus Mehl, Ei, Dotter, Milch, Butter und Zucker wird ein Hefeteig gemacht, den man 1 Stunde an einem warmen Ort rasten läßt, dann auswalkt, mit dem Gemenge von Kristallzucker, Rosinen, geschälten Mandeln und geschnittenen Feigen bestreut, zusammenrollt und in einer runden, ausgefetteten Kasserolle sehr langsam bäckt.

Zubereitungsdauer 3 Stunden.

10 Hn Kaiserpudding

5 Hn Mandeln	....	62 g
2 Hn Zucker	......	34 g
1,6 Hn Dotter	......	2 Dotter
0,4 Hn Eiklar	......	2 Eiklar
1 Hn Mandeln	....	12,5 g
Zitronat zum Auslegen der Form	......	5 g
1 Hn 25 g 1 E 3 M		

Eine Puddingform wird mit Butter ausgefettet, mit stiftlig geschnittenen Mandeln, Zitronat und Zucker ausgestreut; ein Topf mit Deckel wird zur Hälfte mit Wasser gefüllt und zum Kochen gebracht. Die Mandeln werden mit kochendem Wasser überbrüht, geschält, mit reinem Tuch getrocknet und gerieben. Dotter und Zucker werden schaumiggerührt, die geriebenen Mandeln untergemengt, der Schnee der Eiklar hinzugefügt, die Masse in die vorbereitete Puddingform gefüllt und im Wasserbade $^3/_4$ Stunden im Dunst gekocht. Zubereitungsdauer 1½ Stunden.

10 Hn Kaiserschmarren

2	Hn Ei...............	2 Eier
1	Hn Zucker.........	17 g
0,5	Hn Milch..........	50 g
2,8	Hn Mehl	56 g
3	Hn Butter........	25 g
0,7	Hn Rosinen........	17 g
	Salz	2 g

1 Hn 25 g 1 E 4 M

Fein gestoßener Zucker, gesiebtes Mehl, Dotter, Milch und Salz werden gut gesprudelt, gewaschene, geputzte Rosinen werden mit einer Prise Zucker nur einmal aufgekocht, dann gut getrocknet und mit dem steifgeschlagenen Schnee unter die Teigmasse gemengt. Das Ganze wird in heiße Butter geschüttet und in sehr heißem Rohr goldgelb gebacken. Die Masse wird dann mit einer Schmarrenschaufel in grobe Stücke zerrissen, bergartig auf einer Mehlspeisschüssel angerichtet und mit Zucker bestreut. Zubereitungsdauer 1 Stunde.

10 Hn Kartoffelnudeln

2	Hn Kartoffel	160 g
3	Hn Mehl	60 g
0,5	Hn Ei	½ Ei
1,5	Hn Brösel...........	30 g
2	Hn Butter	17 g
1	Hn Zucker	17 g
	Salz	5 g

1 Hn 30 g 0,5 E 7 M

Frisch gekochte Kartoffel werden geschält, passiert und mit Mehl, Ei und Salz zu einem Teig verarbeitet. Aus dem Teig formt man Nudeln, die man in Salzwasser kocht, in Butter und Brösel abschmalzt und mit Zucker bestreut.
Zubereitungsdauer 1½ Stunden.

10 Hn Kirschenstrudel

2	Hn Mehl..............	40 g
3	Hn Zucker	51 g
1	Hn Brösel............	20 g
1,5	Hn Kirschen	225 g
2,5	Hn Butter	22 g
	Zimt	2 g

1 Hn 32 g 0,5 E 8 M

Das Mehl wird mit lauwarmem Wasser zu einem Teig verarbeitet. Nachdem der Teig ½ Stunde gerastet hat, wird er ausgezogen, mit ausgelösten Kirschen, in Butter gerösteten Bröseln, Zucker und Zimt bestreut und in einer befetteten Pfanne goldgelb gebacken.
Zubereitungsdauer ³/₄ Stunden.

10 Hn Kirschenkuchen

3,5	Hn Butter	30 g
2	Hn Mehl	40 g
0,5	Hn Dotter	1 Dotter
1	Hn Zucker	17 g
1	Hn Kirschen, entkernt	150 g
1	Hn Zucker	17 g
1	Hn Zucker zum Streuen....	17 g
	Wein........	5 g
	Salz..........	1 g

1 Hn 20 g 0,5 E 6 M

Aus Butter, Mehl, Dotter, Zucker, Wein und Salz macht man einen Mürbteig nach Vorschrift Nr. II, walkt ihn fingerdick aus, legt denselben auf eine bemehlte Tortenform, belegt ihn mit den gut vorbereiteten Früchten und Zucker und bäckt den Obstkuchen bei guter Hitze gar. Nach dem Erkalten wird der Kuchen vom Blech oder von der Tortenform genommen, in Schnitten geteilt und mit Staubzucker bestreut.
Zubereitungsdauer 2 Stunden.

10 Hn Krapfen

3	Hn Mehl	60 g
0,5	Hn Zucker	8,5 g
2	Hn Dotter	3 Dotter
1	Hn Butter	8,5 g
1	Hn Marillenmarmelade	30 g
1	Hn Fett z. Backen	207,5 g
	(200 g bleiben zurück)	
1,5	Hn Zucker zum Streuen	25,5 g
	Rum	5 g
	Hefe	2 g
	Salz	1 g

1 Hn 14 g 0,5 E 6 M

Aus Mehl, Zucker, Dotter, Butter, Rum, Hefe und Salz wird ein Hefeteig nach Vorschrift Nr. II gemacht. Nach einstündigem Rasten wird der Teig auf einem angewärmten, mit Mehl fein bestäubten Brett messerrückendick ausgewalkt, mit einem Krapfenstecher Formen gestochen, in die Mitte eine kleine Messerspitze voll Marillenmarmelade gelegt und mit einer zweiten Teigform bedeckt, bis der Teig aufgearbeitet ist. Nun läßt man alle Krapfen nochmals in der sehr warmen Küche, mit einem angewärmten Tuch bedeckt, ½ Stunde rasten. Das Fett wird sehr heiß gemacht, die Krapfen so eingelegt, daß dieselben schwimmen und sich gegenseitig nicht berühren, auf beiden Seiten goldgelb gebacken, mit einem Schaumlöffel auf ein Sieb mit Löschpapier gelegt, mit Vanillezucker bestreut, auf einer Schüssel bergartig angerichtet und heiß serviert. Zubereitungsdauer 4 Stunden.

10 Hn Kranzkuchen

4	Hn Mehl	80 g
0,4	Hn Zucker	6 g
0,5	Hn Milch	50 g
1,6	Hn Dotter	2 Dotter
2	Hn Butter	17 g
0,25	Hn Rosinen	6 g
0,25	Hn Mandeln	3 g
	Rum	5 g
	Hefe	2 g
	Salz	1 g
1	Hn Zucker zum Streuen	17 g

1 Hn 20 g 1 E 5 M

Aus Mehl, Zucker, Milch, Dotter, Butter, Rum, Hefe und Salz wird Hefeteig Nr. III gemacht. Geputzte Rosinen werden mit wenig Wasser einmal aufgekocht, dann mit reinem Tuch gut getrocknet und dem schon abgeschlagenen Hefeteig zugemengt, worauf man das Ganze 1 Stunde rasten läßt. Eine kranzförmige Kuchenform wird ausgefettet, mit geriebenen Mandeln bestreut, die Teigmasse eingefüllt und nochmals ½ Stunde an einem warmen Ort rasten gelassen. Nun wird der Kuchen im mäßig heißen Rohr ³⁄₄ Stunden gebacken, nach dem Erkalten aus der Form gestürzt, mit feinem Staubzucker bestreut und zu Kaffee serviert. Zubereitungsdauer 4½ Stunden.

10 Hn Mohnkipferl

Teig

3	Hn Mehl	60 g
0,5	Hn Zucker	8,5 g
2	Hn Butter	17 g
0,2	Hn Milch	20 g
0,8	Hn Dotter	1 Dotter
	Hefe	1 g

Fülle

1	Hn Mohn	15 g
0,3	Hn Milch	30 g
0,5	Hn Zucker	8,5 g
0,2	Hn Rosinen	5 g
1,5	Hn Butter	12 g
	Zitronenschale	0,5 g
	Salz	0,5 g

1 Hn 17 g 0,5 E 4 M

Aus Butter, Milch, Mehl, Dotter, Zucker und Hefe wird ein Hefeteig bereitet und warmgestellt. Mittlerweile werden Rosinen mit Mohn, Milch, Butter, Zucker und Zitronenschale aufgekocht und nach dem Auskühlen in die dreieckig ausgewalkten Teigfleckchen gefüllt, die zusammengerollt hellgelb gebacken werden.

Zubereitungsdauer 2½ Stunden.

10 Hn Gebackene Mäuse

4 Hn Mehl	80	g
0,3 Hn Milch	30	g
0,4 Hn Dotter	½	Dotter
1 Hn Margarine ..	8,5	g
0,5 Hn Zucker.....	8,5	g
1,5 Hn Zucker zum Bestreuen	22,5	g
2,3 Hn Fett	317,3	g
(300 g bleiben zurück)		
Salz	1	g
Hefe.......	1	g
Rum.......	3	g
1 Hn 15 g 0,5 E 6 M		

Von den angewärmten, gesiebten Zutaten wird Germteig nach Vorschrift Nr. I hergestellt, den man zugedeckt an einem warmen Ort 1 Stunde rasten läßt. Nun macht man Fett gut heiß, sticht mit einem in heißes Fett getauchten Löffel kleine Nockerl aus, die man in Fett goldgelb bäckt, auf einer Schüssel bergartig anrichtet, mit Zucker bestreut und mit Fruchtsaft serviert. Zubereitungsdauer 3 Stunden.

10 Hn Mohnnudeln

6 Hn Mehl	120	g
1 Hn Ei.............	1	Ei
2 Hn Butter.........	17	g
0,5 Hn Mohn..........	7	g
0,5 Hn Zucker	8,5	g
Salz	5	g
1 Hn 30 g 1 E 6 M		

Aus Mehl, Ei und Wasser wird ein fester Nudelteig gemacht und in Nudeln geschnitten, die in Salzwasser weichgekocht werden. Mohn und Zucker wird in zerlassener Butter vermengt und über die weichgekochten Nudeln gegeben.
Zubereitungsdauer 1 Stunde.

10 Hn Mohr im Hemd

1,2 Hn Butter.........	10	g
1 Hn Ei.............	1	Ei
0,6 Hn Zucker	12,5	g
1 Hn Mandeln	12,5	g
1 Hn Schokolade.....	17	g
0,5 Hn Zucker	8,5	g
4,7 Hn Schlagobers	140	g
1 Hn 17 g 1 E 2 M		

Die Butter wird mit Dotter und Zucker schaumig gerührt, mit geriebenen Mandeln, geriebener Schokolade und dem steifen Schnee vermengt und in einer ausgefetteten Puddingform eine halbe Stunde im Dunst gekocht. Das Obers wird schaumig geschlagen, mit Zucker vermengt und über den fertigen Pudding gegossen.
Zubereitungsdauer 2 Stunden.

10 Hn Mohnstrudel

Hefeteig		
4 Hn Mehl........	80	g
0,3 Hn Zucker......	5	g
1 Hn Butter	8,5	g
0,2 Hn Milch	20	g
0,8 Hn Dotter	1	Dotter
Hefe........	2	g
Rum........	3	g
Salz	0,5	g
Fülle		
1,5 Hn Mohn	22	g
0,3 Hn Milch	30	g
0,8 Hn Zucker......	13	g
0,1 Hn Rosinen.....	2,5	g
0,5 Hn Butter	4,2	g
0,5 Hn Zucker zum Streuen ...	8,5	g
1 Hn 17 g 1 E 6 M		

Aus den erstgenannten Zutaten wird ein Hefeteig Nr. II gemacht. Gewaschene Rosinen werden mit wenig Wasser aufgekocht, abgeseiht und mit reinem Tuch getrocknet. Der Mohn wird in Milch, Butter und Zucker dick eingedünstet und mit den Rosinen vermengt. Nach dem vorgeschriebenen Rasten wird der Teig auf einem fein bemehlten Brett fingerdick ausgewalkt, mit der Mohnfülle bestrichen, gerollt, in einer befetteten Pfanne goldgelb gebacken, in Stücke geschnitten und mit Zucker bestreut.
Zubereitungsdauer 3 Stunden.

10 Hn Mandelpudding

3	Hn Butter	25 g	
2	Hn Ei	2 Eier	
2	Hn Zucker	34 g	
2	Hn Mandeln	25 g	
0,5	Hn Semmelbrösel	10 g	
0,5	Hn Rosinen	13 g	

1 Hn 16 g 1 E 3 M

Die Mandeln werden mit kochendem Wasser überbrüht, dann rasch geschält, mit reinem Tuch gewischt und gerieben; die Rosinen werden geputzt, mit wenig Wasser aufgekocht, abgeseiht und mit reinem Tuch getrocknet. Eine Puddingform wird gefettet und mit Zucker ausgestreut. Ein Topf mit Wasser, in den die Puddingform hineinpaßt, wird aufs Feuer gestellt. Die Butter wird mit den Dottern schaumiggerührt (Eiklar kalt stellen), Semmelbrösel, geriebene Mandeln, Zucker und Rosinen hinzugefügt, zuletzt der steifgeschlagene Schnee untergemengt, die Masse in die vorbereitete Puddingform gefüllt, der Deckel gut geschlossen die Form ins kochende Wasserbad gestellt und durch $\frac{1}{2}$ Stunde gekocht. Dann stürzt man den Pudding auf eine flache Schüssel und serviert denselben rasch. Zubereitungsdauer 1 $\frac{1}{2}$ Stunden.

10 Hn Nudelauflauf

1	Hn Nudeln	20 g
1	Hn Milch	100 g
2	Hn Butter	17 g
3	Hn Eier	3 Eier
3	Hn Zucker	51 g

1 Hn 25 g 1 E 4 M

Die Nudeln werden in Milch gedünstet und dann kalt gestellt. Eine feuerfeste Auflaufschüssel fettet man ein. Die Butter rührt man mit den Dottern schaumig, fügt Zucker und die erkalteten Nudeln hinzu, mischt den steifgeschlagenen Schnee unter und füllt das Ganze in die Auflaufschüssel; im angeheizten Rohr wird bei guter Hitze $^1/_2$ Stunde hellgelb gebacken. Man serviert den Auflauf in der Schüssel und gibt Fruchtsäfte dazu. Zubereitungsdauer 1 Stunde.

10 Hn Nudelauflauf

3	Hn Mehl	60 g
0,5	Hn Ei	$\frac{1}{2}$ Ei
1,5	Hn Milch	150 g
2	Hn Margarine	17 g
1	Hn Zucker	17 g
1	Hn Ei	1 Ei
1	Hn Zucker (zum Streuen)	17 g
	Salz	1 g
	Vanille oder Zitrone nach Geschmack	

1 Hn 34 g 1 E 5 M

Von Mehl, einem halben Ei, Salz und etwas Wasser macht man einen Nudelteig, etwas dicker als Suppennudeln gewalkt und geschnitten, kocht man dieselben in Milch mit einem Teil des Zuckers dick ein und läßt sie auskühlen. Von Margarine, dem restlichen Zucker, etwas geriebener Zitronenschale oder Vanille und Eidotter wird ein Abtrieb gemacht, die dick eingekochten, ausgekühlten Nudeln und zuletzt der steifgeschlagene Schnee des Eiklar untergemengt, das Ganze in eine vorher gut gefettete Auflaufform gefüllt und bei guter Hitze gebacken. Man serviert Fruchtsäfte dazu. Zubereitungsdauer 2 Stunden.

10 Hn Nußkipferl

Teig

2	Hn Butter	17	g
3	Hn Mehl	60	g
0,5	Hn Zucker	8,5	g
0,2	Hn Milch	20	g
0,8	Hn Dotter	1	Dotter
	Hefe	1	g

Aus Butter, Milch, Mehl, Dotter, Zucker und Hefe wird ein Hefeteig bereitet und warmgestellt. Mittlerweile werden geriebene Nüsse mit Zucker, Butter und Wasser aufgekocht und nach dem Auskühlen in die dreieckig ausgewalkten Teigfleckchen gefüllt, die zu-

Fülle

1,5 Hn Nüsse	17	g
0,5 Hn Zucker	8,5	g
1,5 Hn Butter	12	g
Wasser	20	g
1 Hn 15 g 0,5 E 4 M		

sammengerollt hellgelb gebacken werden.

Zubereitungsdauer 2½ Stunden.

10 Hn Powidltascherl

1,5 Hn Kartoffel	120	g
2 Hn Mehl	40	g
1 Hn Ei	1 Ei	
1 Hn Powidl	30	g
1,5 Hn Brösel	30	g
2 Hn Butter	17	g
1 Hn Zucker zum Streuen	17	g
Salz	20	g
Zimmt	0,5	g
Wasser	1000	g
1 Hn 30 g 1 E 6 M		

Gewaschene Kartoffel werden in Salzwasser gekocht, heiß geschält, durch die Kartoffelpresse getrieben, mit Mehl und Ei zu einem geschmeidigen Teig verarbeitet, den man auf einem bemehlten Nudelbrett dünn auswalkt und davon gleichmäßige Fleckchen radelt. In die Mitte gibt man Powidl und schlägt die vier Teigzipfel wie ein Tascherl zusammen. Ist der ganze Teig auf diese Art verarbeitet, werden die Powidltascherl in kochendem Salzwasser gargekocht, abgeseiht, mit Butter und Brösel abgeschmalzen, mit Zucker und Zimt bestreut und warm serviert. Zubereitungsdauer 1½ Stunden.

10 Hn Reispudding

1,5 Hn Reis	30	g
1,2 Hn Milch	120	g
3 Hn Butter	25	g
1,6 Hn Dotter	2 Dotter	
2 Hn Zucker	34	g
0,5 Hn Rosinen	12	g
0,2 Hn Eiklar	1 Eiklar	
1 Hn 25 g 1 E 4 M		

Geklaubter und gewaschener Reis wird in Milch weichgekocht und dann auskühlen gelassen. Geputzte Rosinen werden in wenig Wasser zum Kochen gebracht, abgeseiht und mit reinem Tuch getrocknet. Eine Puddingform wird gefettet, mit Zucker ausgestreut und das Wasserbad für die Puddingform aufgestellt. Butter, Dotter und Zucker wird gut abgetrieben, Reis und Rosinen werden nach und nach zugefügt, der Schnee der Eiklar unter die Masse gemischt, das Ganze in die Puddingform gefüllt und im Wasserbade ³/₄ Stunden gekocht. Zubereitungsdauer 1½ Stunden.

10 Hn Reisauflauf

2 Hn Reis	40	g
2 Hn Milch	200	g
1 Hn Zucker	17	g
1 Hn Ei	1 Ei	
3 Hn Butter	25	g
1 Hn Äpfel	150	g
Zitronenschale	2	g
Salz	1	g
1 Hn 27 g 1 E 4 M		

Geklaubter und gewaschener Reis wird in Milch weichgekocht und nach dem Auskühlen mit einem Abtrieb von Butter, Dotter, Zucker, würflig geschnittenen Äpfeln, Zitronenschale und dem steifen Schnee des Eiklar vermengt und in einer befetteten Auflaufschüssel ½ Stunde gebacken. Zubereitungsdauer 1½ Stunden.

10 Hn Schokoladeauflauf

2 Hn Schokolade	34	g
2 Hn Zucker	34	g
1 Hn Mehl	20	g
1 Hn Butter	8,5	g
4 Hn Ei.............	4 Eier	
1 Hn 25 g 1 E 4 M		

Butter, Zucker, geriebene Schokolade und Dotter werden schaumiggerührt, der steifgeschlagene Schnee der Eierklar und das Mehl rasch unter die Masse gemischt, in die gefettete Auflaufschüssel gefüllt und im Rohr bei guter Hitze hellgelb gebacken. Aus dem Rohr genommen, rasch serviert, da dieser Auflauf leicht zusammenfällt. Zubereitungsdauer 1¼ Stunden.

10 Hn Schneeballen

2 Hn Mehl	40 g
0,8 Hn Dotter	1 Dotter
0,5 Hn Margarine ...	5 g
5,7 Hn Fett z.Backen	243 g
(200 g bleiben zurück)	
1 Hn Zucker zum	
Streuen.....	17 g
Rum	2
Salz	1 g
1 Hn 10 g 0,5 E 3 M	

Mehl, Margarine, Milch, Salz, Dotter und Rum werden auf dem Nudelbrett zu einem geschmeidigen Teig so lange geknetet, bis er Blasen bekommt. Dann läßt man denselben 1 Stunde rasten. Hierauf walkt man den leicht mit Mehl bestaubten Teig dünn aus, radelt viereckige Flecke von 6 cm² Größe aus, in die man Streifen radelt, doch so, daß dieselben aus dem Teigviereck nicht herausfallen. Nun steckt man diese Teigvierecke auf einen Kochlöffelstiel und hält sie in das indessen heißgewordene Fett. Die viereckigen Teigflecke werden in heißem Fett zu einem runden Ball, den man goldgelb bäckt, mit Zucker bestreut und mit Rotweinsauce oder Himbeersaft serviert. Zubereitungsdauer 2½ Stunden.

10 Hn Schaumrollen

5 Hn Butter	42 g
2 Hn Mehl	40 g
2 Hn Schlagsahne	60 g
1 Hn Zucker zum Streuen .	17 g
Zitronensaft	10 g
Wasser	5 g
Salz	1 g
1 Hn 15 g 0,5 E 3 M	

Aus Butter, Mehl, Wasser, Zitronensaft und Salz wird ein Blätterteig nach Vorschrift Nr. II gemacht. Der Teig wird messerrückendick ausgewalkt und über Blechhülsen bei starker Hitze goldgelb gebacken, mit Schlagsahne gefüllt und mit Staubzucker bestreut. Zubereitungsdauer 2½ Stunden.

10 Hn Topfenkuchen

4 Hn Margarine ...	34 g
2 Hn Zucker	34 g
1 Hn Topfen	40 g
0,8 Hn Eidotter	1 Dotter
0,8 Hn Brösel	16 g
0,4 Hn Mandeln	5 g
1 Hn Ei	1 Ei
Salz	1 g
1 Hn 18 g 1 E 3 M	

Die Margarine wird schaumig gerührt, der fein gesiebte Zucker, Dotter, Topfen, geschälte und geriebene Mandeln und fein geriebener Zwieback allmählich hinzugerührt, der steifgeschlagene Schnee beigefügt, das Ganze in eine gefettete Tortenform gefüllt, bei guter Hitze durch ¾ Stunden gebacken, mit Zucker bestreut serviert. Zubereitungsdauer 1½ Stunden.

10 Hn Topfenstrudel

2,8 Hn Mehl	56	g
0,2 Hn Eiklar	1	Eiklar
0,5 Hn Zucker ...	8,5	g
0,5 Hn Rahm	15	g
1,5 Hn Butter	13	g
1 Hn Ei	1	Ei
3 Hn Topfen	120	g
0,5 Hn Rosinen ...	15	g
Salz	5	g
Zitronenschale	5	g

1 Hn 25 g 2 E 3 M

Ein ausgezogener Strudelteig Nr. I wird mit einem Gemenge von flaumig gerührter Butter, Zucker, Dotter, passiertem Topfen, Rahm, Schnee und fein geriebener Zitronenschale bestrichen, mit Rosinen bestreut, zusammengerollt, in eine befettete Pfanne gelegt, mit zerlassener Butter bestrichen und gebacken.
Zubereitungsdauer 1 Stunde.

10 Hn Vanilleauflauf

3 Hn Butter	25,5	g
1 Hn Mehl	20	g
3 Hn Vanillezucker ...	51	g
3 Hn Ei	3	Ei
Vanilleessenz	5	g

1 Hn 25 g 1 E 7 M

Eine feuerfeste Auflaufschüssel wird mit Butter ausgefettet. Zu dem Abtrieb von Butter, Dotter, Vanillezucker und Vanilleessenz mischt man den Schnee der Eierklar und das gesiebte Mehl rasch unter, füllt es in die vorbereitete Auflaufschüssel und bäckt bei guter Hitze goldgelb. Bestreut, noch heiß, mit Vanillezucker und serviert rasch. Zubereitungsdauer 1 Stunde.

10 Hn Vanillecreme

1 Hn Milch	100	g
2,5 Hn Zucker	45	g
1,6 Hn Dotter	2	Dotter
0,8 Hn Mehl	16	g
4,1 Hn Margarine ..	35	g
Salz	1	g
Vanille	5	g

1 Hn 30 g 0,5 E 4 M

In Milch mit etwas Vanille, einem Teil des Zuckers und Salz verquirlt man das gesiebte Mehl, bringt es unter ständigem Rühren oder Schlagen zum Kochen und läßt es 5 Minuten kochen. Die Dotter werden mit wenig kalter Milch verrührt der vom Feuer genommenen Mehlsauce allmählich zugefügt und das Ganze bis zum Erkalten gerührt. Unterdessen macht man von der Margarine und dem Rest des Vanillezuckers einen schaumigen Abtrieb, mengt ihn langsam unter beständigem Rühren unter die Mehlsauce und stellt das Ganze aufs Eis. Serviert zu Kompotten oder gebratenen Äpfel. Zubereitungsdauer 1½ Stunden.

10 Hn Windbeutel

0,5 Hn Milch	50	g
2 Hn Butter	17	g
1,5 Hn Mehl........	30	g
1,5 Hn Ei	1½	Eier
1 Hn Zucker	17	g
3 Hn Schlagobers...	90	g
0,5 Hn Zucker zum Streuen	8,5	g
Salz	1	g

1 Hn 20 g 1 E 3 M

Milch wird mit Butter zum Kochen gebracht, das Mehl eingekocht und so lange auf dem Feuer gerührt, bis sich der Teig vom Löffel löst. Den Teig läßt man auskühlen, schlägt die Eier nach und nach hinzu und rührt so lange, bis der Teig genügend flaumig ist. Mit einem in Wasser getauchten Löffel formt man kleine Kugeln, setzt dieselben auf ein Backblech und bäckt bei guter Hitze (120° C). Erkaltet, füllt man sie mit der gezuckerten Schlagsahne und bestreut sie mit Staubzucker. Zubereitungsdauer 1½ Stunden.

10 Hn Zitronenauflauf

4 Hn	Ei	4	Eier
3,5 Hn	Zucker.	59	g
1 Hn	Butter	8,5	g
1 Hn	Mehl	20	g
0,5 Hn	Rosinen	15	g
	Zitronen	60	g
	Salz	0,5	g
	1 Hn 20 g 1 E 5 M		

Gewaschene Rosinen werden einmal aufgekocht, geputzt und getrocknet. Von den gewaschenen Zitronen reibt man mit einem Reibeisen die Schale leicht ab und gibt sie zu dem gesiebten Zucker und Mehl. Der Saft wird ausgepreßt, geseiht und mit Zucker, Butter, Dotter, Mehl und Rosinen allmählich ein feiner Abtrieb gemacht. Eine Auflaufschüssel wird ausgefettet, das Rohr angeheizt. Die Prise Salz wird dem kalt gestellten Eiklar zugefügt und der steifgeschlagene Schnee rasch unter die fein abgetriebene Teigmasse gemengt, in die vorbereitete Auflaufschüssel gegeben, bei guter Hitze gebacken und in der Schüssel rasch serviert. Zubereitungsdauer $1^1/_4$ Stunden.

10 Hn Zwetschkenknödel

1,5 Hn	Kartoffel	120	g
1,5 Hn	Mehl	30	g
0,5 Hn	Ei	½	Ei
2 Hn	Butter	17	g
1 Hn	Brösel	20	g
1 Hn	Zwetschken . . .	150	g
2,5 Hn	Zucker.	42	g
	Zimt	0,5	g
	Salz	15	g
	1 Hn 30 g 0,5 E 7 M		

Gewaschene Kartoffeln werden in Salzwasser gekocht, geschält und durch die Kartoffelpresse getrieben, mit Mehl, Ei und Salz zu einer Teigmasse geknetet und zu einer länglichen Rolle ausgewalkt. Tadellose Zwetschken werden gewischt und in ein kleines Teigstück eingerollt. 1 l Wasser bringt man mit 10 g Salz zum Kochen, legt die Zwetschkenknödel ein und läßt 10 Minuten kochen. Butter, Zucker und Zimt röstet man, legt die mit einem Schaumlöffel aus dem Salzwasser genommenen, gut abgetropften Knödel in die Semmelbrösel, richtet sie auf einer Schüssel bergartig an und bestreut sie mit Staubzucker. Zubereitungsdauer 1 Stunde.

10 Hn Zwetschkenkuchen

4 Hn	Butter	34 g	
2,5 Hn	Mehl	50 g	
0,5 Hn	Dotter	1 Dotter	
1 Hn	Zwetschken,		
	ohne Kerne	150 g	
1 Hn	Zucker	17 g	
1 Hn	Zucker zum		
	Streuen . . .	17 g	
	Wasser	5 g	
	Salz	1 g	
	1 Hn 25 g 0,5 E 5 M		

Aus Butter, Mehl, Dotter, Wasser und Salz macht man einen mürben Teig nach Vorschrift Nr. 1, walkt den Teig fingerdick aus und gibt ihn auf ein bemehltes Kuchenblech, legt die halbierten Zwetschken auf den Teig, bestreut mit Zucker und bäckt den Obstkuchen bei guter Hitze gar. Nach dem Erkalten schneidet man Stücke und überzuckert dieselben. Zubereitungsdauer 2 Stunden.

Sachverzeichnis

Manzsche Buchdruckerei, Wien IX

System der Ernährung

Von

Dr. Clemens Pirquet

o. ö. Professor für Kinderheilkunde und Vorstand der Universitäts-Kinderklinik in Wien

Erster Teil. Mit 3 Tafeln und 17 Abbildungen. IV, 174 Seiten. 1917.
Unveränderter Neudruck. 1921. Vergriffen
Zweiter Teil. Mit Beiträgen von Professor Dr. **B. Schick**, Dr. **E. Nobel**
und Dr. **F. v. Gröer**. Mit 48 Abbildungen. IV, 370 Seiten. 1919. RM 10,80
Dritter Teil. Nemküche. Mit Beiträgen von Schwester **Johanna Dittrich**, Schwester **Marietta Lendl**, Frau **Rosa Miari** und Schwester **Paula Panzer**. VIII, 194 Seiten. 1919. RM 6,—
Vierter Teil. Mit Beiträgen von Professor **F. v. Gröer**, Doz. Dr. **A. Hecht**, Dozent Dr. **E. Nobel**, Professor Dr. **B. Schick**, Dr. **R. Wagner** und Dr. **Th. Zillich**. Mit 180 Abbildungen. IV, 415 Seiten. 1920. RM 10,80

Ernährungstafeln

Von

Dr. Clemens Pirquet

o. ö. Professor für Kinderheilkunde und Vorstand der Universitäts-Kinderklinik in Wien

Tafel I: **Ernährung des Menschen.** RM 0,40, aufgezogen RM 1,20
Tafel II: **Einkauf von Nahrungsbrennstoff.** 1 Block = 50 Stück. RM 2,50
Tafel III: **Einkauf von Nahrungseiweiß.** RM 2,—

Das Pirquetsche System der Ernährung. Für Ärzte und gebildete Laien dargestellt von Professor Dr. **B. Schick**, Assistent der Universitäts-Kinderklinik in Wien. Dritte Auflage. Mit 5 Abbildungen. IV, 49 Seiten. 1922. RM 1,50

Nahrung und Ernährung des Menschen. Kurzes Lehrbuch von **J. König**, Dr. phil., Dr.-Ing. h. c., Dr. ph. nat. h. c., Geh. Regierungsrat, o. Professor an der Westfälischen Wilhelms-Universität Münster i. W. Gleichzeitig 12. Auflage der „Nährwerttafel". VIII, 214 Seiten. 1926.
RM 10,50, gebunden RM 12,—

Die Ernährung des Menschen. Nahrungsbedarf. Erfordernisse der Nahrung. Nahrungsmittel. Kostberechnung. Von Professor Dr. **Otto Kestner**, Direktor des Physiologischen Instituts an der Universität Hamburg und Dr. **H. W. Knipping**, früherem Assistenten des Physiologischen Instituts an der Universität Hamburg, in Gemeinschaft mit dem **Reichsgesundheitsamt**, Berlin. Mit zahlreichen Nahrungsmitteltabellen und 8 Abbildungen. Zweite Auflage. VI, 140 Seiten. 1926.
RM 5,70

Kinderheilkunde und Pflege des gesunden Kindes. Für Schwestern und Fürsorgerinnen. Von **E. Nobel**, Privatdozent, o. Assistent der Universitäts-Kinderklinik, Lehrer der Krankenpflegeschule im Allgemeinen Krankenhaus, Wien, und **C. Pirquet**, o. ö. Professor für Kinderheilkunde an der Universität Wien, Vorstand der Universitäts-Kinderklinik, Wien. Unter Mitarbeit von Oberschwester **Hedwig Birkner** und Lehrschwester **Paula Panzer**. Mit 28 Abbildungen im Text. 157 Seiten. 1925.

S 7,—, RM 4,20

Bei gleichzeitiger Abnahme von 10 Exemplaren   je S 6,30, RM 3,78

Kinderpflege. Von Professor Dr. **Edmund Nobel**, I. Assistent der Universitäts-Kinderklinik in Wien, und Professor Dr. **Clemens Pirquet**, Vorstand der Universitäts-Kinderklinik in Wien. Unter Mitarbeit von Oberschwester **Hedwig Birkner** und Lehrschwester **Paula Panzer**. Mit 28 Abbildungen im Text und 2 farbigen Tafeln. 110 Seiten. 1927.

S 4,80, RM 3,—; gebunden S 6,60, RM 4,—

Bei gleichzeitiger Abnahme von 10 broschierten Exemplaren

S 4,35, RM 2,70

Hieraus wird gesondert abgegeben:

Tafeln zur Nahrungsverschreibung für gesunde Kleinkinder. Von **C. Pirquet**. Tafel 1: Bestimmung der Nahrungsmenge (Speisen- und Milchmischung). Tafel 2: Verteilung der Nahrungsmengen.   S 1,60, RM 1,—

Beide Tafeln werden nur zusammen abgegeben.

Die Ernährung gesunder und kranker Kinder auf Grundlage des Pirquetschen Ernährungssystems. Von Privatdozent Doktor **Edmund Nobel**, Assistent der Universitäts-Kinderklinik in Wien. Mit 11 Abbildungen. 74 Seiten. 1923. Abhandlungen aus dem Gesamtgebiet der Medizin.   S 2,50, RM 1,50

Lexikon der Ernährungskunde. Herausgegeben von Dr. **E. Mayerhofer**, Professor an der Universität Zagreb, und Dr. **C. Pirquet**, Professor an der Universität Wien. Abgeschlossen 1926. Vollständig in 5 Lieferungen broschiert S 90,—, RM 53,20. (Die Lieferungen sind auch einzeln käuflich.) Zusammen in einen Halblederband gebunden S 105,40, RM 62,—

Die Ernährung des Säuglings an der Brust. Zehn Vorlesungen für Ärzte und Studierende. Von Dr. **Richard Lederer**, Privatdozent für Kinderheilkunde an der Universität Wien. Mit 3 Abbildungen im Text. 113 Seiten. 1926.   S 6,60, RM 3,90

Die körperliche Erziehung des Kindes. Von **Hans Spitzy**, a. o. Professor für Orthopädie an der Universität Wien. Zweite, vollständig umgearbeitete Auflage. Mit 177 Abbildungen im Text. 434 Seiten. 1926.

In Leinwand gebunden S 28,—, RM 16,50